# Die metastatischen Erkrankungen des Zentralnervensystems bei bösartigen Tumoren

Eine klinische Studie an Hand 158 eigener Fälle
einer neurochirurgischen Klinik

Von

## Prof. Dr. H. Penzholz

Chefarzt der Neurochirurgischen Abteilung
am Städtischen Krankenhaus Berlin-Neukölln

Mit 27 Textabbildungen

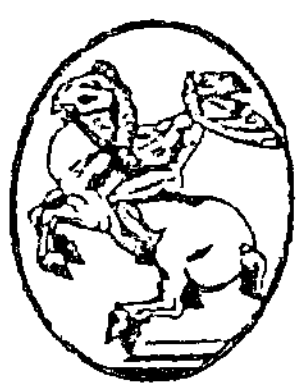

1968

Springer-Verlag Wien GmbH

Additional material to this book can be downloaded from http://extras.springer.com

ISBN 978-3-211-80879-5          ISBN 978-3-7091-2429-1 (eBook)
DOI 10.1007/978-3-7091-2429-1

© 1968 by Springer-Verlag Wien
Ursprünglich erschienen bei Springer-Verlag/Wien 1968.

Library of Congress Catalog Card Number 68-20653

# Vorwort

Es ist mir ein Bedürfnis, all denen meinen Dank auszusprechen, die mir durch Rat und Tat behilflich waren, diese Arbeit zu beginnen und zu vollenden. Dieser Dank gebührt in erster Linie meinem verehrten Lehrer, Herrn Prof. Dr. A. STENDER, der mir das gesamte Material seiner Klinik großzügig überließ.

Zu großem Dank verpflichtet bin ich ferner dem Direktor des Strahleninstituts der Freien Universität Berlin, Herrn Prof. Dr. H. OESER, aus dessen Institut die Mehrzahl der Angiogramme und Pneumenzephalogramme stammt, sowie dem Direktor des Pathologischen Instituts der Freien Universität Berlin, Herrn Prof. Dr. MASSHOFF, und seinen Vorgängern, denen ich die meisten pathologisch-anatomischen Befunde verdanke.

Meinen besonderen Dank möchte ich auch dem Direktor der Neurochirurgischen Universitätsklinik Homburg-Saar, Herrn Prof. Dr. F. LOEW, sagen, der die Freundlichkeit hatte, das Manuskript zu studieren und mir wertvolle Ratschläge zu geben.

Ein ganz besonders herzlicher Dank gilt meiner Frau für ihre unermüdliche Mitarbeit bei der Niederschrift, Überarbeitung und Korrektur des Manuskriptes.

Dem Springer-Verlag, Wien, danke ich herzlich für sein freundliches Entgegenkommen und die gute Ausstattung des Buches.

Berlin, im Januar 1968

H. Penzholz

# Inhaltsverzeichnis

# A. Einleitung

Die metastatischen Erkrankungen des Zentralnervensystems bei malignen Körpertumoren stellen den Neurologen und Neurochirurgen vor besonders schwierige diagnostische und therapeutische Aufgaben. Die Schwierigkeiten beginnen schon damit, daß die Grundkrankheit, der maligne Tumor als solcher, für uns noch immer voller Rätsel ist und daß wir von einer befriedigenden Lösung des „Krebsproblems" noch weit entfernt sind. Der Sonderfall des metastatischen Befalles des Zentralnervensystems wirft darüber hinaus eine Menge weiterer Fragen auf, die bisher noch nicht oder nur unbefriedigend beantwortet werden können. Dies beruht vor allem darauf, daß es kein einheitliches Syndrom der tumorös-metastatischen Erkrankungen des Zentralnervensystems gibt und daß diese einer Fülle typischer neurologisch-psychiatrischer Krankheitsbilder zum Verwechseln ähneln können. Diese Patienten werden deshalb, sofern überhaupt ein „Nervenarzt" zugezogen wird, bald einer psychiatrischen, bald einer neurologischen oder einer neurochirurgischen Klinik überwiesen, je nachdem, ob im einzelnen Falle psychiatrische Symptome, Zeichen einer unklaren neurologischen Erkrankung oder eine Hirndrucksymptomatik im Vordergrund stehen. So bekommen die „Nervenärzte" unterschiedlicher Spezialisierung ein Krankengut verschiedenartiger Selektion zu sehen, so daß auch die im Schrifttum veröffentlichten Serien nicht ohne weiteres vergleichbar sind. Das ist wohl die Hauptursache dafür, daß es bisher nicht gelungen ist, klare therapeutische Richtlinien aufzustellen. Gerade der Neurochirurg muß aber nach Kriterien suchen, wann auch in solchen Fällen noch aktives therapeutisches Handeln angebracht oder gar notwendig ist und wann nicht. Hauptziel dieser Arbeit sollte es deshalb sein, die verstreuten und zum Teil in ihren Schlußfolgerungen stark differierenden Veröffentlichungen zusammenzutragen, kritisch auszuwerten und unter Mitberücksichtigung eigener neurochirurgischer Erfahrungen die Basis für ein fundiertes diagnostisches und therapeutisches Vorgehen zu schaffen.

## Das eigene Krankengut (Tab. 1)

Zur Bearbeitung dieser Fragen stand uns, abgesehen von der umfangreichen Literatur, ein eigenes Beobachtungsgut von 158 Kranken mit metastatischen Erkrankungen des Zentralnervensystems bei bösartigen Körpergeschwülsten zur Verfügung, die in den Jahren 1947 bis 1960 in die Neurochirurgisch-Neurologische Klinik der

Tabelle 1. *Übersicht über das eigene Krankengut*

| Zahl der Fälle mit Metastasen bösartiger Körpertumoren im Zentralnervensystem | | | Davon wurden seziert | Histologisch verifiziert | Histologisch nicht verifiziert |
|---|---|---|---|---|---|
| | | Nur Entlastungsoperation  10 | 7 | 7 | 3 |
| 158 | Operiert: 68 | Totale oder partielle Tumorentfernung  58 | 18 | 58 | |
| | Nicht operiert: 90 | | 43 | 43 | 47 |
| | | | 68 | 108 | 50 |

Freien Universität Berlin-West und nach 1960 in die Neurochirurgische Abteilung des Städtischen Krankenhauses Berlin-Neukölln eingeliefert worden waren. Von diesen wurden 68 Patienten = 43% operiert. Bevor auf die Ergebnisse der Behandlung und auf unsere sonstigen Erfahrungen mit diesen 158 Kranken eingegangen werden kann, ist es notwendig, die für unser Thema wichtigsten Punkte der allgemeinen Gesetzmäßigkeiten des Krebses und seiner Metastasierung zu besprechen.

# B. Gesetzmäßigkeiten des Krebswachstums und seiner Metastasierung

Wenn hier und im folgenden von Krebs die Rede ist, so sollen darunter nicht nur das Karzinom im engeren Sinne des Wortes verstanden sein, sondern ebenso auch alle anderen typisch bösartigen Geschwülste, also auch die Sarkome usw.

Die Bösartigkeit eines Körperkrebses ist einerseits durch sein hemmungsloses und zerstörendes Einwachsen in seine Umgebung und andererseits durch die Bildung entfernter Streuherde (Metastasen) charakterisiert.

Nachdem VIRCHOW (1863) noch für die humorale Theorie der Metastasenentstehung eingetreten war, wissen wir seit THIERSCH (1865) und WALDEYER (1872), daß die Entstehung von Fernmetastasen eines Krebses ausschließlich auf der Verschleppung von Krebszellen in den präformierten Saftbahnen des Körpers beruht. GOLDMANN (1897) hat den Einbruch von Krebszellen in die Blutbahn, speziell in die Venen, genau beschrieben und durch hervorragende Skizzen mikroskopischer Präparate belegt. Genauso wie in die Blutbahn kann der Krebs auch in die Lymphgefäße einbrechen, woraus dann die Verschleppung von Tumorzellen auf dem Lymphwege resultiert.

## I. Der lymphogene Metastasierungsweg

Der lymphogene Metastasierungsmodus war früher als die wichtigste Form der Krebsaussaat angesehen worden. Der frühzeitige krebsige Befall regionärer und entfernterer Lymphknoten, zum Beispiel beim Magen- oder Mammakarzinom, war den Ärzten schon lange bekannt. Für die Metastasierung in das Zentralnervensystem spielt dieser Ausbreitungsweg offenbar nur eine ganz untergeordnete Rolle. Nur für eine ganz bestimmte Form des metastatischen Befalls des Zentralnervensystems scheint er von Bedeutung zu sein: Die sogenannte Meningealkarzinose oder exakter die Arachnoidalkarzinose. Daß in diesen Fällen das Karzinom offenbar auf den Lymphbahnen das Zentralnervensystem erreichen kann, hat KNIERIM 1908 histologisch nachgewiesen.

# II. Der hämatogene Metastasierungsmodus

Er spielt zweifellos die wichtigste Rolle für die Metastasierung bösartiger Körpergeschwülste in das Zentralnervensystem. Daß in praktisch jedem bösartigen Tumor Einbrüche von Tumorzellen in die Tumorgefäße, speziell in die Venen, gefunden werden können, war schon im vorigen Jahrhundert bekannt und ist später von vielen Autoren bestätigt worden (GOLDMANN 1898, SIEFERT 1903, FRIED und BUCKLEY 1930, CRAIG 1939 usw.). Es war naheliegend, anzunehmen, daß so einzelne Karzinomzellen oder ganze Zell-häufchen aus dem Tumorverband losgerissen und mit dem Blut-strom verschleppt werden könnten, um sich dann in irgendeinem besonders engkalibrigen Kapillargebiet wieder zu verfangen und dort den Anlaß zur Bildung von Tochtergeschwülsten zu geben. Folgende Tatsachen können als Beweise für diesen Metastasierungs-modus angeführt werden.

1. Das gleichzeitige Angehen zahlreicher Tochtergeschwülste an den verschiedensten Stellen des Körpers,

2. der pathologisch-anatomische Nachweis von Tumorzellen in den Lumina zerebraler Gefäße und

3. der Nachweis von Tumorzellen im strömenden Blut.

Schon 1898 hatte BUCHHOLZ festgestellt, daß man im Zentrum einer kleinen, erst im Entstehen begriffenen Hirnmetastase immer ein Blutgefäß nachweisen kann.

Der Beweis, daß Tumorzellen im Leichenblut am Krebs Verstorbener gefunden werden können, ist schon 1869 von ASHWORTH und 1921 von QUENSEL geführt worden. Aber erst neuerdings ist es gelungen, Methoden auszuarbeiten, die den Nachweis von Tumorzellen im zirkulierenden Blut des noch lebenden Patienten er-möglichen.

## 1. Strömungsmechanische Gesichtspunkte der hämatogenen Metastasierung

Nachdem der hämatogene Weg als der wichtigste Ausbreitungs-modus des Krebses im Organismus erkannt war, war es naheliegend, nach Gesetzmäßigkeiten zu suchen, die für die Klinik von Wichtig-keit sein könnten. Ausgehend von der Erwägung, daß die von einem beliebigen Organblastom in die Blutbahn geschickten Krebszellen notgedrungen in dem nächsten Kapillargebiet, das sie passieren, hängen bleiben müssen, da sie durchwegs wesentlich größer als selbst die weitesten Lumina dieser Kapillaren sind, hat WALTHER 1948 ein sehr beachtenswertes Metastasierungsschema für alle Krebsarten des menschlichen Körpers aufgestellt, das auf rein strömungsmechanischen Gesichtspunkten beruht. Es besagt in den wesentlichsten Punkten folgendes:

1. Nur ein primär in der Lunge gelegener Krebs (z. B. ein Bronchialkarzinom) kann seine Metastasen ungehindert von einem dazwischengeschalteten Kapillarsystem auf dem Wege über das linke Herz und die Aorta praktisch in jedes Körperorgan einschließlich des Gehirns entsenden.

2. Alle Krebse, die primär in Organen gelegen sind, deren abfließendes Blut sich in die Hohlvenen ergießt (z. B. Mammakarzinom, Hypernephrom, die meisten Melanome, Karzinome der Schilddrüse, Geschlechtsorgane usw.), müßten demnach *immer* erst Metastasen in der Lunge setzen, ehe sie von hier aus *sekundär* in die übrigen Körperorgane — also auch ins Gehirn — weiterstreuen könnten.

3. Krebse der dem Pfortaderkreislauf angeschlossenen Organe (Magen, große Teile von Darm und Speiseröhre usw.) müssen sogar zwei Kapillarfilter passieren, ehe es zu einer generalisierten Aussaat in den Körper einschließlich Gehirn kommen kann, nämlich Leber und Lunge.

WALTHER vertritt die Ansicht, daß man diese strömungsmechanisch bedingten Gesetze der Krebsmetastasierung praktisch bei jeder Krebssektion beweisen könne. Ein „Überspringen des Lungenfilters" bei Primärtumoren im Hohlvenen- oder Pfortaderkreislauf sei meist nur dadurch vorgetäuscht, daß die Lunge nicht gründlich genug untersucht wurde oder daß die vorhandenen Lungenmetastasen so versteckt und klein waren, daß sie auch bei gründlichster Untersuchung nicht aufgefunden werden konnten. So konnte auch er bei 290 metastasierenden Krebsen des Hohlvenentyps in 8 Fällen = 3% einen Tochterherd in der Lunge nicht auffinden, vermutet aber, daß auch in diesen wenigen Fällen ein solcher auffindbar gewesen wäre, wenn man noch gründlicher hätte untersuchen können.

Diese „Embolie-Lehre", wenn auch meist nicht so kompromißlos, hatte natürlich schon immer im Zentrum aller Bemühungen gestanden, Gesetze der hämatogenen Metastasierung zu finden. Immer wieder war man dabei auf Schwierigkeiten und Widersprüche gestoßen. Am deutlichsten wurden diese meist an dem Beispiel der fehlenden Lungenherde bei einem Primärtumor des „Hohlvenen- oder Pfortadertyps" und offensichtlich hämatogener Streuung in andere Körperorgane.

Es finden sich verschiedene Deutungsmöglichkeiten für dieses anscheinend regelwidrige Verhalten.

1. Die einfachste Erklärung ist natürlich dann gegeben, wenn ein *offenes foramen ovale* im Herzen angenommen werden kann, was ja in vereinzelten Fällen autoptisch nachgewiesen wurde (THOMPSON und EVANS).

2. Von sehr viel größerer Wichtigkeit scheint aber eine zweite Möglichkeit einer nur scheinbaren Überspringung des Lungenfilters zu sein, deren Entdeckung wir SCHMIDT (1903) verdanken: SCHMIDT konnte in 41 Karzinomfällen mit hämatogener Aussaat auf der Suche nach Lungenmetastasen diese in 15 Fällen = 37% *nur mikroskopisch* nachweisen. In all diesen Fällen lagen die Karzinomzellen ausschließlich *innerhalb* der Gefäße entweder als „Zellklümpchen" oder in Form einer „Endophlebitis carcinomatosa". Die große Bedeutung dieser Entdeckung liegt auf der Hand. Es ist also gar nicht nötig, daß die nach den Regeln der hämatogenen Embolie zuerst zu fordernden Lungenherde eine dem bloßen Auge oder gar der klinischen Diagnostik erkennbare Größe annehmen. Es genügt schon das Haftenbleiben einiger Tumorzellen im Kapillarsystem oder in den Arteriolen der Lunge, die von hier aus intravasal weiterwachsend und dem Bilde der Endophlebitis carcinomatosa gleichend den venösen Schenkel des kleinen Kreislaufs erreichen, um dann ungehindert in den großen Kreislauf weiterstreuen zu können.

SCHMIDT war es auch, der bei seinen Untersuchungen erstmals richtiggehende bindegewebige „Abriegelungen" solcher mikroskopisch kleiner Krebszellnester in der Lunge beobachtete und die Ansicht vertrat, daß derartige mesenchymale Abwehrreaktionen auch zur Vernichtung verschleppter Krebszellen oder wenigstens zu ihrer langfristigen oder gar lebenslänglichen Abkapselung führen könnten. Auf diese von zahlreichen Nachuntersuchern bestätigten Befunde wird später noch einzugehen sein.

3. Eine dritte Möglichkeit der Überspringung des „Lungenfilters" durch Tumorzellen könnte in der Benützung arteriovenöser Kurzschlußbahnen zu suchen sein, die nach anatomischen Untersuchungen in der Lunge in großer Zahl vorhanden sein sollen. Es handelt sich dabei um ziemlich großkalibrige Querverbindungen zwischen Arteria pulmonalis und den Lungenvenen mit fakultativer Kurzschlußbedeutung (CAIN 1958). STELZNER (1948) bezeichnet deshalb die Lunge in diesem Zusammenhang als ein „durchlöchertes" Filter.

4. Als vierte Möglichkeit der Entstehung atypischer Fernmetastasen auf Blutbahnen muß noch die Verschleppung von Tumorzellen auf *venösen Bahnen* erwähnt werden. RECKLINGHAUSEN hatte schon 1885 an drei eigenen Fällen nachgewiesen, daß eine retrograde Verschleppung von Tumormaterial in Venen vorkommt und daraus den Schluß gezogen, daß sich die Strömungsrichtung in großen venösen Blutbahnen unter bestimmten Ausnahmebedingungen (z. B. Pressen und Husten usw.) vorübergehend auch umkehren kann. Erst BATSON hat 1940 darauf hingewiesen, daß dieser Transportweg eine Bedeutung für die Verschleppung tumorösen Materials in die

spinalen und intrakraniellen Räume haben könnte. Das ganze System der epiduralen und vertebralen Venen hat in jedem spinalen Segment reiche Anastomosen mit den Venen der Brust und Bauchhöhle. In diesen Venen gibt es keine Klappen und der Druck in ihnen ist niedrig. Gerade in den vertebralen Venen kann sich die Strömungsrichtung des Blutes leicht umkehren, je nach Höhe des intraabdominalen oder intrathorakalen Druckes (anstrengendes Heben, Husten, Pressen!) und nach Körperhaltung (Stehen oder Liegen!). ANDERSON (1951) konnte durch Injektionen in Arm- und Beinvenen an Lebenden nachweisen, daß bei gleichzeitigem Pressen (VASALVAscher Versuch) Kontrastmittel bis in die zerebralen Sinus gelangen kann. Die praktische Bedeutung dieses Metastasierungsweges ist aber sicher gering, weil man sonst eigentlich viel öfter die Kombination von intraspinalen und intrakraniellen Metastasen antreffen müßte (BAILEY).

5. Neben den eben aufgezählten Möglichkeiten der „Überspringung des Lungenfilters" bei der hämatogenen Metastasierung gewinnt in jüngster Zeit noch eine fünfte Möglichkeit immer mehr Anhänger, welche sich erst aus der Kenntnis der besonderen Eigenschaften lebender Tumorzellen ergibt. Es ist überaus eindrucksvoll, erstmalig in einem Film das Verhalten einer lebendigen Krebszelle im zirkulierenden Blut beobachten zu können. Besonders überrascht ist man von der außerordentlichen Elastizität und Umformbarkeit dieser lebenden Zellen, die keineswegs starre Körper mit einer ganz bestimmten und unveränderlichen Gestalt sind, wie man sie vom gefärbten histologischen Schnitt her kennt. Dank dieser amöboidplastischen Eigenschaft vermögen sie auch allerfeinste Kapillaren zu passieren, die in einem groben Mißverhältnis zur Größe dieser Zellen stehen. Damit würde natürlich eine der wichtigsten Voraussetzungen, Metastasierungsgesetze nach strömungsmechanischen Gesichtspunkten aufzustellen, hinfällig werden.


## 2. Biologische Gesichtspunkte der hämatogenen Metastasierung

Diese Ausführungen weisen bereits darauf hin, daß man neuerdings wieder mehr dazu neigt, biologische Faktoren in das Zentrum der Betrachtungen zu rücken.

Auch andere Untersuchungsergebnisse, in deren Mittelpunkt die im Blut zirkulierende Tumorzelle steht, scheinen immer neue Argumente dafür zu erbringen; daß es beim Angehen von Krebsmetastasen in irgendeinem Organ nicht so sehr auf strömungsmechanische Faktoren ankommt als vielmehr auf solche der „Affinität" oder der

„Abwehrbereitschaft" des neuen Mutterbodens gegen die eingeschwemmte Karzinomzelle. So ist allein die Anzahl der im Blut zirkulierenden Krebszellen bei Krebskranken viel größer, als man es früher für möglich gehalten hätte. Untersuchungen der jüngsten Zeit haben ergeben, daß man in etwa 20 bis 30% aller Krebskranken wenigstens gelegentlich Tumorzellen im zirkulierenden Blut nachweisen kann (NEDOLKO 1962, PRUITT 1962). Es kann gar nicht anders sein, als daß ein großer Teil dieser ständig ins Blut abgestoßenen Krebszellen wieder zugrunde geht oder anderweitig unschädlich gemacht wird. Diesen Vorgang hat auch SCHMÄHL (1961) in Rattenversuchen wahrscheinlich machen können. Bei seinen mit verschiedenen Krebsarten durchgeführten Versuchen konnte er feststellen, daß bei der hämatogenen Aussaat Karzinomzellen anfangs in praktisch *alle* Organe des Körpers geraten und *überall* nachgewiesen werden können. Später werden sie jedoch in einigen Organen inaktiviert oder zerstört, während sie nur in bestimmten Organen angehen und zu Metastasen auswachsen.

Immer schon waren von seiten der Klinik die stärksten Einwände gegen die Alleingültigkeit der strömungsmechanischen Theorie der Krebsmetastasierung vorgebracht worden. Wenn man als Kliniker versuchen wollte, überhaupt irgendwelche Regeln der hämatogenen Krebsaussaat im menschlichen Körper aufzustellen, so kämen in erster Linie *andere* als strömungsmechanische Gesichtspunkte zur Sprache. Jeder Arzt kennt die ausgesprochene Vorliebe der Prostata-, aber auch vieler Mammakarzinome, lange Zeit ausschließlich in das Skelettsystem zu metastasieren. Bekannt ist auch, daß nicht nur das Bronchialkarzinom, sondern auch das Mammakarzinom, das Hypernephrom, das Melanom und das Chorionepitheliom eine besondere Vorliebe zur Bildung von Hirnmetastasen haben. Unter dem Begriff der *Organdisposition* ist dieses selektive Verhalten vieler Krebsarten in der medizinischen Literatur schon sehr lange bekannt (GALLAVARDIN und VARAY 1903, BÜNGELER 1939, BAUER 1949). Dabei ist es offenbar nicht nur so, daß ganz bestimmte Organe besonders gute Vorbedingungen für das Angehen bestimmter mit dem Blut angeschwemmter Tumorzellarten besitzen, vielmehr scheinen auch umgekehrt bestimmte Organe besonders gute *Abwehr*möglichkeiten gegen Krebszellen zu besitzen. Immer wieder wird besonders darauf hingewiesen, wie selten die Milz Sitz von echten Tochtergeschwülsten eines Krebses sei, obwohl man in ihren Blutgefäßen bei der Sektion von Krebsfällen sehr oft Krebszellen nachweisen könne (BÜNGELER, STELZNER). Die grundlegende Arbeit SCHMIDTs, der die Fähigkeit des Lungengewebes, eingeschwemmte Krebszellen nicht angehen zu lassen, sie mitunter einzukapseln und unschädlich zu machen, oder sie gar zu zerstören, erstmalig beschrieben hat, wurde schon erwähnt.

Wir mußten uns so eingehend mit diesen Fragen des hämatogenen Metastasierungsmodus auseinandersetzen, da sie für die Entscheidungen des Klinikers in jedem einzelnen Falle von Bedeutung sind. Die bedingungslose Anerkennung eines ausschließlich strömungsmechanischen Gesetzen folgenden Metastasierungsschemas muß gerade auf dem hirnchirurgischen Sektor notwendigerweise in den meisten Fällen zum therapeutischen Nihilismus führen. Denn sicher würden sich noch weniger Neurochirurgen als bisher dazu entschließen, eine nach dem klinischen Bild anscheinend solitäre Hirnmetastase operativ anzugehen, wenn mit Sicherheit gesagt werden könnte, daß außerdem mindestens noch Krebsherde in der Lunge vorhanden sein müßten, die doch in Kürze den Tod des Kranken herbeiführen würden. Es ist nicht angängig, die Untersuchungsergebnisse WALTHERS, an deren Richtigkeit gar nicht gezweifelt werden kann, ohne weiteres auf die Klinik zu übertragen. WALTHER hat seine Ergebnisse an einem *Sektionsgut* gewonnen; der Kliniker sieht seine Kranken aber als *Lebende*, und zwischen dem Beginn der Krebskrankheit und dem Tod liegt oft eine lange, manchmal eine viele Jahre zählende Zeitspanne! Wenn WALTHER in seinen Sektionsfällen fast ausnahmslos Krebsherde in der Lunge nachweisen konnte, so ist damit nicht gesagt, daß dies in früheren Stadien der Erkrankung auch schon der Fall war. Es erscheint durchaus vorstellbar, daß viele dieser Herde nicht Früh-, sondern ausgesprochene Spätmanifestationen der karzinomatösen Aussaat sind, die erst kurz vor dem Tode angehen konnten, weil die Widerstandskraft des Körpers und damit auch der Lunge nunmehr endgültig der Übermacht der Krebskrankheit erlegen war. Der Kliniker muß seine Entscheidungen nach den Erfordernissen des jeweiligen Stadiums der Krankheit, in dem der Patient zu ihm kommt, richten und nicht danach, was in früherer oder späterer Zukunft nach dem Tode des Patienten alles an krankhaften Veränderungen bei der Sektion feststellbar sein wird.

# C. Pathologische Anatomie der metastatischen Erkrankungen des Zentralnervensystems bei bösartigen Körpertumoren

Wenn sich auch diese Arbeit in erster Linie mit den klinischen und speziell neurochirurgischen Problemen der Krebsmetastasen im Zentralnervensystem befassen will, so ist doch ein Eingehen auf die pathologische Anatomie unerläßlich, da diese nach wie vor eine der wichtigsten Grundlagen unseres klinischen Handelns darstellt.

Pathologisch-anatomisch kann man zwei Hauptarten der Krebsmetastasierung in das Zentralnervensystem unterscheiden:

1. Die knotige Form.
2. Die disseminierte Form.

Letztere ist oft nur mikroskopisch erkennbar. Beide Metastasierungsformen sind nicht scharf gegeneinander abgrenzbar, sie können auch kombiniert miteinander vorkommen.

Tabelle 2. *Lokalisation und pathologisch-anatomische Form von Tumormetastasen im Zentralnervensystem bei 108 histologisch verifizierten Fällen*

|  | Knotige Formen | Disseminiert diffuse Formen | Summe |
|---|---|---|---|
| Parenchym |  |  |  |
|    Zerebrum | 87 | 2 | 89 |
|    Medulla spinalis | 0 | 0 | 0 |
| Arachnoidalraum | 0 | 1 | 1 |
| Dura mater |  |  |  |
|    cranialis | 17 | 1 | 18 |
|    spinalis | 0 | 0 | 0 |
| Summe | 104 | 4 | **108** |

Nach ihrer Lokalisation muß man unterscheiden: Metastasierungen

1. in das Parenchym des Zentralnervensystems, das heißt in das Gehirn bzw. Rückenmark und

2. in die Hirnhäute.

Bei den Hirnhäuten ist wiederum scharf zu trennen zwischen einem Befall der Arachnoidea, die meist in der diffusen Form der Arachnoiditis carcinomatosa erkrankt, und der Dura mater, die ihrerseits wiederum öfter Sitz der knotigen Form von Hirnmetastasen ist. Mit welcher Häufigkeit man die einzelnen Arten der Metastasierung bösartiger Körpergeschwülste im Krankengut einer neurochirurgischen Klinik erwarten kann, ist aus Tab. 2 zu entnehmen, die eine Aufgliederung unserer eigenen 108 histologisch verifizierten Fälle nach diesen pathologisch-anatomischen Gesichtspunkten zeigt.

# I. Die knotige Form der Krebsmetastasierung im Zentralnervensystem

## 1. Knotige Hirnmetastasen

Diese Form stellt mit einem Anteil von etwa 80% die größte und zugleich für den neurochirurgisch tätigen Arzt wichtigste Gruppe von Krebsmetastasen im Zentralnervensystem dar. Sind es doch gerade die knotigen Krebsmetastasen im Gehirn und in der harten Hirnhaut, die am ehesten mit einem primären Hirntumor verwechselt werden und so zu einer vielleicht gar nicht erwünschten Operation Anlaß geben können. Andererseits können in vereinzelten Fällen knotige Hirnmetastasen sogar dankbare Objekte neurochirurgischen Handelns sein, wenn sie als *„Solitärmetastasen"* in erster Linie durch die von ihnen verursachte intrakranielle Raumbeschränkung Beschwerden und Symptome bewirken, während das Grundleiden mehr oder weniger in einem Stadium der Latenz verharrt.

### a) Das makroskopische Erscheinungsbild der knotigen Hirnmetastasen

Hier zeigt sich eine Vielfalt, wie wir sie sonst bei keiner anderen Tumorart, nicht einmal beim Glioblastoma multiforme kennen. Die gründlichsten Beschreibungen des pathologisch-anatomischen Bildes der Hirnmetastasen verdanken wir den beiden Arbeiten von BAKER und von LESSE und NETSKY, die beide über eine sehr große Zahl von Hirnsektionen derartiger Fälle verfügten. Wenn man beide Arbeiten miteinander vergleicht, findet man zwischen ihnen in der Beschreibung der makroskopischen und mikroskopischen Eigenschaften der Hirnmetastasen zum Teil beträchtliche Unterschiede.

Diese beruhen vor allem darauf, daß ihnen ein sehr differentes Untersuchungsgut zugrunde liegt: Während das Sektionsgut LESSES und NETSKYS aus einer Spezialklinik für Krebskranke stammt, in welcher der Anteil mammakarzinomkranker Frauen mit 39% ungewöhnlich hoch ist, entspricht das Material BAKERS, einer Klinik für Nerven- und Geisteskranke entstammend, vielmehr dem, wie es allgemein in neurologischen und neurochirurgischen Kliniken vorzukommen scheint. Auch unsere eigenen Beobachtungen entsprechen weitgehend den Mitteilungen BAKERS. Wir werden uns deshalb im folgenden weitgehend an seine Ausführungen anlehnen. Nach dem makroskopischen Erscheinungsbild kann man im wesentlichen vier verschiedene Formen knotiger Hirngewebsmetastasen unterscheiden:

1. den harten, granulären und gelatinösen Typ,
2. den weich-nekrotischen Typ,
3. den hämorrhagischen Typ,
4. den melanotischen Typ.

Über die Häufigkeit des Vorkommens der einzelnen Erscheinungsformen knotiger Hirnmetastasen in unserem eigenen Krankengut gibt Tab. 3 Auskunft. Das makroskopische Bild der Metastasen in diesen 92 Fällen entnahmen wir in 32 Fällen ausschließlich dem Operationsbefund, in 45 Fällen ausschließlich dem Sektionsbefund und in 15 Fällen stand uns sowohl Operations- als auch Sektionsbefund zur Verfügung. In Klammern wurden die 12 histologisch verifizierten Fälle mit ausschließlichen Durametastasen hinzugefügt.

α) Der harte, granuläre und gelatinöse Typ von Hirnmetastasen

Diese Art ist gewöhnlich von kugliger oder ovalärer Gestalt, relativ scharf gegen das übrige Hirngewebe abgesetzt und meist leicht ausschälbar. Mitunter bleiben allerdings auch beim Ausschälen dieser Tumoren Reste von Tumorgewebe an einzelnen Stellen in der sonst glattwandigen Hirnwundhöhle zurück als Ausdruck infiltrativer Wachstumstendenzen auch dieser auf den ersten Blick so gutartig erscheinenden Tumorknoten. Selten kommt es vor, daß harte Hirnmetastasen ringsum unscharf begrenzt in das umgebende Hirngewebe übergehen. Die Farbe dieser Tumoren ist gewöhnlich grau-weißlich oder grau-gelblich. Auf dem Durchschnitt erscheinen sie vielfach homogen, mitunter gelatinös, andere wiederum eher körnig-bröcklig. Zystenbildungen kommen vor, dann aber meist nur von geringer Ausdehnung. Beim Auftreten größerer Zysten im Inneren derartig harter Metastasen sind diese meist mit einem geronnenen, gelatinösen Inhalt gefüllt. Hämorrhagische oder nekro-

Tabelle 3. *Pathologisch-anatomisches Erscheinungsbild knotiger Metastasen bösartiger Körpertumoren in Hirngewebe (und Dura) in 92 (+12) Fällen, eingeteilt nach verschiedenen Primärtumoren (Die in Klammern beigefügten Zahlen geben die 12 Fälle mit ausschließlichen Durametastasen an)*

| | Harter, granulärer, gelatinöser Typ | Weich-nekrotischer Typ | | | Hämorrhagischer Typ | Melanotischer Typ | Summe |
| --- | --- | --- | --- | --- | --- | --- | --- |
| | | weich-nekrotische Formen | zystische Formen | abszeßartige Formen | | | |
| Bronchialkarzinom | 7+(5)=12 24% | 28 | 3 | 3 | 3 | 0 | 44+(5)=49 |
| Mammakarzinom | 5+(4)=9 64% | 4 | 1 | 0 | 0 | 0 | 10+(4)=14 |
| Hypernephrom | 3+(1)=4 44% | 1 | 0 | 0 | 4 | 0 | 8+(1)= 9 |
| Melanoblastom | 1 | 2 | 0 | 0 | 3 | 4 | 10+(0)=10 |
| Karzinom des Intestinaltraktes | 1 | 2 | 1 | 0 | 0 | 0 | 4+(0)= 4 |
| Karzinom der Gl. thyreoidea | 2 | 0 | 1 | 0 | 0 | 0 | 3+(0)= 3 |
| Unbekannte Primärtumoren | 1+(2) | 3 | 1 | 1 | 0 | 0 | 6+(2)= 8 |
| Alle anderen malignen Tumoren | 2 | 4 | 0 | 0 | 1 | 0 | 7+(0)= 7 |
| Summe | 22+(12)=34 | 44 | 7 | 4 | 11 | 4 | 92+(12) |
| Hirn- und Durametastasen | 34=33% | 66=63% | | | | 4=4% | 104=100% |

tische Herde sind selten. Wenn man wie auf Tab. 3 die Durametastasen mitberücksichtigt, gehören etwa ein Drittel aller knotigen intrakraniellen Metastasen dieser Gruppe an. Prozentual am häufigsten sind harte, granuläre und gelatinöse Metastasenformen beim Mammakarzinom (64%), beim Hypernephrom (44%) und bei Karzinomen der Schilddrüse.

## β) Der weich-nekrotische Typ

Dies ist die häufigste Form der Hirnmetastasen bösartiger Körperkrebse. Sie ist gekennzeichnet durch ihre weiche Konsistenz und ihre ausgesprochene Tendenz zu nekrotischem Zerfall des Tumorgewebes, welcher gewöhnlich im Zentrum der Knoten beginnt und von hier nach der Peripherie fortschreitet. Auch weich-nekrotische Metastasen scheinen manchmal vorwiegend expansiv zu wachsen und haben dann meist eine kugelige oder ovaläre Gestalt mit relativ scharfer Begrenzung. Viel häufiger findet sich aber bei ihnen die Tendenz zu infiltrativem Wachstum, indem das Tumorgewebe, oft nur mikroskopisch nachweisbar, finger- oder inselförmige Fortsätze in das benachbarte Hirngewebe aussendet, dieses dabei schädigend und zerstörend. Diese ausgesprochen destruierende Wachstumstendenz auf Kosten des gesunden Hirngewebes wird von vielen Autoren dafür verantwortlich gemacht, daß Stauungspapille und andere Hirndruckzeichen bei Metastasen im Zentralnervensystem relativ selten oder erst später auftreten (HARE und SCHWARZ 1939).

Das Gros der weichen Hirnmetastasen wird von den Patienten mit Bronchialkarzinomen gestellt, wie aus Tab. 3 ersichtlich ist, während bei Mammakarzinomen und Hypernephromen diese Formen seltener sind. Mitunter kommt es bei ihnen zur Bildung von Zysten mit wäßrigem Inhalt, meist klaren, manchmal aber auch gelblichen Aussehens. Derartige Zystenbildungen fanden wir in unserem Beobachtungsgut von 104 „knotigen" Hirn- und Durametastasen in insgesamt 7 Fällen = 6,7%. Besonders groß waren diese Zysten in zwei Fällen von Kleinhirnmetastasen je eines Bronchialkarzinoms, von denen der eine hier geschildert sei:

*Fall 1:* G., Theodor, Krbl.-Nr. 1362/51. Der 49jährige Patient erkrankte, ohne daß von einem Primärtumor etwas bekannt war, im November 1950 mit Gangunsicherheit und drei Monate später auch mit Kopfschmerzen. Bei der klinischen Aufnahme am 24. 5. 1951 bestand eine Stauungspapille beidseits, Unsicherheit des Fingernasen- und Kniehackenversuches links und eine ausgesprochene Fallneigung nach links. Ein Primärtumor war auch röntgenologisch an der Lunge nicht nachweisbar, guter Allgemeinzustand. Blutsenkungsreaktion 0/2! Nachdem durch Ventrikulographie die Diagnose eines Kleinhirntumors links gesichert worden war, wurde am 31. 5. 1951 die hintere Schädelgrube operativ freigelegt (Prof. Dr. STENDER). Es fand sich eine fast apfelgroße Zyste in der linken Kleinhirnhemisphäre mit einem flachen, kaum kirschgroßen Tumor, der wandständig in das Lumen der Zyste hineinragte und radikal entfernt wurde. Histologisch handelte es sich um ein Karzinom wahrscheinlich bronchogenen Ursprungs. Der Patient war nach der Operation mehrere Monate völlig beschwerdefrei und konnte sogar wieder Autofahren. Am 10. 10. 1951 ist er jedoch — etwa vier Monate nach der Operation — verstorben.

Wenn die zentrale Nekrose einer weichen Hirnmetastase in Verflüssigung übergeht, kann diese ein *eiterähnliches* Aussehen annehmen. Makroskopisch kann eine solche Metastase dann wie ein *Hirnabszeß* aussehen und auch mikroskopisch kann die Differentialdiagnose schwierig sein, wenn man nicht die Wand dieses „Abszesses" genauestens auf Tumorzellen untersucht (LESSE und NETSKY,

KING und FORD 1942, RISER, LAZORTHES, GÉRAUD, ANDUZE-ACHER
und ESPAGNO 1956).

Wir haben in unserem Material von 104 verifizierten Metastasen
solche „abszeßartige" Bildungen in vier Fällen angetroffen (Tab. 3).
Als besonders interessantes Beispiel möge der folgende Fall
dienen:

*Fall 2:* Sch., Else, Krbl.-Nr. 4509/49. Die 45jährige Patientin erkrankte sechs
Monate vor der Aufnahme mit Kopfschmerzen über dem linken Auge, zu denen sich
seit einem Monat epileptische Anfälle hinzugesellten. Bei der Aufnahme am 1. 12.
1947 bestanden außer einer doppelseitigen Stauungspapille eine leichte Hemiparese
rechts und deutliche aphatische Störungen. Guter Allgemeinzustand. Bei eingehender Durchuntersuchung aller Organe einschließlich Röntgenuntersuchung der
Lungen kein Anhalt für Karzinom. Bei der Operation am 8. 1. 1948 (Prof. Dr.
STENDER) fand sich links frontal ein fast faustgroßes abszeßartiges Gebilde mit
relativ dünner Kapsel und eiterähnlichem Inhalt (etwa 60 ccm). Die histologische
Untersuchung (Prof. Dr. ZÜLCH) ergab das Vorliegen eines wahrscheinlich bronchogenen Plattenepithelkarzinoms. Die Patientin war nach der Operation bis auf gelegentliche epileptische Anfälle beschwerdefrei und hat noch über ein Jahr lang voll
als Küchenhilfe gearbeitet. Sie verstarb am 24. 1. 1950, also zwei Jahre nach der
Hirnoperation. Eine Sektion hat unseres Wissens nicht stattgefunden.

## γ) Der hämorrhagische Typ

Bei der primär hämatogenen Entstehungsweise der Hirnmetastasen mit sekundärem Gefäßwanddurchbruch ist das häufige Vorkommen mehr oder weniger ausgedehnter Blutungsherde nicht überraschend. Sie werden von vielen Autoren als eines der charakteristischsten Merkmale von metastatischen Geschwülsten bezeichnet.
Darüber hinaus gibt es aber eine Gruppe von Krebsmetastasen, bei
denen die Blutfülle und die Tendenz zu Gefäßwandrupturen und
Blutungen so im Vordergrund steht, daß es berechtigt erscheint,
diese gesondert zusammenzufassen. Die Konsistenz dieser „hämorrhagischen" Metastasen ist meist weich oder schwammartig, ihre
Farbe bläulich- oder schwärzlich-rot. Sie sind vielfach von kugeliger
oder ovalärer Gestalt und von dem umgebenden Hirngewebe leicht
abgrenzbar. Durch Ruptur von Gefäßen kann es zu kleineren oder
größeren Blutungen in den Tumor oder auch in dessen Nachbarschaft kommen, die dann klinisch ganz wie eine spontane Massenblutung oder auch wie eine Hirnblutung bei zerebralen Angiomen
imponieren können. Als Beispiel für diese Variante intrazerebraler
Metastasen möge der folgende Fall dienen:

*Fall 3:* S., Arthur, Krbl.-Nr. 3247/60. 64jähriger Patient, vor 14 Jahren (!)
erstmals Schwäche im linken Bein, seit drei Jahren (!) auch Parese im linken Arm,
trotzdem als Kaufmann voll gearbeitet und auch allein Auto gefahren. Kurz vor
der Aufnahme in die Neurochirurgische Klinik Westend, am 30. 6. 1960, schwer
erkrankt. Die Aufnahme erfolgte als Notfall. Patient war tief somnolent und ließ
unter sich. Es bestand eine spastische Hemiparese links. Am Augenhintergrund bis

auf eine leichte nasale Papillenunschärfe links kein krankhafter Befund. Das Hirn-strombild zeigte eine deutliche Herdschädigung zentral-präzentral rechts an, wahr-scheinlich gutartiger Natur (Prof. Dr. GÖTZE). Die Serienangiographie der Arteria carotis rechts ergab lediglich das Bild eines raumfordernden Prozesses in der rechten Großhirnhälfte, der nicht näher lokalisiert werden konnte. Keine Anfärbung! Bei der sofort angeschlossenen Operation am 1. 7. 1960 (Prof. Dr. STENDER) fanden sich zwei große, frische intrazerebrale Blutungshöhlen, die eine präzentral frontal, die andere retrozentral parietal rechts. Wandständig fand sich in den beiden Blu-tungshöhlen je ein kirsch- bis kleinpflaumengroßer blutreicher Tumor, die sich beide bei der histologischen Untersuchung als Karzinommetastasen herausstellten. Eine erst postoperativ angefertigte Röntgenaufnahme der Lungen — diese Untersuchung war vor der Operation wegen des schwerstkranken Zustandes des Patienten unter-blieben — ließ einen Tumor des rechten Oberlappens, wahrscheinlich ein Bronchial-karzinom, erkennen. Nach nur kurzdauernder, postoperativer Besserung des Zustandes verstarb der Patient am 30. 8. 1960. Eine Sektion wurde leider ver-weigert.

Liegen derartige „hämorrhagische" Metastasen im Liquorraum zum Beispiel in einem Hirnventrikel, so kann durch sie das Bild einer „genuinen" *Subarachnoidalblutung* oder eines rupturierten Aneurysmas vorgetäuscht werden. Auch einen derartigen Fall konnten wir beobachten:

*Fall 4:* D., Kurt, Krbl.-Nr. 4679/57. 47jähriger Patient. Etwa ein Jahr vor der Aufnahme in die Neurochirurgische Klinik Westend am 23. 8. 1957 war bei dem Patienten ein „Muttermal", das oft geblutet hatte, von der Haut der rechten Brust-wand operativ entfernt worden. Seit etwa vier Wochen hatten sich allmählich heftiger werdende Kopfschmerzattacken eingestellt. Seit drei Wochen waren Rücken- und ischialgiforme Schmerzen, seit einer Woche Erbrechen hinzugekom-men. Bei der Aufnahme bestand eine deutliche Nackensteifigkeit, der Patient war psychisch unruhig, gespannt, erregt, später zunehmend benommen. Er war steh- und gehunfähig. Stauungspapille beidseits von 2 bis 3 Dioptrien mit radiären Blutungsherden. Blutsenkungsreaktion anfangs 17/43, später 40/70. Röntgen-Tho-rax ohne Befund. Reduzierter Allgemeinzustand. Bei der Lumbalpunktion fand sich *blutiger* Liquor, in dessen Sediment Tumorzellen nachgewiesen werden konnten, die pathologischerseits als melanosarkomverdächtig angesprochen wurden (Prof. Dr. ALTMANN). Elektroenzephalogramm vom 24. 8. 1957: Verdacht auf Herdscha-den links frontal-präzentral. Als Serienangiographien beider Karotiden (24. und 26. 8. 1957) und der Arteria vertebralis (28. 8. 1957) nichts Krankhaftes erkennen ließen, wurde von einer Operation Abstand genommen. Nach raschem Verfall verstarb der Patient am 30. 8. 1957. Bei der Sektion (Prof. Dr. ALTMANN) fand sich eine etwa kirschgroße, in das Lumen des *Hinterhorns* des linken Seitenventrikels hineinragende, stark blutende Solitärmetastase eines Melanoblastoms mit nur wenig Pigment. Sonst konnten weder im Gehirn noch im übrigen Körper irgendwelche weitere Absiedlungen oder Reste des Melanoblastoms gefunden werden.

Am häufigsten kommen derartig blutreiche, hämorrhagische Metastasenformen offenbar beim Hypernephrom und Melano-blastom vor (44% bzw. 30% unserer Fälle). Ferner sahen wir sie in drei Fällen von Bronchialkarzinom (6%) und in einem Fall von Uteruskarzinom (Tab. 3).

### δ) Der melanotische Typ

Dieser Hirnmetastasentyp ist durch seine dunkle, meist schwärzliche Pigmentierung schon makroskopisch gewöhnlich leicht zu erkennen. Ihrer Konsistenz nach ist diese Art wohl meist der Gruppe der „harten" Formen zuzurechnen, wenn sie auch eine stärkere Neigung zu infiltrativem Wachstum in ihre Umgebung haben sollen, wodurch ihre Begrenzung nicht so scharf ist, wie wir es sonst bei dieser Gruppe meist zu sehen gewohnt sind (BAKER). Es gibt aber auch pigmentarme oder sogar pigmentlose Formen von Hirnmetastasen melanotischer Tumoren, deren wahre Natur nur durch das mikroskopische Bild erkannt werden kann. Derartige pigmentarme oder pigmentlose Arten von Melanoblastommetastasen im Gehirn scheinen besonders häufig unter denjenigen Fällen zu sein, bei denen sich nur solitäre oder vereinzelte Metastasen im Bereich des Zentralnervensystems finden, Fälle also, die bevorzugt, sozusagen als Irrläufer, in neurochirurgische Kliniken überwiesen werden. So waren von unseren eigenen 10 Fällen mit histologisch verifizierten Hirnmetastasen maligner Melanome allein sechs, also über die Hälfte, Träger derartiger „Leukoformen".

Es ist vielfach die Ansicht vertreten worden, daß Metastasen von Melanoblastomen fast stets in großer Zahl aufträten und durch ihre große Tendenz zu infiltrativem Wachstum besonders bösartig seien (BAKER). Diese Anschauung dürfte aber nur zum Teil richtig sein. Sind doch gerade in letzter Zeit vermehrt besonders von klinischen Autoren Fälle veröffentlicht worden, in denen melanoblastische Metastasen im Gehirn solitär auftraten und durch Operation mitunter langjährige Heilungen erzielt werden konnten (z. B. REYES und HORRAX 1950, CHEMNITIUS 1951, CRUDELI, PERRIA und SACCHI 1955, GROS und ROILGEN 1956). Hirnmetastasen melanotischer Primärtumoren scheinen also wenigstens zum Teil relativ gutartig zu sein (GROS und ROILGEN). Selbst wenn die Konsistenz einer derartigen Hirnmetastase ausgesprochen weich und ihre Begrenzung unscharf ist, braucht die Prognose durchaus noch nicht so infaust zu sein, wie man es leicht vermuten möchte, was der folgende Fall eigener Beobachtung zeigen möge:

*Fall 5:* M., Günther, Krbl.-Nr. 9147/55. 24jähriger Mann. Vor sechs Monaten war ein Pigmentmal hinter dem rechten Ohr operativ entfernt worden. Seit sechs Wochen Kopfschmerz und Schwindelgefühl, seit drei Wochen zusätzlich Erbrechen. Bei der Aufnahme in die Neurochirurgische Klinik Westend fand sich neben einer beginnenden Stauungspapille beidseits ein deutlicher Nystagmus beim Blick nach rechts und eine Gangunsicherheit und -abweichung nach rechts. Mäßiger Allgemeinzustand. Blutsenkungsreaktion 5/10. Röntgenaufnahme des Thorax: Bis auf leichte Verdichtung des linken Hilus kein pathologischer Befund. Nachdem durch Ventrikulographie die Diagnose eines rechtsseitigen Kleinhirntumors gesichert war, wurde die hintere Schädelgrube am 3. 1. 1955 operativ freigelegt (Prof. STENDER). Es fand sich ein intrazerebellärer, weicher, schmutzig-grau-rötlicher Tumor, der sich von der Gegend der rechten Kleinhirntonsille etwa 8 cm tief in die rechte Kleinhirnhemisphäre hinein erstreckte. Das weiche Tumorgewebe, welches keine scharfe Abgrenzung gegen das normale Kleinhirngewebe erkennen ließ, wurde. soweit man sehen konnte, radikal ausgesaugt. Histologisch handelte es sich um eine melaninfreie „Leukoform" eines malignen Melanoms. Nach intensiver Röntgenbestrahlung war der Patient von Mai bis Dezember 1955, also fast sieben Monate, als Transportarbeiter wieder arbeitsfähig. Erst dann stellten sich Kopfschmerz, Schwindel und Erbrechen wieder ein, Beschwerden, die durch eine zweite Bestrahlungsserie nicht mehr beeinflußt werden konnten. Am 17. 7. 1956, ein Jahr und sechs Monate nach erfolgter Hirnoperation, ist der Patient dann verstorben.

Es sei an dieser Stelle eingeschaltet, daß es auch autochthone Melanoblastome im Nervensystem gibt, die offenbar von den physiologischerweise in der Pia mater vorkommenden Pigmentzellen ihren Ausgang nehmen (WORINGER und GLOOR).

Derartige primäre Melanoblastome des Zentralnervensystems sind aber sicher wesentlich seltener als die sekundären. So kamen in dem Krankengut der Mayoklinik auf 34 sekundäre 6 primäre Melanoblastome im Zentralnervensystem (MOERSCH 1940). Bei den primären Melanoblastomen des Zentralnervensystems sollen ebenso benigne und maligne Verlaufsformen vorkommen wie bei den sekundären (GROS und ROILGEN 1956).

*b) Mikroskopische Pathologie der „knotigen" Hirnmetastasen*

Systematische mikroskopische Untersuchungen des eigenen Krankengutes waren nur im beschränkten Umfange möglich. Ich werde mich deshalb bei der Beschreibung der Histopathologie der metastatischen Tumoren sehr eng an die Arbeit von BAKER (1942) halten, der 92 Fälle von Metastasen im Zentralnervensystem histologisch durchuntersucht und vorbildlich beschrieben hat. Er hat sich besonders darum bemüht, die Frühstadien der Metastasen bösartiger Geschwülste im Zentralnervensystem im mikroskopischen Bild zu erfassen. Nach seinen Untersuchungen scheinen die meisten Metastasen bösartiger Geschwülste hämatogen zu entstehen. So konnte er wiederholt Tumorzellen in den Arteriolen von Metastasen, aber auch in den Gefäßen des makroskopisch noch nicht erkrankten Gehirns nachweisen. „Diese Zellen können das Gefäßlumen völlig verstopfen oder eine ausgiebige Endothelproliferation anregen, welche zusammen mit den Tumorzellen zum Gefäßverschluß führt. Der Verschluß erzeugt Ischämie und Erweichung des umgebenden Hirngewebes sowohl als auch eine Schädigung der Wandung des befallenen Gefäßes: Die intravaskulären Tumorzellen wuchern dann und wachsen irregulär durch die geschädigte Gefäßwand in das brüchige Hirngewebe hinein, welches nun einen hervorragenden Nährboden für ihr weiteres Wachstum darstellt. In diesem Stadium verstopfen die Tumorzellen gewöhnlich das Gefäß mehr oder weniger vollkommen und bilden kleine Tumorknötchen in einer Zone erweichten Hirngewebes. Oft können die Reste des primär erkrankten Gefäßes inmitten der Tumorzellen noch ausgemacht werden." „Wenn sich die Tumorzellen erst im Hirngewebsparenchym angesiedelt und zu wuchern begonnen haben, können sie zu den verschiedensten pathologisch-anatomischen Erscheinungsbildern führen, je nach ihrer biologischen Eigenart und ihrer Ausbreitungsweise. Diese verschiedenen Erscheinungsbilder sind es dann, die man bei der histologischen Untersuchung älterer Metastasen zu sehen bekommt. Im allgemeinen werden die Metastasen des Zentralnervensystems bösartiger Geschwülste in sieben verschiedene histologische Typen eingeteilt: den epithelialen, den perivaskulären, den enzephalomalazischen, den gliotischen, den vaskulären, den haemorrhagischen und den melanotischen."

### α) Der vorwiegend epitheliale Typ

Dieser Typ ist unter den Metastasen bösartiger Geschwülste im Gehirn bei weitem der häufigste. Er läßt sich seinerseits wieder in zwei Hauptarten aufgliedern: „Die erste entsteht aus einer konzentrisch fortschreitenden Wucherung der Tumorzellen, die schließlich eine große solide Masse bilden. Zahlreiche Blutgefäße sind vorhanden und von diesen Gefäßen entspringen lange Bänder von Bindegewebe, die Gruppen von Tumorzellen einschließen. Wenn der Tumor größer wird, wird sein Zentrum nekrotisch und hämorrhagisch. Diese zentrale Nekrose kann sich sehr rasch vergrößern und fast alle Tumorelemente erfassen. Sie verliert alle Charakteristika ihrer Struktur und nimmt schließlich ein homogenes oder gar hyalines Aussehen an. Um diese zentrale Nekrose herum liegt eine Zone degenerierter Tumorzellen und außerhalb von dieser wiederum eine Lage ziemlich gut erhaltener Zellen."

„Eine andere Hauptart der epithelialen Form zerebraler Krebsmetastasen entsteht durch die Ausbreitung von Tumorzellen vom ursprünglichen Herd aus in die perivaskulären Räume der benachbarten Gefäße, wo sie dann ihrerseits von zahlreichen perivaskulären Herden der Nachbarschaft aus zu wuchern beginnen." „In dieser Tumorart nehmen die Tumorzellen eine ausgesprochen lobuläre Anordnung an entsprechend ihrer perivaskulären Wachstumsweise, auch wenn sie zu einer großen zusammenhängenden Tumormasse angewachsen sind. Degeneration innerhalb dieses Tumors tritt nur ein, wenn die zentralen Gefäße ausgiebige endotheliale

Proliferationen mit partiellem oder kompletten Gefäßverschluß aufweisen. Der degenerative Prozeß ist deshalb mehr lobulär angeordnet als zentral und befällt jeden beliebigen Lobulus ohne Rücksicht auf seine Lage, sei diese nun zentral oder peripher."

„In einigen der glandulären Metastasen, speziell solchen von Mamma-, intestinalen oder Pankreastumoren behalten die Zellen offensichtlich ihre Fähigkeit, Schleim abzusondern bei und der degenerative Prozeß, obwohl ähnlich dem eben beschriebenen, ist in seinen histologischen Details ein wenig unterschiedlich. Die Zellen in den Zentren der Läppchen erscheinen zunächst etwas aufgetrieben und vakuolig. Die Vakuolen wachsen allmählich an und füllen schließlich den ganzen Zellkörper aus, welcher nun geschwollen und rund erscheint. Die Zellkerne schrumpfen, werden pyknotisch und wandern an den Rand des Zelleibes. Diese geblähten Zellen platzen schließlich, entleeren ihre Zellkerne und erzeugen so ein großes vakuolisiertes Gebiet, erfüllt mit den amorphen Resten der zerstörten Zellen." Große Gebiete des Tumors können so allmählich einer ähnlichen Degeneration anheimfallen. Derartige Tumoren haben makroskopisch ein gelatinöses Aussehen. Die Fähigkeit zur Schleimproduktion wird von anderen Autoren (DICKSON und WOSTER-DROUGHT 1936) übrigens als besonders charakteristisch für Metastasen der Bronchialkarzinome bezeichnet. Sie empfehlen geradezu zur histopathologischen Differenzierung von bronchogenen Karzinommetastasen die Anwendung von Spezialfärbungen auf Mucin, das sie so in allen ihren sieben Fällen von Bronchialkarzinom nachweisen konnten. Mitunter sei die Schleimproduktion dieser Metastasen so stark, daß es zur Ausbildung von Zysten mit sputumartigem Inhalt kommen könne.

β) Der vorwiegend perivaskuläre Typ

„Dieser Typ metastatischer Knoten ist etwas kleiner als der epitheliale. Er ist zusammengesetzt aus zerstreuten Inseln perivaskulärer Tumorzellen, die voneinander durch anscheinend normales oder nur wenig verändertes Hirngewebe getrennt sind. In manchen Regionen füllen die Tumorzellen nur die perivaskulären Räume, während sie in anderen zirkulär wuchern und in das umgebende Hirngewebe einbrechen. Die Proliferation der Tumorzellen geht gewöhnlich von innen nach außen vonstatten, so daß das Gefäß selbst nicht in Mitleidenschaft gezogen wird und sein Lumen lange Zeit offen bleibt trotz der Wachstumsaktivität des Tumors in seiner Umgebung. Gelegentlich kommt es jedoch zu Intimaveränderungen, indem Endothelwucherungen das Gefäß teilweise oder total verschließen. Ist der Gefäßverschluß partiell, bleiben die perivasku-

lären Tumorzellen intakt, aber das umgebende Hirngewebe verfällt
der Degeneration, erweicht und füllt sich mit fettig granulierten
Zellen. In solchen Fällen wird schließlich das erweichte Hirngewebe
durch dichte Bänder von Gliafasern ersetzt, welche sich von einem
Tumorläppchen zum anderen erstrecken. Ist das Gefäßlumen durch
zu starke Endothelwucherung völlig verschlossen, verfallen die umgebenden Tumorzellen ebenso der Degeneration wie das benachbarte
Hirngewebe."

### γ) Der enzephalomalazische Typ

„Dieser seltene Typ besteht fast gänzlich aus erweichten Bruch-
stücken von Hirngewebe. Die befallenen Gewebsbezirke haben viele
ihrer Färbbarkeitseigenschaften verloren. Die Zellelemente innerhalb eines solchen Herdes variieren je nach Alter des Prozesses. Die
jüngeren Herde sind erfüllt mit Fettkörnchenzellen, während die
älteren eine gewisse Gliavermehrung erkennen lassen. Die befallenen
Gefäße sind erweitert und gelegentlich umringt von mononukleären
Zellen. Einige der kleineren Gefäße rupturieren und erzeugen so
zarte Blutungsherde. Verstreute Haufen von Tumorzellen können
überall im erweichten Hirngewebe gefunden werden und darin
unterscheiden sich diese Herde von gewöhnlichen Infarkten. Oft
sind derartige Tumorzellen sehr spärlich und auch nach sorgfältig-
ster Suche können nur wenige Gruppen von ihnen gefunden werden.
Es liegt auf der Hand, daß eine solche Erweichungszone nur durch
Verschluß einer mittleren Arterie durch einen Tumorzellembolus
verursacht sein kann. Oft ist es schwierig, gerade dieses Gefäß mit
seinem Tumorzellinhalt aufzufinden und es ist dann nötig, Serien-
schnitte des umgebenden Hirngewebes anzufertigen, um die Ursache
zu finden." (S. auch S. 82.)

### δ) Der gliotische Typ

„In manchen Hirnmetastasen scheinen die Tumorzellen nach
ihrer Implantation eine exzessive Gliawucherung anzuregen. Diese
Proliferation von Gliaelementen schreitet fort bis sich ein großer
Tumorknoten gebildet hat, der fast einem primären Hirntumor
gleicht. Gewöhnlich besteht eine große Vielfalt in Gestalt und Größe
der Gliazellen, so daß große Ähnlichkeit mit einem Glioblastoma
multiforme entstehen kann. Die Mehrzahl der Zellen besteht aus
bipolaren und unipolaren Spongioblasten, aber auch Astrozyten,
Riesenformen von Astrozyten und Astroblasten können vorkommen.
Riesenzellen sind außerordentlich häufig und die Astroblasten
wuchern oft aus zur Bildung zahlreicher Pseudorosetten. Blutgefäße
innerhalb dieser Tumoren sind zahlreich und zeigen charakteristische

Veränderungen wie bei den Gliomen. Endotheliale Proliferationen sind ausgeprägt und Adventitiawucherungen oft so markant, daß zahlreiche kollagene Fasern in das umgebene Gliagewebe ausstrahlen. Hämorrhagien und Nekrosen kommen vor. Es gibt keine scharfe Abgrenzung zwischen diesen Tumoren und dem benachbarten Hirngewebe. Schrittweise vermengen sich die Gliaelemente mit dem Nachbargewebe des Gehirns mit allmählich abnehmender Zellaktivität. Aber eine gewisse Astrozytenvergrößerung und -vermehrung kann noch in beträchtlicher Entfernung des aktiven Prozesses nachgewiesen werden." „Obwohl Tumoren dieses Typs sehr an primäre Gliome erinnern und mit diesen verwechselt werden können, gibt es doch bei ihnen, abgesehen vom Nachweis von Karzinomzellen, gewisse Besonderheiten, die den Verdacht auf ihre metastatische Natur erwecken. So enthalten sie gewöhnlich viel mehr Bindegewebe als Gliome. Dies ist speziell mit der Azidokarmin- und Perdraufärbung erkennbar. Die kollagenen Fasern zweigen von der Gefäßadventitia in den Tumor ab. An manchen Stellen sind die kollagenen Fasern so zahlreich, daß sie die Gliaelemente fast verdrängen. Oft können Gefäße in der Nähe dieser kollagenen Elemente nicht gefunden werden, so daß ihr Ursprung dann ungeklärt bleibt. Auf jeden Fall sollte das Vorhandensein großer Mengen kollagener Elemente immer den Verdacht erwecken, daß es sich um eine Metastase handelt. In solchen Fällen sollte der ganze Tumor sorgfältig nach Resten der ursprünglichen Tumorzellen abgesucht werden. Derartige Karzinomzellen sind dann gewöhnlich durch die Gliareaktion verändert und teilweise zerstört und deshalb schwer zu erkennen. Ihr Nachweis gestattet aber über jeden Zweifel hinaus die Feststellung der wahren Natur des Gewächses."

ε) Der vaskuläre Typ

„Dies ist eine sehr ungewöhnliche Form der Metastasierung und wurde in der eigenen Serie (BAKER) nur einmal beobachtet. Der metastatische Knoten ist fast ausschließlich aus großen, ziemlich regelmäßigen Blutkanälen zusammengesetzt mit nur wenigen, zwischen den Blutgefäßen eingestreuten Tumorzellen. Die Gefäßwände bestehen aus einer Lage abgeplatteter Endothelzellen und einer Lage Bindegewebe. Gelegentlich liegen die großen erweiterten Gefäßstrukturen sehr dicht aneinander und erwecken so den Eindruck eines kavernösen Angioms."

ζ) Der hämorrhagische Typ

„Dieser Typ ist charakterisiert durch ausgedehnte Hämorrhagien, die den größten Teil des Tumors betreffen. Erythrozyten überdecken alle anderen Elemente und ergießen sich sogar in das angrenzende Hirngewebe, wo sie verstreute Herde von Hämorrhagie und Nekrose hervorrufen. Viele der roten Blutzellen verfallen der Hämolyse und verstreuen ihr Pigment unregelmäßig in die Tumormasse. Gewöhnlich können die rupturierten Gefäße in dem großen hämorrhagischen Knoten nicht aufgefunden werden. Kleine Inseln von Tumorzellen liegen überall verstreut, gewöhnlich perivaskulär."

η) Der melanotische Typ

„Die Melanommetastasen werden hauptsächlich wegen ihrer Pigmentierung in einer besonderen Gruppe eingereiht. Die Tumorzellen sind entweder spindelförmig oder groß und oval mit polymorphen Kernen. Das Vorhandensein von Melanin erleichtert ihre Erkennung und das Studium ihrer Ausbreitung. Letztere geschieht hauptsächlich hämatogen und zahlreiche, weit verstreute Arterien kann man mit typischen Melanomzellen ausgefüllt finden." „Von primären Knötchen breiten sich die Tumorelemente offensichtlich entlang den perivaskulären Räumen zu den benachbarten Gefäßen aus, welche sie umwachsen und von denen sie sich weiter in das umgebende Gewebe ausdehnen. Einige dieser kleinen perivaskulären Knötchen können sich schließlich zu einem größeren Herd zusammenschließen. In der Regel tendieren aber melanotische Metastasen dazu, zahlreiche, ziemlich kleine, weit verstreute Herde zu erzeugen. Gelegentlich ist ihr Wachstum sehr rasch und viele Knötchen fließen zu einem einzigen riesigen melanotischen Tumor zusammen. Die Melanomzellen werden häufig durch Bindegewebsbänder in Haufen unterteilt, wodurch der Tumor einen alveolären Aufbau bekommt. Melanin kann vorhanden sein, aber auch fehlen." Es war bereits oben (S. 17) darauf hingewiesen worden, daß besonders in neurochirurgischen Kliniken pigmentarme Melanoblastommetastasen im Zentralnervensystem relativ häufig zu sein scheinen und daß im Gegensatz zu BAKER klinische Autoren darauf hinweisen, daß es gerade auch bei den Melanoblastommetastasen relativ gutartige Formen zu geben scheint.

## 2. Knotige Karzinommetastasen im Rückenmark

Intramedulläre Metastasen sollen nach Ansicht der meisten Autoren mit großen Sektionsreihen nur extrem selten vorkommen (HASSIN 1933, DAVISON und HORWITZ 1930, KING und FORD 1942, LESSE und NETSKY 1954). GALLAVARDIN und VARAY hatten allerdings bereits 1903 unter einer Gesamtzahl von 68 Fällen, die sie zum größten Teil aus der Literatur zusammengestellt hatten, vier

Fälle mit intramedullären spinalen Metastasen und 1930 war ihre Zahl in der Weltliteratur auf sieben bis acht angewachsen (FERGUSON und REES). Aber auch in neuerer Zeit sind Mitteilungen über solche Fälle Raritäten geblieben.

CRAIG, WOLTMANN und KERNOHAN beschrieben 1939 einen Fall eines 56jährigen Mannes, bei dem sich rasch progredient eine Paraplegie ohne Stopliquor entwickelt hatte. Die Sektion ergab ein walnußgroßes Karzinom der rechten Lunge sowie einen 4 cm langen Erweichungsherd im unteren Thorakalmark, in dessen Zentrum sie eine winzige Ansammlung von Karzinomzellen von etwa 2 mm Durchmesser fanden. Man könnte diesen Fall entsprechend der oben beschriebenen enzephalomalazischen Form der Hirnmetastasen (S. 21) als myelomalazische Form einer intramedullären Metastase bezeichnen.

BAKER (1942) hatte in seiner Reihe von 92 Fällen nur einen Fall einer intramedullären spinalen Metastase, die eine syringomyelieähnliche, dissoziierte Sensibilitätsstörung verursacht hatte. Wir selbst sahen unter unseren 158 Fällen keinen einzigen Fall einer intramedullären spinalen Metastase. Wenn spinale Symptome im Verlaufe einer Krebskrankheit auftreten, so beruhen diese wohl meist auf extramedullären Ursachen.

### 3. Knotige Metastasen im Arachnoidalraum

Wie schon erwähnt, erkrankt der Arachnoidalraum im Rahmen eines Krebsleidens fast ausschließlich in der diffusen Form der „Meningitis carcinomatosa". Soweit es im Rahmen dieses Krankheitsbildes zur Bildung umschriebener Tumoren kommt, geschieht dies praktisch nur in Form miliarer Knötchen, eine Erkrankungsform, die zweckmäßig bei der Besprechung der diffusen Karzinomatosen der weichen Hirnhäute mit abgehandelt wird.

### 4. Die knotigen Metastasen der Dura mater

Diese Formen spielen in der Pathologie der metastatischen Erkrankungen des Zentralnervensystems eine große Rolle. Sie stellen nach den knotigen Metastasen im Hirngewebsparenchym die zweithäufigste Form der Metastasierung bösartiger Geschwülste im Zentralnervensystem dar und kommen hier mit einer Frequenz von etwa 20% vor. Durametastasen entstehen höchstwahrscheinlich meist auf dem Boden arterieller Zellembolien. BAKER begründet diese Ansicht vor allem damit, daß sich Durametastasen meistens in der relativ gefäßreichen zarten Schicht lockeren Bindegewebes zwischen Duraendothel und dem inneren Blatt des Durabindegewebes entwickeln. Der Nachweis einer frischen Tumorzellembolie in der Dura ist allerdings auch BAKER in seinen sehr gründlichen Untersuchungen nicht gelungen.

Das weitere Wachstum von Tumormetastasen in der Dura kann dann entweder *lokalisiert-knotenförmig* oder mehr *diffus* vor sich gehen. Die erstere Form des Wachstums scheint die bei weitem häufigere zu sein. Entsprechend ihrem vermutlichen Ausgangspunkt in der subepithelialen Schicht der Durainnenfläche und der Tendenz eines jeden Tumors, sich in Richtung des geringsten Widerstands auszudehnen, bilden die Durametastasen mit Vorliebe Knoten, die an der Innenfläche der Dura hervorragen. Mit Größerwerden des Tumors kommt es dann, ähnlich wie bei den intrazerebralen Metastasen, zu degenerativen Veränderungen und Nekrosen besonders in denjenigen Tumorpartien, die am weitesten von der Dura, das heißt von den ernährenden Gefäßen, entfernt liegen. Veränderungen ganz anderer Art spielen sich dagegen an den der Durafläche anliegenden Partien des Tumors ab. „Kapillaren und begleitende Fibroblasten wachsen aus der Dura hervor und durchdringen die Tumorelemente. Die spindelförmigen Fibroblasten produzieren zahlreiche feine kollagene Fasern und Stränge, von denen viele sich mit der darunter liegenden Dura verflechten und so die Grundlage einer festen Verbindung des Tumors mit der darunter liegenden Pachymeninx bilden. Diese fibroblastischen Elemente, die sich zwischen den Tumorzellen verzweigen und sie in kleine Häufchen aufteilen, komprimieren und obliterieren schließlich zahlreiche der umgebenden Gefäße, was ohne Zweifel wesentlich zur distalen Nekrose beiträgt. Obwohl der größte Teil einer solitären Durametastase in der subepithelialen Duraschicht lokalisiert bleibt, dringen doch Tumorzellen gewöhnlich auch in die Spalträume des dichten inneren Durablattes ein, wo sie verstreut liegende isolierte Tumorzellinseln bilden. Bevorzugt benützen sie zum Eindringen in die tieferen Duraschichten aber auch die perivaskulären Spalträume, über welche sie dann die lockere Gewebsschicht zwischen den beiden Durablättern erreichen. Schließlich können sie auch das äußere Durablatt durchwachsen und sogar in den Schädelknochen einwuchern.‟

*Makroskopisch* können derartige knotige Durametastasen in ihrer Größe variieren von winzigen Knötchen bis zu riesigen Knoten von 6 und mehr cm Durchmesser. Sie sind meist von ziemlich harter Konsistenz, können aber auch weich und hämorrhagisch sein. Ihre Farbe ist gewöhnlich grau-weißlich, mitunter mit einem Stich ins Gelbliche, ihre Oberfläche meist glatt. Auf dem Durchschnitt erscheinen sie manchmal ziemlich homogen, meist aber mehr bröcklig mit mehr oder weniger deutlichen Nekrose- und Blutungsherden. Da sie der Durainnenfläche fest anhaften, von der sie entspringen, können sie einem Meningeom täuschend ähnlich sehen, mit dem sie auf dem Operationstisch sehr leicht verwechselt werden. Mitunter brechen sie durch die Dura auch nach außen durch und zerstören in mehr oder weniger großem Umfang den darüber liegenden Knochen.

*Knotige Durametastasen im Spinalkanal.* Uns ist nicht bekannt, ob knotige Durametastasen in der eben geschilderten Form auch schon einmal im Spinalkanal beobachtet worden sind. LESSE und NETSKY (1954) machten darauf aufmerksam, daß metastatische Tumoren der Dura mater im Spinalkanal im Gegensatz zu denen in der Schädelhöhle meist *epidural* lokalisiert seien und nur selten die Innenfläche der Dura penetrierten. Nur durch sekundäre Kompression des Rückenmarks (oder seiner Blutversorgung!) führe diese Form der Metastasierung zu spinalen Symptomen. Von DAVISON und HORWITZ war schon 1930 ein Fall einer epidural gelegenen Metastase im Spinalkanal bei einem primären Bronchialkarzinom beschrieben worden. Es erscheint sehr fraglich, ob es überhaupt berechtigt ist, diese Fälle in die Gruppe der Durametastasen im obigen Sinne einzureihen. Es ist viel näherliegend anzunehmen, daß es sich hier um einen ganz anderen Metastasierungsvorgang handelt, der auf venösen Ausbreitungswegen zustande kommt (vgl. S. 6), wobei die Ansiedlung der verschleppten Tumorzellen primär in dem weitverzweigten epiduralen Venengeflecht des Spinalraumes erfolgt und nicht in der harten Rückenmarkshaut selbst. Wohl jeder Neurochirurg wird Fälle kennen, die mit dem Bilde eines Spinaltumors zur Aufnahme kommen und sich dann bei der Operation als epidurale Metastase eines bösartigen Gewächses herausstellen. Auch wir sahen mehrere solche Fälle, haben sie aber in dieser Arbeit nicht mit vermerkt, da sie uns nicht zum Zentralnervensystem im engeren Sinne zu gehören scheinen, ebensowenig wie die Rückenmarks- oder Wurzelkompressionen durch Karzinommetastasen in der Wirbelsäule.

# II. Die disseminierten (diffusen) Formen der metastatischen Erkrankungen des Zentralnervensystems

## 1. Die diffuse (enzephalitische bzw. myelitische) Form der metastatischen Erkrankung des Hirn- oder Rückenmarksparenchyms

Dieser Typ der Metastasierung scheint zu den extremen Seltenheiten zu gehören. GLOBUS und MELTZER (1942) haben zwei solche Fälle beschrieben. Wir selbst hatten Gelegenheit, einen besonders interessanten Fall zu sehen, der nachfolgend geschildert sei.

*Fall 6:* M., Otto, Krbl.-Nr. 2898/54. 56jähriger Mann, bei dem zwei Jahre vor der Aufnahme wegen eines Adenokarzinoms des Magens eine Magenresektion nach Billroth II vorgenommen worden war. Jetzt klagte er seit zwei Monaten über Rückenschmerzen, Übelkeit und Erbrechen, seit einem Monat über Kopfschmerzen und Schwindelgefühl. Bei der Aufnahme am 9. 7. 1954 befand sich der Patient in einem stark reduzierten Allgemeinzustand und einem schwerstkranken Zustand. Er war praktisch steh- und gehunfähig und schrie vor Kopfschmerzen, obwohl bei der neurologischen Untersuchung weder eine Stauungspapille noch irgendwelche Herdzeichen nachgewiesen werden konnten. Blutsenkungsreaktion mit 5/12 fast normal. Im lumbalen Liquor fand sich eine mäßige Zellvermehrung auf 42/3 bei normalen Liquoreiweißwerten. Ein Elektroenzephalogramm vom 10. 7. 1954 zeigte einen schweren Allgemeinschaden mit einem Herdbefund links präzentral. Der Zustand des Patienten verschlechterte sich so rasch, daß er, noch ehe weitere Untersuchungen durchgeführt werden konnten, am 12. 7. 1954 ad exitum kam. Bei der Sektion fand sich ein Zustand nach Magenresektion wegen Adenokarzinom 1952. Im Abdomen multiple knotige Mesenterial-Metastasen. Das Gehirn zeigte zunächst nur eine hochgradige ödematöse Schwellung mit Abflachung aller Hirnwindungen, ohne daß irgendwo ein metastatischer Tumorknoten gefunden werden konnte. Erst bei der eingehenden *histologischen Durchuntersuchung des Gehirns*, die sich im Hinblick auf den EEG-Befund besonders auf die linke Präzentralregion konzentrierte, fanden sich hier nur mikroskopisch erkennbar *multiple Mikrometastasen* des primären Magenkrebses diffus verteilt innerhalb des Gehirngewebes (s. Abb. 1).

Es ist übrigens interessant, daß schon NONNE 1900 darauf hingewiesen hat, „daß die Karzinome des Magen- und Darmtraktes unter diesen enzephalitischen Fällen besonders häufig vertreten seien" (zitiert bei SÄNGER). Daß die gleiche Gruppe von Karzinomen auch für die Entstehung der diffusen Arachnoidalkarzinosen die Hauptrolle spielt (s. S. 29!) dürfte wohl mehr als ein Zufall sein. Es sei hier an eine alte Diskussion erinnert, die darum ging, ob neurologische Symptome bei Krebskranken nicht nur durch Tumorzellmetastasen, sondern auch „toxisch" verursacht werden könnten (OPPENHEIM, NONNE). Spätere Autoren, voran SÄNGER (1900), hatten sich mehr dafür eingesetzt, daß man in allen derartigen Fällen bei gründlicher histologischer Untersuchung Tumorzellen im Zentralnervensystem nachweisen kann. Erst in allerjüngster Zeit wurde von neurologischer Seite wieder darauf hingewiesen, daß als Frühsymptome eines sonst latenten Körpermalignoms, zum Beispiel eines Bronchialkarzinoms, eines Mammakarzinoms oder eines Hypernephroms verschiedenartigste neurologische Krankheitsbilder

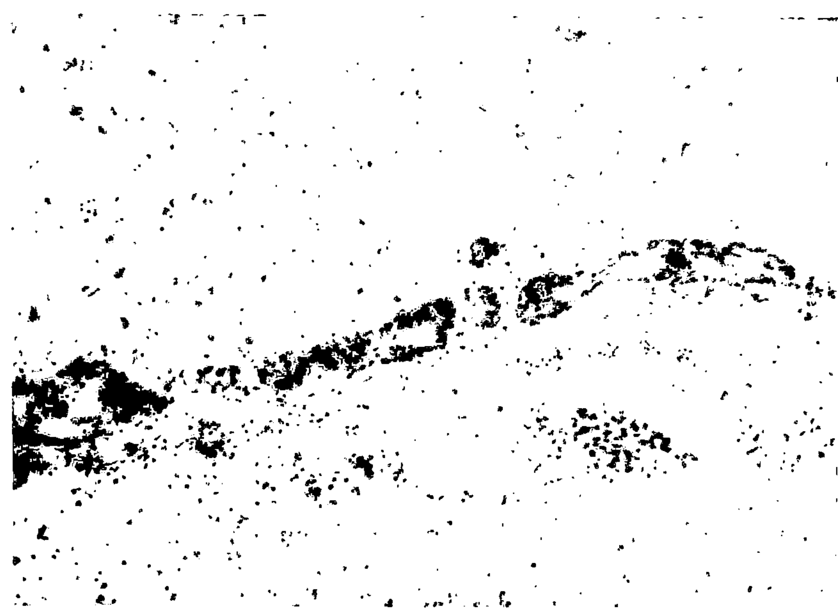

Abb. 1. „Enzephalitische" Form einer Hirnmetastase eines Adenokarzinoms des Magens. Histologisches Bild des Falles 6

wie Polyneuropathien, Myositiden, myasthene Reaktionen, ja sogar zerebelläre Atrophien auftreten könnten, bei denen es sich um immunpathologische bzw. metabolische Vorgänge und nicht um echte Metastasierungen handele (JANZEN). Diese Krankheitsbilder werden jetzt auch mit dem Begriff „paraneoplastische Erkrankungen" zusammengefaßt und auf eine Produktion von Fermenten bzw. Enzymen in und durch die Tumorzellen bezogen.

## 2. Die Karzinose des Arachnoidalraumes

Der Arachnoidalraum ist zweifellos derjenige Teil des Zentralnervensystems, der am häufigsten die diffuse Form der metastatischen Erkrankungen bei bösartigen Tumoren aufweist. Nachdem LILIENFELD und BENDA am 9. 7. 1900 vor der Berliner Gesellschaft für Psychiatrie und Nervenkrankheiten den ersten Fall dieser Art vorgetragen hatten, eine 60jährige Frau, die klinisch als Hysterikerin verkannt worden war und bei der sich bei der Sektion eine diffuse Durchsetzung des gesamten Arachnoidalraumes mit metastatischem Karzinomgewebe eines primären Magenkarzinoms nachweisen ließ, folgten eine ganze Reihe weiterer kasuistischer Veröffentlichungen ähnlicher Art: z. B. SIEFERT 1902, REHN 1906, KNIERIM 1908, HEINEMANN 1911, MAASS 1913, MILLER 1917, CORNWALL 1927. Auch in den Arbeiten späterer Autoren, die meistens größere Serien metastatischer Erkrankungen des Zentralnervensystems veröffentlichten, tauchen immer wieder, wenn auch nur einzeln, ähnliche Fälle auf. Soweit diese Meningealkarzinosen in größeren Statistiken überhaupt erwähnt werden, schwankt ihr Hundertsatz zwischen 1% und 7,5% (RUDZKI 1941 3 : 40 = 7,5%, GLOBUS und MELTZER 1942 3 : 57 = 5%, BAKER 1942 7 : 107 = 6,5%, BERGLUND und RAAF 1950 1 : 35 = 3%, STÖRTEBECKER 1953 7 : 158 = 4%, SIMIONESCU 1961 6 : 195 = 3%).

HARE und SCHWARZ (1939) hatten unter ihren 100 sezierten Fällen keinen einzigen derartigen Fall. Wir selbst hatten in unserer Serie von 107 verifizierten Fällen nur einen Fall, der sich durch die bevorzugte und diffuse Erkrankung des gesamten Subarachnoidalraumes auszeichnete (0,9%).

*Fall 7:* E., Johanna, Krbl.-Nr. 7278/54. 48jährige Frau, die seit fünf Monaten mit zunehmendem Kopfschmerz und Erbrechen erkrankte. Bei der Aufnahme am 2. 12. 1954 war sie somnolent und es bestand eine beginnende Stauungspapille beidseits. Weiter fanden sich diffuse Hirnnervenausfälle (Abduzensschwäche beidseits, Fazialisparese und Schwerhörigkeit links) sowie eine Aufhebung der Sehnenreflexe an den Beinen. Im Liquor fanden sich erhöhte Zellzahlen zwischen 24 und 46/3 bei normalen Eiweißwerten. Später erblindete die Patientin und verstarb kurz danach am 19. 12. 1954. Bei der Sektion fand sich ein kleines, primäres Karzinom der Zirbeldrüse mit krebsiger Infiltration des benachbarten Gewebes und eine diffuse Karzinose der Hirnhäute und der Plexus.

Auffällig ist, daß bei dieser Form der Tumormetastasierung in das Zentralnervensystem ähnlich wie beim diffusen Befall des Hirnparenchyms (S. 27) die Karzinome des Magen- und Darmtraktes besonders häufig vertreten sind: Von den 18 bis 1913 in der Literatur veröffentlichten Fällen, die MAASS zusammengestellt hat, waren die Primärtumoren 12mal im Magen- und Darmtrakt, 4mal in der Lunge, 1mal in der Mamma und 1mal im Ovar lokalisiert.

Hinsichtlich des makroskopischen Bildes dieser Meningealkarzinosen ist darauf hinzuweisen, daß die erkrankten Partien der weichen Hirnhäute selbst bei sorgfältiger Betrachtung mit dem bloßen Auge vollkommen normal aussehen können, so daß erst das Mikroskop die Klärung bringt (SAENGER 1900). Vielfach kann man jedoch, wenn man besonders darauf achtet, eine mehr oder weniger deutliche milchige Trübung der Pia-Arachnoidea, besonders an der Hirnbasis im Bereich der mittleren und hinteren Schädelgrube erkennen (STÖRTEBECKER 1954). Bei stärkerer Ausprägung des metastatischen Befalles können sich die weichen Hirnhäute ebenfalls gewöhnlich wieder am deutlichsten im Bereich der Schädelbasis in fibröse weiße Membranen bis zu einigen Millimetern Dicke umwandeln, die dann auf Querschnitten durch das Gehirn leicht zu erkennen sind und an das Bild einer chronischen Meningitis erinnern. Der bevorzugte Befall der weichen Hirnhäute im Bereich der basalen Zisternen erklärt die häufigen Hirnnervenausfälle im klinischen Erscheinungsbild dieser Fälle. Wenn die metastatische Erkrankung der weichen Hirnhäute einmal zu Knötchenbildung neigt, so entwickeln sich diese meist nur in jener miliaren Form, die für das bloße Auge kaum erkennbar ist. Die Ausbildung größerer metastatischer Tumorknoten nur in den weichen Hirnhäuten gehört zu den Seltenheiten. Fälle dieser Art wurden von BAKER beschrieben.

Das *mikroskopische Bild* derartiger Meningealkarzinosen (Abb. 2) ist vielfach nur durch den Nachweis weniger Tumorzellen, die diffus im Subarachnoidalraum anzutreffen und mitunter perivaskulär angeordnet sind, gekennzeichnet. In anderen Fällen ist der karzinomatöse Befall der Leptomeningen hochgradiger, indem die Tumorzellen mehr oder weniger alle Hohlräume des Subarachnoidalraumes ausfüllen und die Blutgefäße obliterieren. Auch hier wiederum pflegen von den Wänden der Blutgefäße ausgehende Bindegewebsfibrillen die Tumorzellen in kleine Häufchen oder Säulen zu unterteilen. Lymphozyten, Plasmazellen und fettig granulierte Zellen kommen vermengt mit den Tumorzellen vor. Bei noch stärkerem Befall kommt es zu einer Verdickung der Pia. Diese Membran wirkt dann als Barriere gegen die Tumorzellen, welche in vielen Fällen einen Einbruch in den Kortex und damit in das Hirngewebe verhindert. Das auffällige Freibleiben des Hirn- und Rückenmarksparenchyms von Tumorzellen bei diesen Fällen von Arachnoidalkarzinose wurde von vielen Autoren beobachtet und hervorgehoben (RUDZKI 1941, BERGLUND und RAAF 1950, STÖRTEBECKER 1954). Es kommen aber auch wenigstens mikroskopisch nachweisbare oberflächliche Einbrüche von Tumorzellen in die Rinde von Groß- und Kleinhirn entlang den VIRCHOW-ROBINschen perivaskulären Spalträumen vor (RUDZKI 1941, BAKER 1942).

Daß auch der umgekehrte Weg, nämlich der Einbruch von Tumorzellen einer kortikalen oder subkortikalen Hirnmetastase entlang den perivaskulären Spalträumen in den Subarachnoidalraum vorkommen kann, ist bereits 1902 von SIEFERT an Hand eines Falles nachgewiesen und von vielen späteren Autoren, so auch von BAKER, bestätigt worden.

Der karzinomatöse Befall des spinalen Subarachnoidalraumes geht gewöhnlich mit dem der intrakraniellen Liquorräume Hand in Hand. Fast immer findet sich in diesen Fällen auch ein mehr oder

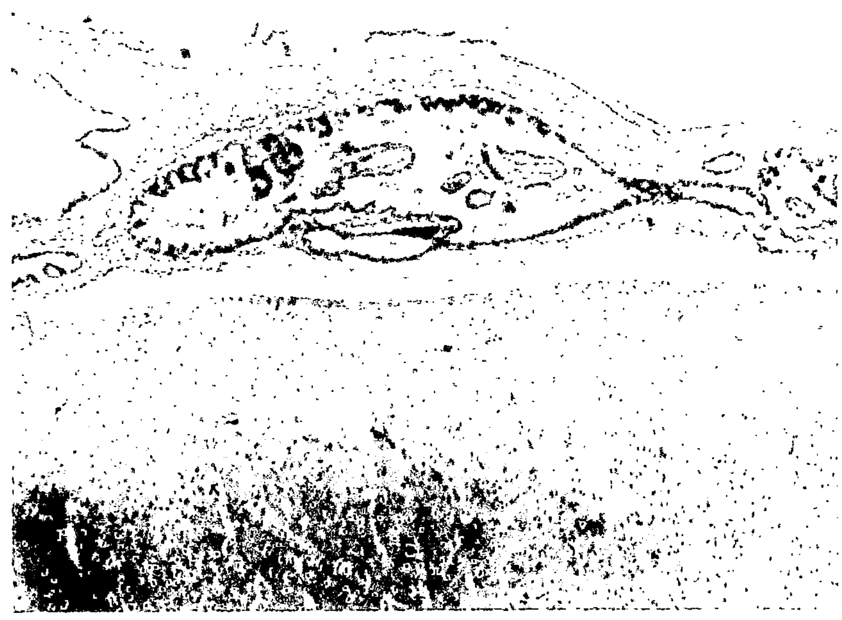

Abb. 2. Typisches histologisches Bild einer Arachnoidalkarzinose bei klinisch nicht erkanntem Bronchialkarzinom von Bohnengröße. Die diffuse Überschwemmung des Subarachnoidalraums mit Karzinomzellen war *makroskopisch nicht* erkennbar. Außer dieser „Leptomeningitis carcinomatosa" fand sich nur noch eine kirschgroße intrazerebrale Metastase in der linken Regio calcarina. Sonst keine Metastasierungen im Zentralnervensystem und im übrigen Körper. (Fall der Neurologischen Abteilung des Städtischen Krankenhauses Neukölln — Frau Chefarzt Dr. LANGE-COSACK — in unserer Statistik nicht verwertet!) Die Patientin war an langsam zunehmenden Hirnnervenausfällen mit terminaler Erblindung und Schluckstörungen verstorben. Im Liquor waren Karzinomzellen nachgewiesen worden

weniger deutlicher karzinomatöser Befall der Rückenmarkswurzeln, welche ja wahrscheinlich in einem Teil dieser Fälle überhaupt die Eintrittspforte für das Karzinom in das Zentralnervensystem darstellen (s. S. 3). Dieser Entwicklungsweg ist für die Erklärung mancher klinischer Verlaufsformen von Wichtigkeit, die oft mit unklaren Wurzelschmerzen meist im Bereich der lumbosakralen Nervenwurzeln beginnen, zu denen sich später Störungen der Reflexe sowie der Sensibilität und Motorik, erst an den unteren, später auch den oberen Extremitäten hinzugesellen können, ehe sich das voll ausgeprägte Bild der Meningealkarzinose zu erkennen gibt. Dichte

Mäntel von Tumorzellen können einzelne oder mehr oder weniger alle Rückenmarkswurzeln umgeben und von hier in das Epi- und Perineurium derselben eindringen. Durch Kompression kann es zu schweren degenerativen Veränderungen der befallenen Wurzeln kommen. Besonders schwerwiegend dürfte sich hier die sekundäre Mitbeteiligung der Gefäße auswirken, die teils durch reaktive Endothelwucherung, teils durch Tumorkompression von außen eingeengt oder verschlossen werden können, was Erweichungen im Rückenmark und Querschnittssymptome zur Folge haben kann. Vielleicht kommt ein Teil spinaler Symptome bei Karzinomkranken auf diesem Wege zustande.

### 3. Die diffuse metastatisch-tumoröse Erkrankung der Dura

Auch in der Dura gibt es einen diffusen metastatischen Befall mit Karzinomgewebe. Auch diese Form der metastatischen Erkrankung nimmt wahrscheinlich ihren Ausgang von hämatogenen Zellembolien der innersten subendothelialen Schicht der Dura (vgl. S. 24!). Das Tumorgewebe breitet sich aber flächenhaft zwischen den lockeren Fasern dieser Gewebsschicht aus, indem es hier weit verstreute Herde bildet. Die fibroplastischen Elemente dieser Lage erzeugen wiederum kollagene Fasern, die die Tumorzellen in kleine Häufchen zerteilen. Diese ausgiebige fibroplastische Proliferation hat eine markante Verdickung der Dura zur Folge, die bei sorgfältiger Untersuchung schon makroskopisch leicht erkannt wird, bei nur flüchtiger Prüfung aber übersehen werden kann.

Derartige diffuse Durakarzinosen scheinen aber nicht sehr häufig zu sein. Wir selbst sahen bisher nur einen derartigen Fall:

*Fall 8:* Sch., Margarete, Krbl.-Nr. 1213/65. 42jährige Frau. Vor einem Jahr Mamma-Amputation. Seit drei Monaten immer heftiger werdende Hinterkopfschmerzen, welche lange Zeit als „Migraine cervicale" verkannt wurden, bis schließlich eine doppelseitige Stauungspapille entdeckt wurde. Angiographien beider Karotiden und des Vertebraliskreislaufs sowie ein Pneumenzephalogramm ergaben praktisch normale Bilder. Wegen eines konstant nachweisbaren Herdbefundes im Elektroenzephalogramm links temporal wurde am 18. 2. 1965 hier osteoplastisch trepaniert. Es fand sich eine diffuse karzinomatöse Durchwachsung der Dura und eine dadurch bedingte Verdickung derselben auf 4 bis 5 mm! (Abb. 3). Das Gehirn stand unter starkem Druck. Die karzinomatöse Erkrankung der Dura beschränkte sich nicht auf den osteoplastisch freigelegten Bezirk, welcher exzidiert wurde, sondern erstreckte sich praktisch über die gesamte intrakranielle Dura. Unter langsam zunehmendem Hirndruck und terminal generalisierter Körpermetastasierung kam die Patientin am 20. 10. 1965 ad exitum.

Es gibt offenbar aber auch Übergangsformen zwischen knotigen und diffusen Durametastasen, die neurochirurgisch von Bedeutung sein können. Ein derartiger Fall wurde von ERNST 1934 veröffentlicht.

Es handelte sich um eine 35jährige Frau, bei der vor vier Monaten eine Mamma-Amputation wegen Ca. durchgeführt worden war. Jetzt war sie mit starken Kopfschmerzen, Erbrechen und „Reizerscheinungen" im linken Arm erkrankt. Bei der operativen Freilegung der rechten Parietalregion fand sich eine gewaltige Verdik-

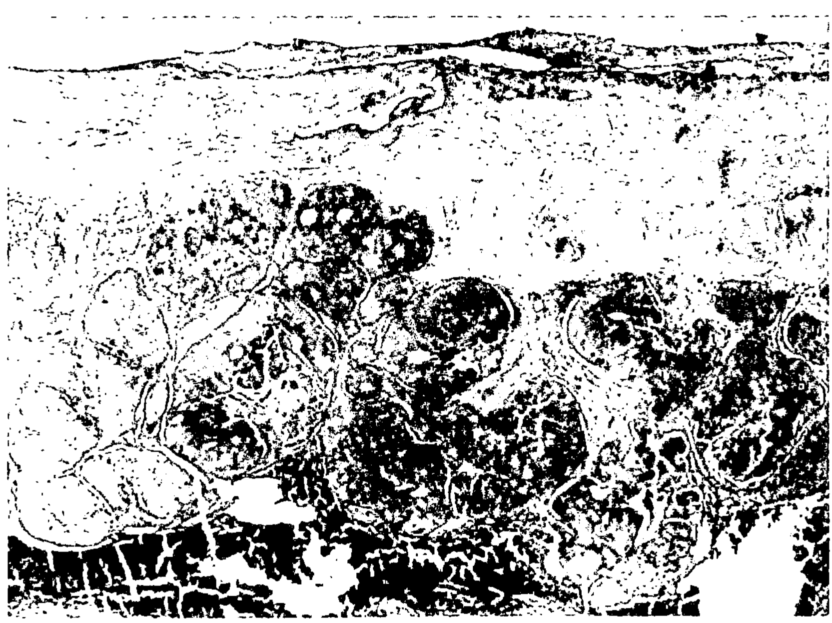

Abb. 3. Histologisches Bild des Operationspräparates des Falles 8: Typische diffuse Durakarzinose bei Mammakarzinom. Die Karzinomzellen haben sich vor allem in der inneren Schicht der Dura flächenhaft ausgebreitet (vgl. S. 32!). Die Unterteilung der Karzinomzellen durch bindegewebige Stränge in kleine Häufchen ist für diese Form der karzinomatösen Erkrankung der Dura typisch

kung der harten Hirnhaut in etwa Handtellergröße, die exzidiert wurde und sich als Karzinose entpuppte. Das Gehirn selbst war unverändert. Die Patientin war nach der Operation schlagartig beschwerdefrei und ist erst vier Monate später an Lebermetastasen verstorben.

Eine schöne Abbildung eines Sektionspräparates einer diffusen Karzinose der Dura findet sich bei LESSE und NETSKY (1954).

## III. Die reaktiven Veränderungen der näheren und weiteren Umgebung von Karzinommetastasen im Gehirn

Die Beziehungen karzinomatöser Hirnmetastasen zu ihrer Umgebung und die Veränderungen, welche sie in dieser hervorrufen, sind von entscheidender Wichtigkeit für die Erklärung vieler klinischer Besonderheiten dieses so vielfältigen Krankheitsbildes und auch für speziell neurochirurgische Problemstellungen. Es ist zunächst daran zu erinnern, daß von fast allen Autoren, welche karzinomatöse Hirnmetastasen eingehend histologisch untersucht haben, festgestellt werden konnte, daß diese, so scharf sie auch makroskopisch, ja sogar mikroskopisch begrenzt zu sein scheinen, bei genauer histologischer Untersuchung praktisch immer infiltratives Wachstum in die Umgebung erkennen lassen (ELKINGTON 1935, DICKSON und WORSTER-DROUGHT 1936, ROGER, CORNIL und PAILLAS 1939, HARE und SCHWARZ 1939 und BAKER 1942). Dieses infiltrative Wachstum in die Umgebung geschieht in erster Linie entlang den perivaskulären Spalträumen, was meist schwere Veränderungen an den Gefäßwänden zur Folge hat. Einengung des Gefäßlumens durch Kompression oder sekundäre Endothelproliferation führen zu nekrotischem Zerfall des umgebenden Hirngewebes. So sind derartige Metastasen oft von einem breiten Saum nekrotisch erweichten Hirngewebes umgeben, ein Befund, den man bei der Operation gar nicht so selten antrifft (GASTAUT, TOGA und ROGER 1954 und eigene Fälle). Derartige Erweichungszonen können den ganzen Tumor konzentrisch umfassen oder auch nur auf bestimmte Stellen der Tumornachbarschaft beschränkt sein (BAKER 1942). Durch Stase können die Gefäße in der Umgebung von Hirnmetastasen „kongestioniert" erscheinen und es können Blutungen in das Gewebe durch Diapedese und Gefäßwandrupturen auftreten. Diese können einen solchen Umfang annehmen, daß der Tumor von einem richtigen Mantel konfluierender Blutungsherde eingehüllt ist (SCHNEE-WARSAR 1926, OSTERTAG 1941, MINKOWSKI 1941, GLOBUS und MELTZER 1942, BAKER 1942). Besonders häufig scheinen derartige „perifokale" Blutungsherde bei Hypernephromen vorzukommen, was auch neurochirurgisch von Bedeutung sein kann (vgl. Fall 15, S. 107).

Theoretisch und praktisch von besonderer Bedeutung sind die *gliösen* und *mesodermalen Reaktionen* in der Umgebung von Hirnmetastasen, da in diesen vielfach offensichtlich ein Versuch des Körpers, den Krankheitsherd abzuriegeln, zu erblicken ist. Diese „Demarkationszone" ist aber meist nur zart (GLOBUS und MELTZER 1942, MINKOWSKI 1941). Ihre Stärke hängt ebenso von der Art des Tumors wie von der Reaktionsfähigkeit des Hirngewebes ab. In ihr finden sich neben einer Gliose manchmal auch Anzeichen einer lympho- und leukozytären Reaktion (HARE und SCHWARZ 1939). Die Gliareaktion besteht nicht nur in einer zahlenmäßigen Vermehrung der Gliazellen, sondern auch in einer Vergröberung derselben (Mastzellen) und Vermehrung ihrer Fortsätze (HASSIN und SINGER 1922, FRIED und BUCKLEY 1930, ELKINGTON 1935, HARE

und SCHWARZ 1939, MINKOWSKI 1941, BAKER 1942, GLOBUS und
MELTZER 1942).

Interessant ist die Feststellung zweier russischer Autoren, RO-
TENBERG und JAKOBSON (1936), daß die Abwehrbereitschaft des
Nachbargewebes wesentlich vom Allgemeinzustand der Patienten
bestimmt würde. Bei stark heruntergekommenen, kachektischen
Kranken fanden sie keine nennenswerte gliöse Reaktion. Dagegen
fanden sie in Gehirnen von Patienten, die in einem relativ guten
Allgemeinzustand verstarben, einen ausgesprochenen gliogenen und
mesenchymalen Abwehrwall. Interessant ist in diesem Zusammenhang ferner die Feststellung BAKERs, daß er in derartigen seltenen
Fällen von Ausbildung einer starken Gliakapsel außerhalb derselben
niemals Tumorzellen gesehen hätte. Diese beiden Beobachtungen
sind auch für den Neurochirurgen von Bedeutung. Lassen sie doch
die Hoffnung aufkommen, daß es in einigen, wenn auch seltenen
Fällen einmal möglich sein könnte, eine gliös abgekapselte solitäre
Hirnmetastase wirklich radikal operativ zu entfernen und damit
eine operative Heilung zu erzielen. Andererseits zeigen diese Beobachtungen auf dem Boden exakter histologischer Befunde die große
Bedeutung biologischer Faktoren im gesamten Krebsgeschehen
selbst dann noch, wenn es bereits zur hämatogenen Aussaat gekommen ist.

Die Ganglienzellen in der Umgebung von Hirnmetastasen lassen
ebenfalls meist deutliche Veränderungen erkennen. Sie sind zum
Teil geschwollen und aufgebläht, während andere geschrumpft und
pyknotisch mit exzentrisch gelegenen Kernen erscheinen. In letzteren kann die Nisslsubstanz verklumpt sein oder ganz fehlen (BAKER
1942).

Ähnliche Ganglienzellveränderungen mit Verfettung, Chromato-
lyse und Neuronophagie zusammen mit Schwellung von Nerven-
fasern, Hypertrophie der Glia, Gefäßerweiterung, Neubildung von
Kapillaren sowie Ansammlung von Pigment in den Gefäßwänden
wurde von anderen Autoren nicht nur in der näheren Umgebung
von Hirnmetastasen, sondern auch in weiterer Entfernung von diesen, ja sogar im gesamten Gehirn derartiger Patienten gefunden
und daraus auf das Vorliegen einer „toxischen Enzephalitis", verursacht durch bisher nicht näher erkannte Krebstoxine, geschlossen
(HASSIN und SINGER 1922). Es ist schwer zu entscheiden, ob dies
wirklich zutrifft oder ob es sich einfach um mechanische Faktoren
wie Störungen der Blut- und Liquorzirkulation handelt, wie es ganz
ähnlich auch bei anderen Hirntumoren vorkommt (MINKOWSKI 1941).

Von fast allen Autoren wird die außergewöhnlich starke Neigung
zur ödematösen Schwellung des Gehirns in der näheren, aber auch

weiteren Umgebung von Karzinommetastasen hingewiesen (CHRISTENSEN 1949). Oft sieht nicht nur die befallene Großhirnhemisphäre, sondern mehr oder weniger das ganze Gehirn ödematös geschwollen aus. LESSE und NETSKY (1954) wiesen besonders darauf hin, daß das Ausmaß der Hirnschwellung anscheinend in keinerlei Beziehung steht zu Größe und Zahl der vorhandenen Metastasen. Eine solitäre Metastase kann mit einer riesigen Hirnschwellung einhergehen, während in anderen Fällen mit zahlreichen Hirnmetastasen eine Schwellung ganz fehlen kann. Metastasen von Bronchialkarzinomen gingen häufiger mit Hirnschwellung einher als solche anderer Primärtumoren. Die große Verschiedenheit der jeweils begleitenden Hirnschwellung dürfte erheblich zu der Vielfalt der klinischen Erscheinungsbilder und Verlaufsformen zerebraler Krebsmetastasen beitragen (vgl. S. 76!).

# IV. Größe metastatischer Tumoren im Zentralnervensystem

Wir werden uns hierbei und in den folgenden Kapiteln zweckmäßigerweise auf die „knotigen" Formen der intrakraniellen Tumorabsiedlungen beschränken und die Hirn- und Durametastasierung zusammenfassen, da zumindest in einer neurochirurgischen Klinik die meisten Karzinommetastasenfälle diesen beiden Gruppen angehören und eine klinische Einheit bilden. Die zahlenmäßig dagegen völlig zurücktretenden „enzephalitischen" und die klinisch ganz andersartigen vorwiegend „spinalen und radikulären" Formen sollen deshalb in diesem Zusammenhang nicht berücksichtigt werden.

Es ist eine schon sehr lange bekannte Tatsache, daß intrakranielle Metastasen eine sehr erhebliche *Größe* erreichen können, besonders wenn sie solitär oder nur vereinzelt auftreten (GALLAVARDIN und VARAY 1903, KRASTING 1906, ELKINGTON 1935). Dies ist leicht erklärlich, da multiple Hirnmetastasen, die an vielen Stellen im Schädelinneren mehr oder weniger gleichzeitig zu wachsen beginnen, viel eher das tödliche Ende herbeiführen werden als ein einzelner Tumorknoten, noch dazu wenn dieser nur langsam wächst (BAKER). KRASTING hat das in der Regel „reziproke" Verhalten von Anzahl und Größe intrakranieller Tumormetastasen schon 1906 an einem großen Sektionsmaterial von 145 Fällen (39 eigenen und 106 aus der Literatur) überzeugend nachgewiesen, dabei aber betont, daß auch Ausnahmen von dieser Faustregel vorkämen und daß auch in Fällen mit multiplen Hirnmetastasen vereinzelt außergewöhnlich große Tumorknoten vorkommen könnten, was man als Kliniker stets im

Auge behalten muß. Diese Tatsachen wurden später von vielen Untersuchern bestätigt (HARE und SCHWARZ 1939, GLOBUS und MELTZER 1942, BAKER). Fast alle Untersucher betonen die Tatsache, daß die Größe knotiger Hirnmetastasen bösartiger Geschwülste von winzigen stecknadelkopfgroßen oder noch kleineren mit bloßem Auge kaum erkennbaren Knötchen bis zu riesigen Gewächsen von 6 bis 8 cm Durchmesser variieren kann. BAKER (1942) hat sein großes Material von 92 Fällen nach der Größe der intrakraniellen Metastasen bei verschiedenen Primärtumoren aufgegliedert und dabei die folgende Tabelle aufgestellt:

Tabelle 4. *Größe intrakranieller Karzinommetastasen bei verschiedenen Primärtumoren nach A. B. Baker 1942*

| *Lokalisation des Primärtumors* | *Durchmesser intrakranieller Metastasen* | |
|---|---|---|
| | kleinster | größter |
| Gastrointestinaltrakt | 15,0 mm | 6,0 cm |
| Nebenniere | 10,0 mm | 5,0 cm |
| Haut (Melanom) | 2,0 mm | 6,0 cm |
| Mamma | 5,0 mm | 8,0 cm |
| Lunge | 2,0 mm | 7,5 cm |

Aus dieser Tabelle ist ersichtlich, daß knotige Hirnmetastasen mit dem kleinsten Durchmesser vor allem bei Bronchialkarzinomen und Melanomen beobachtet wurden. Man sieht aber auch, daß bei diesen Tumorarten durchaus auch recht große metastatische Tumorknoten vorkommen können; so konnten wir selbst eine offenbar solitäre Melanommetastase im Kleinhirn operieren, die mit einem Durchmesser von 8 cm zu den größten Hirnmetastasen gehörte, die überhaupt beobachtet wurden (s. Fall 5, S. 17). Es ist leicht verständlich, daß in einem neurochirurgischen Krankengut die Fälle mit voluminösen Hirnmetastasen häufiger sein werden, als in einem neuropathologischen Material. Von 56 operierten Fällen unseres eigenen Materials waren die operativ angetroffenen Metastasen haselnußgroß in 11 Fällen = 20%, pflaumengroß (walnußgroß etwa 2 bis 3 cm Durchmesser) in 28 Fällen = 50%, mandarinen/hühnereigroß (3 bis 5 cm Durchmesser) in 15 Fällen = 26% und orangen/gänseeigroß (5 bis 8 cm Durchmesser) in 2 Fällen = 4%.

Die Größe intrakranieller Tumormetastasen eines neurochirurgischen Krankengutes hängt auch sehr von der Region ab, in der sie sich entwickeln. So werden sie in klinisch stummen Regionen (z. B. frontal, retrozentral oder rechts temporal) mitunter lange wachsen und eine erhebliche Größe annehmen können, ehe sie überhaupt Erscheinungen machen, während sie in funktionell wichtigen Regionen, z. B. in der Zentralregion, in den Sprachzentren oder im Hirnstamm, sowie an Stellen, an denen sie die Liquorzirkulation behindern (Aquädukt, hintere Schädelgrube) schon frühzeitig schwere Symptome auslösen können (ETHELBERG 1953).

# V. Zahl metastatischer Tumoren im Zentralnervensystem

Eine der für den Kliniker und speziell Neurochirurgen wichtigsten Fragen ist die nach der jeweiligen *Anzahl* intrakranieller Metastasen: Treten intrakranielle Metastasen bösartiger Geschwülste meist in der Vielzahl auf oder gibt es auch Solitärmetastasen, und wie oft kann man damit rechnen? Diesem Problem sind wegen seiner großen klinischen Bedeutung fast alle Bearbeiter dieses Themas nachgegangen. Alle Autoren sind sich darüber einig, daß eine einigermaßen zuverlässige Beantwortung dieser Frage nur bei erfolgter Hirnsektion möglich ist. Aber selbst in diesen Fällen bleibt ein erheblicher Unsicherheitsfaktor bestehen, denn wohl selten nur wird eine Hirnsektion so minutiös ausgeführt werden, daß man auch wirklich sicher sagen kann, daß keine Metastase übersehen worden wäre, ganz abgesehen von den in solchen Fällen immer möglichen Krebszellembolien in kleinsten Arteriolen, die überhaupt nur mikroskopisch nachgewiesen werden können. Noch größere Fehlermöglichkeiten haften der Feststellung der Solitärheit einer Metastase dann an, wenn diese sich nur auf klinische Merkmale stützt, da es immer wieder vorkommen wird, daß eine Metastase in einer funktionell wichtigen Region das klinische Bild völlig beherrscht, während eine oder mehrere weitere Metastasen in stummen Regionen völlig unbemerkt bleiben können. Auf der anderen Seite kann die klinische Feststellung einer langen symptom- und beschwerdefreien Zeit nach operativer Entfernung einer intrakraniellen Metastase in mancher Hinsicht schwerwiegender für ihre Solitärheit sprechen als eine noch so genaue Gehirnsektion. Im allgemeinen besteht genügend Grund dafür, anzunehmen, daß es sich bei der klinischen Diagnose „solitäre Hirnmetastase" zumeist nur um eine mehr oder weniger lange dauernde Phase im Ablauf des ganzen Krankheitsgeschehens handeln kann, da ja diese Solitärmetastase durch hämatogene Streuung entstanden ist und wahrscheinlich über kurz oder lang schicksalsmäßig weitere Streuherde auftreten werden. Überraschend ist bei dieser Sachlage aber der relativ hohe Hundertsatz von intrakraniellen Solitärmetastasen auch in den Statistiken, die ausschließlich auf Hirnsektionen beruhen (Tab. 5).

## 1. Häufigkeit intrakranieller Solitärmetastasen nach Sektionsstatistiken

Aus Tab. 5 ist ersichtlich, daß die Häufigkeit solitärer intrakranieller Karzinommetastasen in Sektionsstatistiken ziemlich konstant mit etwa 35% angegeben wird.

Tabelle 5. *Häufigkeit intrakranieller Solitärmetastasen nach Sektionsstatistiken*

| Autor | Anzahl der Fälle mit Hirnsektionen | Davon Solitär-metastasen (Zahl) | % |
|---|---|---|---|
| 1. GALLAVARDIN und VARAY (1903) | 67 | 22 | 33 |
| 2. KRASTING (1906) ............ | 145 | 60 | 41 |
| 3. HARE und SCHWARZ (1939) ..... | 34 | 14 | 41 |
| 4. GLOBUS und MELTZER (1942) ... | 57 | 22 | 39 |
| 5. BAKER (1942) ............... | 107 | 40 | 37 |
| 6. WALTHER (1948) ............. | 103 | 41 | 40 |
| 7. RUPP (1948) ............... | 42 | 18 | 43 |
| 8. WILLIS (1952) .............. | 29 | 11 | 38 |
| 9. STÖRTEBECKER (1953) ......... | 112 | 39 | 35 |
| 10. LESSE und NETSKY (1954) ..... | 121 | 25 | 20 |
| 11. LENSHOEK (1956) ............ | 59 | 18 | 30 |
| 12. MÜLLER und WOCHNIK (1961) .. | 317 | 104 | 33 |
| 13. BRIHAYE (1961) ............. | 24 | 11 | 46 |
| 14. PENZHOLZ (1967) ............ | 67 | 21 | 31 |
| | 1284 | 446 | 34,5 |

Das einzige aus dem Rahmen fallende Ergebnis von LESSE und NETSKY (1954 = 20% Solitärmetastasen) erklärt sich daraus, daß diese Autoren von ihrer Statistik die intrakraniellen Durametastasen ausgeschlossen haben, die von der Mehrzahl der übrigen Autoren, so auch von uns, mit den intrazerebral gelegenen zu der Einheit der intrakraniellen Metastasen zusammengefaßt wurden. Gerade Durametastasen treten aber besonders gern solitär auf!

Dieser Prozentsatz solitärer Hirnmetastasen in reinen Sektionsstatistiken mag zunächst überraschend hoch und ermutigend erscheinen. Man darf aber nicht übersehen, daß ein nicht unerheblicher Teil dieser Patienten noch anderweitige Tumorherde im Körper hat, die ein erfolgreiches neurochirurgisches Vorgehen meist illusorisch machen.

## 2. Häufigkeit intrakranieller Solitärmetastasen nach klinischen Statistiken

Daß Hirnmetastasen auf Grund klinischer Diagnostik häufiger für solitär gehalten werden müssen, als es den Tatsachen entspricht, ist selbstverständlich. Es ist also nicht überraschend, daß in den klinischen Statistiken der Anteil der solitären im Vergleich zu den multiplen Hirnmetastasen noch größer ist als in den Sektionsstatistiken. Dies muß ja auch schon deshalb der Fall sein, weil der Kliniker den Kranken immer früher sieht als der Neuropathologe, also zu einem Zeitpunkt, wo die Chance, eine Solitärmetastase anzutreffen, noch erheblich größer sein müßte. Wenn man dies berücksichtigt, ist man eigentlich überrascht, daß die prozentualen Angaben über die Häufigkeit solitärer Hirnmetastasen in den klinischen Statistiken gar nicht so sehr viel höher liegen als in denen, die auf Hirnsektionen beruhen. So betrug in unserem eigenen Krankengut die Zahl derjenigen Patienten, bei denen wir auf Grund klinischer Befunde eine Solitärmetastase vermuteten, 67, was bei einer Gesamtzahl von 158 durchuntersuchten Fällen 42% entspricht. Die Zahlen anderer klinischer Statistiken sind in Tab. 6 zusammengefaßt. Aus ihr ergibt sich, daß die Angaben der Kliniker über die Häufigkeit solitärer Hirnmetastasen zwischen 42% und 69% schwanken und im Durchschnitt 51,5% betragen. Wenn man diese Zahlen mit denen der Sektionsstatistiken (Tab. 5) vergleicht, wird man sich sagen müssen, daß eine sehr erhebliche Verbesserung der klinischen Diagnostik, jedenfalls was die Feststellung solitärer Hirnmetastasen anbetrifft, kaum noch möglich sein dürfte.

## 3. Häufigkeit intrakranieller Solitärmetastasen
### bei verschiedenen Primärtumoren

Von großem Interesse für die Klinik ist die Frage, ob bestimmte Primärtumoren besonders zur Ausbildung intrakranieller Solitär-

Tabelle 7. *Häufigkeit intrakranieller Solitär-*

| | Bronchialkarzinom | | Mammakarzinom | | Hypernephrom | |
|---|---|---|---|---|---|---|
| | Gesamt- zahl der Fälle | davon Solitär- meta- stasen | Gesamt- zahl der Fälle | davon Solitär- meta- stasen | Gesamt- zahl der Fälle | davon Solitär- meta- stasen |
| KRASTING (1906) | 29 | 8= 28% | 40 | 13= 33% | 3 | 1= 33% |
| HEPPNER (1952) | 48 | 23= 48% | 14 | 5= 36% | 5 | 4= 80% |
| MÜLLER und WOCHNIK (1961) | 142 | 60= 42% | 57 | 40= 70% | — | — |
| PENZHOLZ (1967) | 73 | 29= 37% | 22 | 10= 48% | 12 | 8= 67% |
| | 292 | 120= 41% | 133 | 68= 52% | 20 | 13= 65% |

Tabelle 6. *Häufigkeit intrakranieller Solitärmetastasen nach klinischen Statistiken*

| Autor | Anzahl der klinisch unter-suchten bzw. operierten Fälle | Davon wahrscheinlich Solitärmetastasen (Zahl) | % |
|---|---|---|---|
| 1. Grant (1926) ............... | 26 | 13 | 50 |
| 2. Zaaijer (1938) .............. | 37 | 25 | 67 |
| 3. Minkowski (1941) ........... | 12 | 5 | 42 |
| 4. Berglund (1950) ............ | 36 | 24 | 67 |
| 5. Heppner (1952) ............. | 121 | 47 | 39 |
| 6. Störtebecker (1954) ........ | 125 | 67 | 54 |
| 7. Riser und Lazorthes (1956) .. | 45 | 31 | 69 |
| 8. Ask-Upmark (1956) .......... | 14 | 9 | 64 |
| 9. Leitholf und Kuhlendahl (1957) ...................... | 71 | 43 | 60,5 |
| 10. Simionescu (1960) ........... | 195 | 109 | 56 |
| 11. Penzholz (1967) ............ | 157 | 67 | 42 |
| | 839 | 440 | 52 |

metastasen neigen, da sich hieraus wichtige Anhaltspunkte für die Operationsindikation ergeben würden. Leider liegen bisher nur wenige genaue Untersuchungen in dieser Richtung vor. Einschlägige Mitteilungen finden sich nur bei Krasting (1906) und Heppner (1952). Müller und Wochnik (1961) haben eine Aufgliederung ihres großen Materials nach diesen Gesichtspunkten wenigstens für die beiden wichtigsten Tumorarten, das Bronchial- und das Mammakarzinom, vorgenommen. Die Ergebnisse dieser Untersuchungen einschließlich der eigenen sind in Tab. 7 zusammengestellt.

*metastasen bei verschiedenen Primärtumoren*

| Melanom | | Intestinaltrakt | | Übrige maligne Tumoren | | Unbekannter Primärtumor | | Summe | |
|---|---|---|---|---|---|---|---|---|---|
| Gesamt-zahl der Fälle | davon Solitär-meta-stasen | Gesamt-zahl der Fälle | davon Solitär-meta-stasen | Gesamt-zahl der Fälle | davon Solitär-meta-stasen | Gesamt-zahl der Fälle | davon Solitär-meta-stasen | | |
| — | — | 21 | 13 = 62% | 44 | 22 = 50% | — | — | 137 | 57 = 41% |
| 5 | 1 = 20% | 13 | 3 = 23% | 36 | 11 = 31% | — | — | 121 | 47 = 39% |
| — | — | — | — | — | — | — | — | 199 | |
| 12 | 5 = 42% | 9 | 2 = 22% | 14 | 6 = 43% | 16 | 7 = 44% | 158 | 67 = 42% |
| 17 | 6 = 35 % | 43 | 18 = 42 % | 94 | 39 = 41 % | 16 | 7 = 44 % | 615 | |

Diese Tabelle, die sich auf 615 untersuchte Fälle stützt, scheint die von vielen Autoren behauptete Tatsache, daß das Hypernephrom derjenige Tumor ist, der am meisten zur Bildung intrakranieller Solitärmetastasen neigt (65%), ebenso schön zu beweisen wie die ebenfalls oft vertretene Ansicht, daß das Melanom am häufigsten von allen Krebsarten multiple Tochterherde zu setzen pflegt. Auch daß das Mammakarzinom eine Krebsart mit besonderer Neigung zur Bildung intrakranieller Solitärmetastasen ist, wird durch diese Tabelle bestätigt. Wichtig ist aber, daß das Bronchialkarzinom hinsichtlich der Häufigkeit intrakranieller Solitärmetastasen durchaus nicht so schlecht dasteht, wie von vielen Autoren angegeben wird (z. B. KING und FORD 1941, LEITHOLF und KUHLENDAHL 1957), sondern daß es in dieser Hinsicht etwa den Primärtumoren des Intestinaltraktes und der übrigen Körperorgane gleichzusetzen ist. Selbst der einwandfreie Nachweis eines Bronchialkarzinoms darf also noch nicht als absolute Gegenindikation gegen eine Operation hingestellt werden. Entscheidend ist immer nur die Summe aller in jedem Falle vorliegenden Einzelfaktoren und die Erfahrung des Operateurs.

## 4. Häufigkeit intrakranieller Solitärmetastasen bei verschiedenem Lebensalter und Geschlecht

Über die Beziehungen *zwischen Häufigkeit solitärer Hirnmetastasen* und *Lebensalter* und *Geschlecht* der Patienten liegen nur wenige Untersuchungen vor. Was zunächst das Lebensalter anbetrifft, so ist von Interesse, sich ein Bild davon zu machen, wie oft überhaupt Körperkrebse in den verschiedenen Lebensaltern in das Zentralnervensystem metastasieren. Hierüber finden sich interessante Angaben in den Arbeiten von LESSE und NETSKY 1954 und MÜLLER und WOCHNIK 1961 (s. Tab. 8). Man ersieht aus dieser Tabelle, daß die Aktivität bösartiger Körpergeschwülste in das Zentralnervensystem zu metastasieren, bei jugendlichen Patienten am größten ist und zwischen dem 30. und 39. Lebensjahr einen Höhepunkt erreicht, um dann von Jahrzehnt zu Jahrzehnt abzufallen! Warum diese Kurve in dem Material LESSES und NETSKYS so sehr viel eindrucksvoller ist als in dem MÜLLERS und WOCHNIKS, dürfte wohl darauf beruhen, daß die ersten beiden Autoren bei den Sektionen ein ganz besonderes Augenmerk auf die Metastasierung im Zentralnervensystem gelegt haben, während sich die Arbeit MÜLLERS und WOCHNIKS nur auf die Angaben von Routinesektionen eines großen Allgemeinkrankenhauses stützen konnte. Daß sowohl hämatogene als auch lymphogene Metastasen im hohen Alter seltener werden, ist auch kürzlich erst wieder von LANGSCH und UHLIG (1960) an 2363 Fällen von Bronchial-, Magen- und Colonkarzinomen nachgewiesen worden. Es wäre nun naheliegend, bei diesem Nachlassen der Streuungsaktivität der Krebse in höheren Lebensaltern anzuneh-

Tabelle 8. *Häufigkeit der Metastasierung bösartiger Körpergeschwülste in das Zentralnervensystem in verschiedenen Lebensaltern*

| | Karzinom-sektionen | Unter 30 Jahre | 30–39 Jahre | 40–49 Jahre | 50–59 Jahre | 60–69 Jahre | 70–79 Jahre | Über 80 Jahre |
|---|---|---|---|---|---|---|---|---|
| LESSE und NETSKY (1954) | | | | | | | | |
| Zahl der Karzinom-sektionen ........... | 578 | 12 | 47 | 105 | 180 | 140 | 94 | — |
| davon Fälle mit Hirn-metastasen ......... | 190 | 4 | 36 | 53 | 54 | 35 | 8 | — |
| % ............... | | 33 | 77 | 50 | 30 | 25 | 9 | — |
| MÜLLER und WOCHNIK (1961) | | | | | | | | |
| Zahl der Karzinom-sektionen ........... | 3239 | 37 | 91 | 369 | 764 | 955 | 835 | 188 |
| davon Fälle mit Hirn-metastasen ......... | 317 | 2 | 19 | 72 | 102 | 83 | 31 | 8 |
| % ............... | | 5 | 21 | 20 | 13 | 9 | 4 | 4 |

men, daß sich auch das Verhältnis von multiplen Hirnmetastasen zu den solitären zugunsten der letzteren verschieben würde. MÜLLER und WOCHNIK sind auch dieser Frage nachgegangen, und es hat nach ihren Zahlen tatsächlich den Anschein, als ob die relative Häufigkeit solitärer Hirnmetastasen mit zunehmendem Lebensalter der Patienten ansteigt (s. Tab. 9). Wir konnten ein derartiges Ansteigen der relativen Häufigkeit solitärer Hirnmetastasen mit zunehmendem Lebensalter nicht nachweisen (s. Tab. 9). In diesem Punkt kommt aber dem Material MÜLLERS und WOCHNIKS sicher größere Bedeutung zu, weil diese Autoren ihre Zahlen aus dem unausgewählten Sektionsgut eines großen Allgemeinkrankenhauses gewonnen haben, während es sich bei unseren Fällen um ein ausgesprochen ausgewähltes Krankengut einer neurochirurgischen Klinik handelt. Es ist naheliegend, anzunehmen, daß derartige Patienten in höherem Lebensalter noch seltener einem Neurochirurgen überwiesen werden als jüngere. Auf jeden Fall sollte man den Gedanken einer möglichen Zunahme der relativen Häufigkeit solitärer Hirnmetastasen mit fortschreitendem Lebensalter im Auge behalten und an einem repräsentativen Material nachprüfen. Vielleicht könnte es auch einmal für die Stellung der einen oder anderen Operationsindikation Bedeutung gewinnen.

Tabelle 9. *Häufigkeit intrakranieller Solitärmetastasen in verschiedenem Lebensalter*

| | Gesamt-zahl | Unter 30 Jahre | 30–39 Jahre | 40–49 Jahre | 50–59 Jahre | 60–69 Jahre | 70–79 Jahre | 80–89 Jahre |
|---|---|---|---|---|---|---|---|---|
| MÜLLER und WOCHNIK (1961) | | | | | | | | |
| Zahl der Fälle mit Hirnmetastasen .............. | 313 | 2 | 19 | 72 | 102 | 79 | 31 | 8 |
| davon Solitärmetastasen . | 112 | 1 | 6 | 16 | 37 | 33 | 16 | 3 |
| % .................... | 36 | 50 | 32 | 22 | 36 | 42 | 52 | 38 |
| PENZHOLZ (1967) | | | | | | | | |
| Zahl der Fälle mit Hirnmetastasen .............. | 157 | 4 | 9 | 48 | 69 | 24 | 3 | — |
| davon Solitärmetastasen . | 67 | 2 | 3 | 24 | 27 | 10 | 1 | — |
| % .................... | 43 | 50 | 33 | 50 | 39 | 42 | 33 | — |

Ein nennenswerter Unterschied zwischen den beiden Geschlechtern in der Häufigkeit solitärer Hirnmetastasen scheint nicht zu bestehen. Von unseren 97 Hirnmetastasenfällen bei Männern hatten 42 = 43% Solitärmetastasen, von unseren 61 Frauen 25 = 41%.

# VI. Lokalisation intrakranieller Metastasen bösartiger Geschwülste

### 1. Einteilung der intrakraniellen Metastasen nach ihrem Sitz im Parenchym des Hirngewebes oder in den Hirnhäuten (primär intra- bzw. extrazerebraler Sitz)

Es wurde bereits erwähnt (S. 24), daß etwa 15 bis 20% aller intrakraniellen Karzinommetastasen primär extrazerebral, vor allem in der Dura mater, lokalisiert sind. Im eigenen Krankengut von 108 histologisch verifizierten intrakraniellen Metastasen waren 18 = 16% in der harten Hirnhaut lokalisiert. In 8 Arbeiten der Literatur finden sich Angaben über das zahlenmäßige Verhältnis von Dura- zu Hirngewebsmetastasen (Tab. 10!). Durametastasen waren nach dieser Sammelstatistik von 857 Fällen in 151 Fällen = 18%, Hirnparenchymmetastasen in 697 Fällen = 81% vorhanden. Hirn- und Durametastasen schließen sich gegenseitig natürlich nicht aus und kommen mitunter gleichzeitig vor. Hierin liegt eine gewisse Fehlermöglichkeit in dieser Zusammenstellung. Die

Tabelle 10. *Häufigkeit intrazerebraler und extrazerebraler Lokalisation intrakranieller Metastasen maligner Körpertumoren*

| Autor | Gesamt-zahl der Fälle | Metastasen im Hirn-parenchym | Metastasen in der harten Hirnhaut | Sonstige intrakranielle Metastasen |
|---|---|---|---|---|
| 1. KRASTING (1906) ...... | 127 | 99=78% | 28=22% | — |
| 2. GLOBUS und MELTZER (1942) ............... | 38 | 32=84% | 2= 5% | 4=11% |
| 3. BAKER (1942) ........ | 107 | 83=78% | 20=19% | 4= 3% |
| 4. RUPP (1948) ......... | 42 | 37=89% | 5=11% | |
| 5. CHRISTENSEN (1949) ... | 82 | 78=95% | 4= 5% | |
| 6. BERGLUND und RAAF (1950) ............... | 36 | 29=81% | 7=19% | |
| 7. MÜLLER und WOCHNIK (1961) ............... | 317 | 250=79% | 67=21% | |
| 8. PENZHOLZ (1967) ..... | 108 | 89=83% | 18=16% | 1= 1% |
| | 857 | 697=81% | 151=18% | 9= 1% |

große Arbeit von LESSE und NETSKY konnte in dieser Tabelle nicht mitberücksichtigt werden, weil der außergewöhnlich hohe Anteil mammakarzinomkranker Frauen in dem Beobachtungsgut dieser Autoren einen weit aus dem Rahmen fallenden hohen Prozentsatz von Durametastasen bewirkt.

Es sei zunächst auf die Besonderheiten des pathologisch-anatomischen und klinischen Verhaltens der Durametastasen eingegangen.

## 2. Besonderheiten des Verhaltens der Durametastasen

### a) Häufigkeit des Vorkommens von Durametastasen bei verschiedenen Primärtumoren

Wie häufig Durametastasen bei den verschiedenen Primärtumoren vorzukommen pflegen, ist aus Tab. 11 ersichtlich, in der die Ergebnisse KRASTINGS (1906), HEPPNERS (1952), LESSES und NETSKYS (1954), MÜLLERS und WOCHNIKS (1961) sowie die eigenen Zahlen zusammengestellt wurden. Zum Teil ist aus den Arbeiten nicht ganz klar ersichtlich, ob zur Gruppe der Hirnhautmetastasen die Arachnoidalkarzinosen mit hinzugerechnet wurden, was eventuell den relativ hohen Prozentsatz der Hirnhautmetastasen bei Karzinomen des Intestinaltraktes bei KRASTING und HEPPNER erklären

Tabelle 11. *Häufigkeit von Durametastasen bei verschiedenen Primärtumoren*

| | Bronchial-karzinom | Mamma-karzinom | Hyper-nephrom | Melanom | Karzinom des Inte-stinaltrakts | Sonstige maligne Tumoren | Unbekannte Primär-tumoren |
|---|---|---|---|---|---|---|---|
| **KRASTING** (Allg. Krankenhaus) (1906) | | | | | | | |
| Zahl der Fälle | 27 | 40 | 3 | — | 20 | 44 | — |
| davon Durametastasen .. | 1 | 13 | 1 | — | 6 | 13 | — |
| % | 4 | 33 | 33 | — | 30 | 30 | — |
| **HEPPNER** (Neurochir.) (1952) | | | | | | | |
| Zahl der Fälle | 48 | 14 | 5 | 5 | 13 | 36 | — |
| davon Durametastasen .. | 4 | 7 | 0 | 0 | 5 | 16 | — |
| % | 8 | 50 | 0 | 0 | 38 | 44 | — |
| **LESSE** und **NETSKY** (Krebs-Hosp.) (1954) | | | | | | | |
| Zahl der Fälle | 50 | 71 | 10 | — | 8 | 43 | — |
| davon Durametastasen .. | 8 | 36 | 3 | — | 2 | 25 | — |
| % | 16 | 51 | 33 | — | 25 | 58 | — |
| **MÜLLER** und **WOCHNIK** (Allg. Krankenhaus) (1961) | | | | | | | |
| Zahl der Fälle | 142 | 57 . | | | | | |
| davon Durametastasen .. | 12 | 33 | | | | | |
| % | 8 | 58 | | | | | |
| **PENZHOLZ** (Neurochir.) (1967) | | | | | | | |
| Zahl der Fälle | 49 | 15 | 9 | 10 | 6 | 11 | 8 |
| davon Durametastasen .. | 7 | 7 | 1 | 0 | 0 | 1 | 2 |
| % | 14 | 43 | 11 | 0 | 0 | 9 | |
| Summe | | | | | | | |
| Zahl der Fälle | 316 | 197 | 27 | 15 | 47 | 134 | 8 |
| davon Durametastasen .. | 32 | 96 | 5 | 0 | 13 | 55 | 2 |
| **%** | **10** | **48** | **19** | **0** | **28** | **41** | **25** |

könnte. Wenn also diese Tabelle auch mit einigen Fehlermöglichkeiten belastet ist, so ist doch aus ihr klar zu ersehen, daß das Mammakarzinom mit Sicherheit derjenige Tumor ist, der außergewöhnlich häufig (48%) zur Metastasierung in die Dura führt. Worauf diese eigentümliche Vorliebe des Mammakarzinoms, in die harte Hirnhaut zu metastasieren, beruht, konnte bisher nicht geklärt werden. Gegen die Annahme KRASTINGS (1906) und HASSINS (1919), daß ein bevorzugt lymphogener Entstehungsmodus diese Besonderheit der intrakraniellen Mammakarzinommetastasen verursache, kann ebensoviel eingewendet werden wie gegen die Vermutung BATSONS (1940), der den Ausbreitungsweg über die spinalen Venenplexus hierfür verantwortlich machen will. Vielmehr scheint auch für die Durametastasen der klassische hämatogene Metastasierungsmodus die Hauptrolle zu spielen (BAKER 1942). Es ist bemerkenswert, daß die andere Krebsart, die hauptsächlich für intrakranielle Metastasenbildung verantwortlich ist, nämlich das Bronchialkarzinom, sich in dieser Hinsicht genau umgekehrt verhält: Bei ihm kommen Durametastasen ausgesprochen selten vor, nach den bisher vorliegenden Mitteilungen etwa nur in 10% der Fälle. Eine besondere Vorliebe für meningeale Metastasierungen sollen nach LESSE und NETSKY ferner die Karzinome der Prostata, die Leukämien, die malignen Lymphome und die multiplen Myelome haben, während die Hypernephrome und Sarkome sowie die Karzinome des Intestinaltrakts nur selten in die harte Hirnhaut zu metastasieren scheinen. Überhaupt nicht scheint dies bei den Melanoblastomen vorzukommen, die dafür ebenso wie die Magen- und Darmkrebse wieder öfter beim Befall der weichen Hirnhäute angetroffen werden (HEINEMANN 1911).

### b) Häufigkeit solitärer Metastasen in der Dura

Daß die Durametastasen eine besonders „gutartige" Form der metastatischen Manifestationen bösartiger Geschwülste im Zentralnervensystem darstellen, ist leicht erklärlich, wenn man sich vergegenwärtigt, daß das straffe und relativ blutgefäßarme Gewebe der harten Hirnhäute schlechte Vorbedingungen für Wachstum und Ausbreitung eines Krebsknotens darbieten. Ob Durametastasen allerdings auch häufiger solitär als multipel auftreten, wie es KRASTING bereits 1906 vermutet hat, ist nach den bisher vorliegenden Mitteilungen in der Literatur nur schwer zu beurteilen. Unsere eigenen, vorwiegend auf klinischen Befunden beruhenden Ergebnisse scheinen eindeutig für die Vermutung zu sprechen: So hatten von unseren 18 Patienten, bei denen Durametastasen nachgewiesen werden konnten, nicht weniger als 12 = 67% solitäre Metastasen dieser Art, das heißt ohne gleichzeitige anderweitige Metastasen in Dura oder Hirn. Die einzige andere Arbeit, die hierüber zahlenmäßige Angaben macht, ist die BAKERS (1942), der, vorwiegend auf pathologisch-anatomische Untersuchungen gestützt, zu wesentlich ungünstigeren Ergebnissen kommt: Von seinen 19 Fällen mit Dura-absiedlungen hatten nur 6 = 32% Solitärmetastasen, ein Prozentsatz, der dem allgemein bekannten Anteil der Solitärmetastasen im intrakraniellen Raum in pathologisch-anatomischen Statistiken (s. Tab. 5, S. 39) auffällig genau entspricht. Wahrscheinlich macht sich in dem Falle der Durametastasen wegen ihres langsamen Verlaufs der Unterschied zwischen klinischen und pathologisch-anatomischen Statistiken besonders deutlich bemerkbar. So wurden einige Fälle eigener Beobachtung, die nach operativer Entfernung einer Durametastase über ein Jahr symptom- und beschwerdefrei waren, bis sie weiteren Metastasen erlagen (vgl. Fall 14, S. 98), zur Gruppe der solitären Metastasen gerechnet, die bei einer pathologisch-anatomischen Statistik sicher in die multiplen hätten eingereiht werden müssen. An diesem Beispiel wird besonders deutlich, daß praktische Schlußfolgerungen für die Klinik nicht allein auf pathologisch-anatomischen Statistiken aufgebaut werden können, worauf immer wieder hingewiesen werden muß! Wenn man also auf dem Operationstisch eine Durametastase antrifft und auch alles andere dafür spricht, dürfte die Hoffnung, daß es sich um eine Solitärmetastase handeln könnte, einen besonders hohen Grad von Wahrscheinlichkeit für sich haben.

### 3. Besonderheiten des Verhaltens intrazerebraler Metastasen

*a) Liegen Hirnmetastasen bevorzugt kortikal oder subkortikal?*

Als Lieblingslokalisation bösartiger Tumormetastasen im Hirngewebsparenchym wird von der Mehrzahl der Autoren die kortikale und subkortikale Region, das heißt die Hirnrinde und die Grenzschicht zwischen weißer und grauer Substanz, genannt (GALLAVARDIN und VARAY 1903, SEIFERT 1903, FISCHER 1905, BARNES 1905, MILLER 1917, WELLER 1922, FRIED 1925, RICH 1930, ELKINGTON 1935, HARE und SCHWARZ 1939, CHRISTENSEN 1949, BAKER 1951, PETIT-DUTAILLIS 1956, MÜLLER und WOCHNIK 1961). Warum gerade diese Gegend des Gehirns von angehenden Metastasen bösartiger Geschwülste besonders bevorzugt wird, hat RICH 1930 in einer interessanten, pathologisch-anatomischen Studie zu erklären versucht. Er vermutet, daß das reiche Kapillarnetz dieser Region mit seinen unzähligen Anastomosen besonders günstige Voraussetzungen für das Haftenbleiben und Angehen verschleppter Tumorzellen bietet.

FISCHER (1905) meinte, daß die Metastasen deshalb bevorzugt in Cortex und Subcortex angingen, weil dorthin der Hauptblutstrom ginge, während die tieferen Hirnstrukturen nur von „Abzweigungen" der Hauptarterienstämme versorgt würden.

Auch viele neurochirurgische Autoren hatten ebenso wie wir selbst den Eindruck, daß Hirnmetastasen auffällig häufig kortikal oder dicht subkortikal gelegen sind und deshalb operativ oft relativ leicht aufzufinden und zu entfernen sind (CHRISTENSEN 1949, STÖRTEBECKER 1953, ETHELBERG und VAERNET 1953). Dies kann aber nicht als allgemein gültiger Beweis für diese Lieblingslokalisation gelten, weil Fälle, bei denen der Sitz einer Metastase in der Tiefe des Gehirns anzunehmen ist, meist nicht einer neurochirurgischen Klinik überwiesen werden. Die Mehrzahl der pathologisch-anatomischen Autoren kann eine Vorzugslokalisation zerebraler Tumormetastasen in Kortexnähe nicht bestätigen (BUCHHOLZ 1898, PARKER 1927, BAKER 1942, KING und FORD 1942, RUPP 1948, LESSE und NETSKY 1954).

*b) Bevorzugen intrakranielle Metastasen die linke Gehirnhälfte?*

Besonders von älteren Autoren wurde vielfach die Ansicht vertreten, daß intrakranielle Krebsmetastasen in auffälliger Weise die linke Gehirnhälfte bevorzugten (KRASTING 1906, KIKUTH 1925, WILLIS 1934, BRUNNER 1936, McLEAN 1936). Von den neueren Autoren wird diese Anschauung im allgemeinen nicht mehr anerkannt (FERGUSON und REES 1930, BAKER 1942, MOLL 1949, GASTAUT, TOGA und ROGER 1954). Daß in vielen klinischen und pathologisch-anatomischen Statistiken linksseitige Hirnmetastasen tatsächlich überwiegen, liegt wahrscheinlich in erster Linie daran, daß Metastasen in der linken Großhirnhemisphäre mit ihren wichtigeren Funktionen schwere klinische Erscheinungen zur Folge haben und deshalb sicher öfter Anlaß zur klinischen Aufnahme und auch zu einer Hirnsektion geben als rechtsseitig gelegene, die viel häufiger unerkannt bleiben können.

*c) Häufigkeit des Sitzes intrakranieller Metastasen*
*im Bereich des Großhirns oder Kleinhirns*

Sehr viele Autoren haben sich mit der Frage beschäftigt, ob Krebsmetastasen im Gehirn bestimmte Hirnteile bevorzugen (Tab. 12 und 13). MINKOWSKI (1941) war erstmalig das relativ häufige Vorkommen von solitären Hirnmetastasen im Kleinhirn aufgefallen (3 von seinen 5 Fällen!). BAKER bestätigte diese Auffälligkeit an einem wesentlich größeren Material: Von seinen 40 solitären Hirnmetastasen waren 13 = 33% im Kleinhirn gelegen. Auch LESSE

und Netsky (1954) betonen, daß sie die prozentual meisten Solitärmetastasen im Kleinhirn gefunden hätten (8 von 25 = 32%). Lenshoek, Petit-Dutaillis und Ask-Upmark machten ähnliche Beobachtungen und kamen zu dem Schluß, daß etwa·ein Viertel aller
Solitärmetastasen im Kleinhirn lokalisiert seien. Wenn man berücksichtigt, daß das Kleinhirn massenmäßig nur etwa ein Zehntel der
gesamten Hirnsubstanz im Erwachsenenalter ausmacht, so scheint
demnach das Kleinhirn ein besonderer Lieblingssitz von solitären
Hirnmetastasen zu sein. In unserem eigenen klinischen Beobachtungsgut von 67 intrakraniellen Solitärmetastasen waren sogar
20 = 30%, das heißt fast ein Drittel, im Kleinhirn gelegen. In
anderen, zahlenmäßig noch größeren Statistiken (Papo und Tritapepe 1957, Simionescu 1960) ist der Prozentsatz der im Kleinhirn
gelegenen Solitärmetastasen allerdings nicht so hoch. Wenn man
die bisher veröffentlichten Zahlen von insgesamt 827 Fällen mit
Solitärmetastasen im Gehirn zusammenstellt (Tab. 12), so ergibt
sich das Kleinhirn als Sitz von Solitärmetastasen in 171 Fällen =
21%. Man wird also mit Ask-Upmark sagen können, daß in etwa
ein Viertel der Fälle das Kleinhirn der Sitz der solitären Hirnmetastasen ist.

Wie oft das Kleinhirn Krebsmetastasen in den Fällen beherbergte,
in denen multiple intrakranielle Metastasen klinisch oder autoptisch
nachgewiesen werden konnten, geht aus Tab. 13 hervor. Von insgesamt 906 multiplen Hirnmetastasen waren 167 = 18% im Kleinhirn lokalisiert. Das Kleinhirn scheint also auch im Falle einer multiplen Krebsaussaat im intrakraniellen Raum gemessen an seinem
Volumen ein besonderer Lieblingssitz für Krebsmetastasen zu sein.
Es ist allerdings auch dabei zu erwägen, ob es nicht ähnlich liegt wie
mit der Annahme, daß die linke Hirnhälfte öfters von Metastasen
heimgesucht würde als die rechte. Ebenso wie Metastasen in der
linken Gehirnhälfte schwerere Symptome hervorrufen und dadurch
häufiger Anlaß zur Klinikaufnahme und Sektion geben als die rechtsseitigen (s. S. 49), so könnte es auch sein, daß Metastasen im Kleinhirn durch Liquorblockade und frühzeitiges Auftreten zerebellärer
Erscheinungen dem Kliniker und Laien viel eher auffallen als solche
im Großhirn mit seinen ausgedehnten, stummen Bezirken. Aber
auch wenn dem so ist, bleibt die Feststellung, daß das klinische Erscheinungsbild einer Kleinhirnmetastase im besonders hohen Maße
den Verdacht einer solitären Absiedlung erwecken muß, von großer
praktischer Bedeutung. Kann man doch in diesen Fällen bei sonst
günstigen allgemeinen Voraussetzungen am ehesten hoffen, durch
operative Entfernung dieses Krankheitsherdes einen lohnenden
Erfolg zu erzielen.

Tabelle 12. *Häufigkeit des Sitzes solitärer intrakranieller Metastasen im Großhirn oder Kleinhirn*

| | Zahl der Fälle (= M) | Großhirn | Kleinhirn | Hirnstamm | Dura mater | Spinal |
|---|---|---|---|---|---|---|
| Krasting (1906) | 60 | 36=60% | 3= 5% | 8=13% | 13=22% | |
| Grant (1926) | 13 | 10=77% | 3=23% | | | |
| German (1938) | 13 | 8=62% | 5=38% | | | |
| Hare und Schwarz (1939) | 14 | 8=57% | 5=36% | 1= 7% | | |
| Minkowski (1941) | 5 | 2=40% | 3=60% | | | |
| Globus und Meltzer (1942) | 22 | 20=91% | 2= 9% | | | |
| Baker (1942) | 40 | 18=45% | 13=33% | | 6=15% | 3=7% |
| Rupp (1948) | 19 | 17=90% | 1= 5% | 1= 5% | | |
| Moll (1949) | 4 | 3=75% | 1=25% | | | |
| Berglund (1950) | 24 | 20=83% | 4=17% | | | |
| Baker, Kernohan und Kiefer (1951) | 30 | 21=70% | 8=27% | 1= 3% | | |
| Lorenz (1951) | 18 | 15=83% | 3=17% | | | |
| Lesse und Netsky (1954) | 25 | 14=56% | 8=32% | 3=12% | | |
| Ask-Upmark (1956) | 9 | 7=78% | 2=22% | | | |
| Lenshoek (1956) | 20 | 13=65% | 5=25% | 1= 5% | 1= 5% | |
| Petit-Dutaillis (1956) | 5 | 2=40% | 3=60% | | | |
| Riser und Lazorthes (1956) | 29 | 22=76% | 7=24% | | | |
| Papo und Tritapepe (1957) | 197 | 159=81% | 38=19% | | | |
| Simionescu (1960) | 109 | 89=82% | 16=14% | 3= 3% | 1= 1% | |
| Müller und Wochnik (1961) | 104 | 74=71% | 21=20% | 9= 9% | | |
| Penzholz (1967) | 67 | 40=60% | 20=30% | 7=10% | | |
| | 827 | 598=72% | 171=21% | 34= 4% | 21= 2,5% | 3=0,5% |

4*

Tabelle 13. *Häufigkeit des Sitzes multipler intra-*

|  | Zahl der Fälle | Anzahl der Metastasen | Davon im Großhirn |
|---|---|---|---|
| KRASTING (1906) ............... | ? | 142 | 71=50% |
| HARE und SCHWARZ (1939) ...... | 34 | 50 | 26=52% |
| RUDZKI (1941) ................. | ? | 40 | 18=45% |
| BAKER (1942) .................. | 92 | 163 | 101=62% |
| RUPP (1948) ................... | 23 | 47 | 24=51% |
| BAKER, KERNOHAN und KIEFER .. (1951) ....................... | 70 | 148 | 92=62% |
| LESSE und NETSKY (1954) ....... | 84 | 189 | 142=75% |
| ASK-UPMARK (1956) ............ | 5 | 13 | 10=77% |
| PENZHOLZ (1967) .............. | 47 | 114 | 64=56% |
|  |  | 906 | 548=61% |

### d) Häufigkeit des Sitzes intrakranieller Metastasen in den verschiedenen Lappen des Großhirns

Ob innerhalb der einzelnen Lappen des Großhirns besondere Lieblingslokalisationen für Krebsmetastasen nachgewiesen werden können, ist ebenfalls von vielen Autoren untersucht worden. BRUNNER hatte 1936 an einem Material von 74 Fällen mit Gehirnmetastasen beobachtet, daß diese am häufigsten okzipital gelegen seien. Auch COURVILLE (1937) vertrat diese Ansicht und sagte, daß etwa die Hälfte aller parieto-okzipital gelegenen Hirntumoren Krebsmetastasen seien, eine Feststellung, die auch in der späteren Literatur als „COURVILLEsches Gesetz" (GASTAUT, TOGA und ROGER 1954) auftaucht. Der Begriff „okzipital" scheint allerdings von diesen Autoren sehr weit gefaßt worden zu sein, wie ja überhaupt die scharfe Trennung der Lokalisation von Großhirnmetastasen nach einzelnen Hirnlappen auf allergrößte Schwierigkeiten stößt. So werden von vielen Autoren Begriffe wie „parieto-okzipital", „Regio rolandica", „frontal-parietal" usw. benützt, Begriffe also, die man in eine Schema, wie es in den Tab. 14 und 15 angewandt wurde, nur schwer eingliedern kann. Überdies liegen ja viele Metastasen gerade derartig in den Grenzgebieten zweier oder mehrerer Hirnlappen, daß es, selbst wenn man sich über die Grenzen einigen könnte, in solchen Fällen gar nicht möglich wäre, zu sagen, ob eine bestimmte Hirnmetastase diesem oder jenem Hirnlappen zugerechnet werden soll. Die Vermutung COURVILLES, daß die Hälfte aller parieto-okzipital gelegenen Tumoren Hirnmetastasen seien, ist aber auf Grund neuerer Statistiken, speziell solcher aus neurochirurgischen Sammlungen, sicher nicht haltbar. In einer großen Aufschlüsselung von 3000 Hirn-

*kranieller Metastasen im Großhirn oder Kleinhirn*

| Im Kleinhirn | Im Hirnstamm | In der Dura | Spinal | Nicht spezifiziert |
|---|---|---|---|---|
| 13= 9% | 30=22% | 28=19% | | |
| 16=32% | 8=16% | ? | ? | |
| 6=15% | 7=17% | | 3=7,5% | 6=15% |
| 27=17% | 30=18% | | 5=3% | |
| 5=11% | 12=25% | 5=11% | 1=2% | |
| | | | | |
| 44=30% | 12= 8% | | | |
| 28=15% | 19=10% | | | |
| 2=15% | 1= 8% | | | |
| 26=23% | 21=18% | 1= 1% | | 2= 2% |
| 167=18% | 140=15% | 34= 4% | 9=1% | 8=1% |

tumoren durch KRAUSE und ZÜLCH (1951) waren von 130 okzipitalen Hirntumoren nur 9 = 6,6% Hirnmetastasen.

Auf Tab. 14 und 15 wurde versucht, die Häufigkeit des Sitzes von Krebsmetastasen in den vier verschiedenen Hauptlappen des Großhirns entsprechend den Mitteilungen der Literatur und den eigenen Untersuchungsergebnissen zusammenzustellen, wobei in Tab. 14 nur Fälle mit solitären, in Tab. 15 nur solche mit multiplen Großhirnmetastasen Berücksichtigung fanden. Es muß zugegeben und ausdrücklich darauf hingewiesen werden, daß in diesen Tabellen erhebliche Fehlermöglichkeiten stecken und daß zum Zwecke der einheitlichen Auswertung der verschiedenen Veröffentlichungen eine gewisse Willkür in der Zuordnung der einzelnen Zahlen zu den vier Hauptlappen des Großhirns nicht zu umgehen war. So sind die relativ hohen Prozentzahlen okzipital gelegener Hirnmetastasen in den Arbeiten von BAKER, KERNOHAN und KIEFER, ETHELBERG, PAPO und TRITAPEPE (Tab. 14) sicher dadurch vorgetäuscht, daß sie offenbar große Teile des Parietallappens dem Okzipitallappen zugerechnet haben und zum Teil ausgesprochen von „parieto-okzipitalem" Sitz sprachen. Wenn man die Ergebnisse der Tab. 14 und 15 überblickt, so ergibt sich, daß die prozentuale Verteilung der Hirnmetastasen auf die einzelnen Hirnlappen sowohl bei solitären als auch bei multiplen Großhirnmetastasen etwa die gleiche ist, wobei die Mehrzahl der Hirnmetastasen im Frontal- und Parietallappen zu sitzen scheinen, während der Okzipitallappen im engeren Sinne und ebenso der Temporallappen auffällig selten Sitz von Hirnmetastasen ist. Der Temporallappen war schon von BRUNNER 1936 in der Häufigkeitsskala des Metastasenbefalls im Großhirn an letzter Stelle genannt worden, eine Feststellung, die offenbar auch

Tabelle 14. *Häufigkeit des Sitzes solitärer Hirnmetastasen in den verschiedenen Lappen des Großhirns*

| | Zahl der Fälle (= M) | Frontal | Parietal | Okzipital | Temporal | Marklager | Hirnstamm |
|---|---|---|---|---|---|---|---|
| GERMAN (1938) | 8 | 4=50% | 1=12,5% | 1=12,5% | 2=25% | — | — |
| GLOBUS und MELTZER (1942) | 20 | 4=20% | 7=35% | 3=15% | 1= 5% | 1=5% | 4=20% |
| RUPP (1948) | 18 | 7=39% | 7=39% | 0= 0% | 3=17% | — | 1= 5% |
| BERGLUND und RAAF (1950) | 13 | 3=23% | 6=46% | 2=15% | 2=15% | — | — |
| BAKER, KERNOHAN und KIEFER (1951) | 22 | 5=23% | 5=23% | 8=36% | 3=14% | — | 1= 4% |
| LORENZ (1951) | 15 | 3=20% | 8=53% | 3=20% | 1= 7% | — | — |
| ETHELBERG (1953) | 21 | 3=14% | 4=19% | 12=57% | 2=10% | — | — |
| SCHIEFER, RAUSCH und UDVARHELYI (1955) | 10 | 4=40% | 3=30% | 2=20% | 1=10% | — | — |
| RISER und LAZORTHES (1956) | 22 | 9=41% | 4=18% | 2= 9% | 7=32% | — | — |
| PETIT-DUTAILLIS (1956) | 66 | 19=29% | 23=35% | 7=10% | 17=26% | — | — |
| PAPO und TRITAPEPE (1957) | 159 | 59=37% | 35=22% | 39=25% | 26=16% | — | — |
| SIMIONESCU (1960) | 92 | 55=60% | 18=20% | 4= 4% | 12=13% | — | 3= 3% |
| MÜLLER und WOCHNIK (1961) | 83 | 20=24% | 36=43% | 16=19% | 2= 3% | — | 9=11% |
| PENZHOLZ (1967) | 46 | 9=19% | 22=48% | 5=11% | 4= 9% | — | 6=13% |
| | 595 | 204=35% | 179=30% | 104=17% | 83=14% | 1=0% | 24= 4% |

Tabelle 15. *Häufigkeit des Sitzes multipler Hirnmetastasen in den verschiedenen Lappen des Großhirns*

| | Zahl der Metastasen | Frontal | Parietal | Okzipital | Temporal | Marklager | Hirnstamm | Nicht spezifiziert |
|---|---|---|---|---|---|---|---|---|
| KRASTING (1906) | 86 | 13=15% | 24=28% | 8= 9% | 13=15% | 13=15% | 15=17% | — |
| BAKER (1942) | 131 | 20=15% | 38=29% | 20=15% | 10= 8% | — | 30=23% | 13=10% |
| RUPP (1948) | 42 | 9=21% | 9=21% | 5=12% | 1= 2% | 2= 5% | 10=24% | 6=15% |
| LESSE und NETSKY (1954) | 161 | 46=29% | 60=37% | 8= 5% | 28=17% | — | 19=12% | — |
| ASK-UPMARK (1956) | 18 | 6=33% | 2=11% | 6=33% | 2=11% | 0= 0% | 2=11% | — |
| PENZHOLZ (1967) | 82 | 18=22% | 26=32% | 8=10% | 12=14% | — | 18=22% | — |
| | 520 | 112=21% | 159=31% | 55=10% | 66=13% | 15= 3% | 94=18% | 19= 4% |

klinischerseits der Beachtung würdig ist. Kann man doch mit aller Zurückhaltung zum Ausdruck bringen, daß beim Nachweis eines Temporallappentumors die Annahme einer Hirnmetastase relativ geringe Wahrscheinlichkeit für sich hat. Diese Feststellung würde auch den Angaben KRAUSES und ZÜLCHS (1951) entsprechen, die bei einer Gesamtzahl von 414 Temporallappentumoren nur 12 Fälle gleich 2,9% Hirnmetastasen hatten, während bei Frontalhirntumoren dieser Prozentsatz 5,4%, bei Parietallappentumoren 5,2% und bei Okzipitallappentumoren (wie schon gesagt) sogar 6,6% betrug.

Die Angaben über die Häufigkeit des Sitzes von Hirnmetastasen in den Tiefen des Marklagers und des Hirnstamms in den Tab. 14 und 15 dürften nicht vollständig sein, da nicht alle Autoren Metastasen dieses Sitzes in ihren Aufstellungen mitberücksichtigt haben.

# D. Klinik der metastatischen Erkrankungen des Zentralnervensystems bei bösartigen Tumoren

Wenn man die Vielfalt der pathologisch-anatomischen Erscheinungsformen und Lokalisation der metastatischen Erkrankungen des Zentralnervensystems bei bösartigen Tumoren kennt, so ist nicht verwunderlich, daß auch ihre klinischen Erscheinungs- und Verlaufsformen eine geradezu unübersehbare Vielfalt aufweisen müssen. Es kann deshalb nicht wundernehmen, daß alle Versuche, für Krebsmetastasen typische neurologisch-psychiatrische Syndrome aufzustellen, mehr oder weniger scheitern mußten, weil kaum ein Autor alle denkbaren Variationen dieses buntschillernden Krankheitsbildes zu sehen bekommen wird. Der Faktor der Auswahl des Krankengutes spielt bei der Aufstellung typischer klinischer Syndrome eine fast noch größere Rolle als bei der pathologischen Anatomie. So werden die Träger von Tumormetastasen im Zentralnervensystem, die in eine neurologisch-psychiatrische Klinik eingeliefert werden, prozentual ganz andere Kombinationen von Krankheitszeichen erkennen lassen als diejenigen einer neurochirurgischen Klinik. So ist nicht verwunderlich, daß von einigen Autoren das Fehlen oder erst späte Auftreten von Hirndruckerscheinungen und Stauungspapillen als besonders typisches Charakteristikum intrakranieller Tumormetastasen hingestellt wird (HEINEMANN 1911, GLOBUS und MELTZER 1942, ELSÄSSER 1949), während andere, vorwiegend neurochirurgisch orientierte Autoren bei ihren Fällen fast stets Hirndruck und Stauungspapille feststellen konnten. Ganz andere Schilderungen der Charakteristika im klinischen Erscheinungsbild tumoröser Metastasen im Zentralnervensystem geben wiederum diejenigen Autoren, die ihr Krankengut einer Inneren Klinik oder gar einem Spezialkrankenhaus für Karzinomkranke (LESSE und NETSKY 1954) entnehmen. Solche Autoren sind es vor allem, die auf die Häufigkeit eines klinisch vollkommen stummen Verlaufs zentralnervöser Krebsmetastasen hinweisen, wenn sie die Zahl der bei der Sektion festgestellten Hirnmetastasenfälle mit den zuvor in den Krankenblättern niedergelegten neurologischen Befunden vergleichen. So waren von den 23 autoptisch bestätigten Fällen mit zerebralen Metastasen bei Bronchialkarzinom MOLLS

(1949) ein Drittel klinisch stumm, ein Prozentsatz, der demjenigen
entspricht, den Lesse und Netsky 1954 bei 207 sezierten Fällen
fanden, von denen ebenfalls 32% klinisch keine Erscheinungen gemacht hatten (ähnlich Heinemann 1911!). Diese Zahlen mögen für
den in einer neurologisch-psychiatrischen oder neurochirurgischen
Klinik Tätigen überraschend erscheinen, sieht er doch gerade wieder
ganz im Gegenteil diejenigen Fälle zentralnervöser Tumormetastasen, bei denen die neurologische Symptomatik oft allen anderen
Zeichen eines Krebses lange Zeit vorausgeht oder gar bis zum Tode
die einzige des Krankheitsbildes bleibt. Aus diesen wenigen Bei-
spielen mag deutlich werden, auf welche Schwierigkeiten man stoßen
muß, wenn man versucht, bestimmte Gesetzmäßigkeiten des Verlaufs und der klinischen Symptomatik zentralnervöser Tumormetastasen aufzustellen, die Allgemeingültigkeit haben sollen. Unsere eigenen Fälle entstammen einer neurochirurgischen Klinik, und
wir sind uns klar darüber, daß wir deshalb aus eigener Anschauung
klinisch nur einen relativ kleinen, aber in therapeutischer Sicht
besonders wichtigen Sektor dieses riesigen Gebietes überschauen
und beurteilen können. Wir können nur versuchen, durch Mitberücksichtigung einschlägiger Arbeiten auch anderer Spezialkliniken,
vor allem auch solcher Arbeiten, denen das viel gemischtere Krankengut eines aus vielen Spezialabteilungen zusammengesetzten
Großkrankenhauses zur Verfügung stand, Gesetzmäßigkeiten des
klinischen Bildes herauszufinden.


# I. Häufigkeit des Vorkommens intrakranieller
## Tumormetastasen

Den Kliniker interessiert vor allem die Frage, wie oft er mit dem
Auftreten von Krebsmetastasen im Gehirn zu rechnen hat. Nach
dem Gesagten ist klar, daß der prozentuale Anteil von Karzinommetastasen erheblichen Schwankungen unterliegen muß, je nachdem nach welchen Gesichtspunkten das Krankengut einer Klinik
sich zusammensetzt. Da sich diese Arbeit hauptsächlich mit den
neurochirurgischen Problemen der metastatischen Erkrankungen
des Zentralnervensystems befassen will, sei zuerst auf die Frage
eingegangen, wie oft man in einer neurochirurgischen Klinik mit
Krebsmetastasen rechnen muß.

## 1. Häufigkeit intrakranieller Karzinommetastasen im Vergleich zu primären Hirntumoren

In Tab. 16 wurden die Zahlen, die von neurochirurgischen Kliniken bisher veröffentlicht wurden, zusammengestellt. Es wurden insgesamt 28.136 Fälle von Hirntumoren erfaßt, von denen 1563 Fälle = 5,6% Krebsmetastasen waren. Im Hirntumorkranken-

Tabelle 16. *Häufigkeit intrakranieller Krebsmetastasen in neurochirurgischen Kliniken*

| | Zeitraum | Gesamtzahl der Hirn-tumoren | Davon waren Krebsmetastasen |
|---|---|---|---|
| Meagher und Eisenhardt (1931) | bis 1930 | 1.850 | 57 = 3,1% |
| Ernst (1934) .................. | ? | 130 | 8 = 6,2% |
| Elkington (1935) ............. | 1918—1933 | 805 | 72 = 9,0% |
| Tönnis (1938) ............... | 1933—1937 | 596 | 19 = 3,2% |
| Zaaijer (1938) .............. | 1930—1937 | 740 | 37 = 5,0% |
| Behrend und Schilf (1938) .... | ? | 200 | 20 = 10,0% |
| Rudzki (1941) ............... | ? | 650 | 40 = 6,2% |
| Jakob (1948) ............... | 1944—1948 | 119 | 12 = 10,0% |
| Zülch (1949) ............... | — | 3.000 | 120 = 4,0% |
| Christensen (1949) ..... ..... | 1934—1949 | 2.023 | 82 = 3,9% |
| Berglund und Raaf (1950) .... | 1937—1949 | 494 | 36 = 7,3% |
| Anderson (1951) ............. | — | 1.076 | 90 = 8,4% |
| Lorenz (1951) ............... | 1943—1951 | 344 | 21 = 6,1% |
| Lill (1952) .................. | 1939—1948 | 954 | 97 = 10,1% |
| Störtebecker (1954) .......... | 1922—1951 | 4.444 | 156 = 3,5% |
| Sachs (1955) ............... | 1911—1948 | 1.681 | 102 = 6,0% |
| Scheinar (1956) ............. | 1952—1955 | 286 | 20 = 7,0% |
| Ask-Upmark (1956) .......... | 1945—1954 | 190 | 14 = 7,4% |
| Riser und Lazorthes (1956) ... | 1941—1955 | ca. 1.000 | 45 = 4,5% |
| Papo und Tritapepe (1957) .... | 1930—1956 | 2.531 | 162 = 6,4% |
| Simionescu (1960) ........... | 1935—1958 | 2.901 | 195 = 6,7% |
| Penzholz (1967) .............. | 1947—1960 | 2.122 | 158 = 7,4% |
| | | 28.136 | 1563 = 5,6% |

gut fast aller neurochirurgischen Kliniken schwankt der Hundertsatz der Krebsmetastasen um diese 5%-Grenze, und nur in wenigen Kliniken — meist Kliniken, in denen nicht ausschließlich Neurochirurgie, sondern auch Allgemeinchirurgie betrieben wurde — wurde die 10%-Grenze erreicht.

Es liegt aber auf der Hand, daß diese Zahlen nicht das wahre Verhältnis von primären zu sekundären Hirntumoren angeben, da ja Patienten mit intrakraniellen Krebsmetastasen mit klarer Diagnose praktisch kaum in neurochirurgischen Kliniken aufgenommen werden. Die Statistiken dieser Kliniken dürften im allgemeinen nur diejenigen Fälle erfassen, die irgendwie atypisch oder diagnostisch unklar sind. Die Prozentzahlen verschieben sich sofort wesentlich zugunsten der Metastasenfälle, wenn das Krankengut konservativ neurologisch-psychiatrischer Kliniken oder gar von Allgemeinkrankenhäusern betrachtet wird (Tab. 17 und 18).

Tabelle 17. *Häufigkeit intrakranieller Krebsmetastasen in neurologisch-psychiatrischen Kliniken*

| | Gesamtzahl der intrakraniellen Tumoren | Davon waren Tumormetastasen |
|---|---|---|
| GLOBUS und MELTZER (1942) ......... | 422 | 57=13,5% |
| BAKER (1942) ...................... | 637 | 114=17,9% |
| ELSÄSSER (1949) ................... | 130 | 8= 6,2% |
| BARBIZET (1956) .................. | 29 | 12=41,0% |
| MONTANINI (1960) ................. | 425 | 62=14,6% |
| | 1643 | 253=15,4% |

In Tab. 17 sind zunächst die Zahlenangaben zusammengestellt, die aus neurologischen bzw. neurologisch-psychiatrischen Kliniken stammen. Es ist leicht verständlich, daß hier der Prozentsatz der Hirnmetastasen, bezogen auf die Zahl aller intrakraniellen Tumoren, höher liegen muß.

Sehr stark differierende Angaben über den Anteil metastatischer Tumoren im Vergleich zur Gesamtzahl intrakranieller Tumoren stammen aus den Sektionsstatistiken allgemeiner Krankenhäuser (Tab. 18). Für diese zum Teil überraschend großen Differenzen — die Angaben schwanken zwischen 12,8% und 75%! — können verschiedene Ursachen in Betracht kommen. So können zu niedrige Prozentzahlen von Hirnmetastasen auf unvollständigen

Tabelle 18. *Häufigkeit intrakranieller Krebsmetastasen in Allgemeinkrankenhäusern*

| | Zeitraum | Gesamtzahl der intrakraniellen Tumoren | Davon waren Tumormetastasen |
|---|---|---|---|
| KRASTING (1906) ............. | 1871—1905 | 144 | 53=36,8% |
| RUDERSHAUSEN (1932) ........ | 1854—1931 | 546 | 102=18,7% |
| GARLAND und ARMITAGE (1933) | | 264 | 34=12,8% |
| GUTTING (1940) .............. | 1913—1937 | 340 | 97=29,0% |
| COURVILLE (1945) ............ | | | 26,9% |
| WALTHER (1948) ............. | | 140 | 105=75,0% |
| RUPP (1948) ................. | 1928—1948 | 550 | 150=27,2% |
| LESSE und NETSKY (1954) ..... | 1938—1947 | 354 | 207=58,0% |
| GÄRTNER (1955) .............. | 1932—1953 | 656 | 124=20,3% |
| MÜLLER und WOCHNIK (1961) .. | 1948—1955 | 501 | 317=63,0% |
| | | 3495 | 1189=34,0% |

Gehirnsektionen beruhen. Niedrig ist gewöhnlich auch der Anteil von Hirnmetastasen-Patienten in Universitätskliniken, die ihr Krankengut besonders auswählen können. Dies zeigen die Zahlenangaben von RUDERSHAUSEN (1932) und GÄRTNER (1955), die beide aus dem Gesamtkrankengut der Heidelberger Universitätsklinik stammen. Daß in der Sektionsstatistik eines Spezialkrankenhauses für Karzinomkranke der Prozentsatz von sekundären intrakraniellen Tumoren im Vergleich zu den primären besonders hoch sein muß (LESSE und NETSKY 1954), ist selbstverständlich. Am besten dürften sich die augenblicklichen Verhältnisse wohl in der Arbeit MÜLLER und WOCHNIK widerspiegeln, die aus einem großstädtischen Allgemeinkrankenhaus (St. Georg in Hamburg) stammt, welches alle Spezialabteilungen einschließlich einer neurologischen Abteilung — jedoch ohne Neurochirurgie — besitzt. Das Krankengut dieses Krankenhauses kann wahrscheinlich als „repräsentativer Querschnitt" der Krankheiten einer Großstadtbevölkerung angesehen werden, ohne allzu stark störende Faktoren der Selektion in der einen oder anderen Richtung. Unter 10.697 Sektionen der Jahre 1948 bis 1955 fanden diese Autoren

primäre Hirntumoren $\qquad$ 184 = 1,7%  und
Fälle mit intrakraniellen Tumormetastasen $\qquad$ 317 = 2,9% ·

$$= 501.$$

Somit waren von den insgesamt 501 Fällen mit intrakraniellen Tumoren

184 = 36,7% primärer und
317 = 63,3% sekundärer Natur.

Tabelle 19. *Häufigkeit bösartiger Geschwülste und von Hirnmetastasen*

| | Zeitraum | Gesamtzahl der Sektionen |
|---|---|---|
| KRASTING (1906) .................... | 1871—1905 | 12.730 |
| RAU (1921) ........................ | | 10.393 |
| RUDERSHAUSEN (1932) .............. | 1854—1931 | 31.698 |
| WILLIS (1934) ..................... | | |
| BRUNNER (1936) ................... | 1920—1933 | 12.025 |
| HANNEMANN (1937) ................ | 1907—1936 | 23.000 |
| ROMAY (1939) ..................... | | |
| GUTTING (1940) ................... | 1913—1937 | 28.831 |
| WALTHER (1948) ................... | | |
| WOJTEK (1949) .................... | | 7.000 |
| KNIGHTS jun. (1954) ............... | 1928—1953 | 6.900 |
| LESSE und NETSKY (1954) ........... | 1938—1947 | |
| MÜLLER und WOCHNIK (1961) ........ | 1948—1955 | 10.697 |

MÜLLER und WOCHNIK weisen darauf hin, daß von ZÜLCH die durchschnittliche Häufigkeit primärer Hirntumoren mit 0,2 bis 2,6% errechnet worden sei, ein weiterer Hinweis darauf, daß ihr Untersuchungsgut tatsächlich den Durchschnittsverhältnissen der Gesamtbevölkerung entspräche.

*Das Gesagte zeigt eindrucksvoll, welche zahlenmäßig große Rolle die intrakraniellen Tumormetastasen im Vergleich zu anderen zerebralen Krankheitsbildern, speziell primären Hirntumoren, in dem Krankengut eines Allgemeinkrankenhauses spielen* dürften und offenbar in ständig steigendem Maße spielen, eine Tatsache, die man als Neurochirurg allzuleicht zu vergessen geneigt ist, da man in der eigenen Klinik immer nur ein stark ausgewähltes Krankengut zu sehen gewohnt ist.

## 2. Häufigkeit bösartiger Geschwülste und von Hirnmetastasen bösartiger Geschwülste in großen Sektionsstatistiken

Sicher ist weiter, daß die Häufigkeit des Auftretens metastatischer Erkrankungen des Zentralnervensystems bei bösartigen Körpertumoren ganz entscheidend von der Häufigkeit bösartiger Tumoren überhaupt abhängen muß. Einigermaßen zutreffende Zahlen über die Häufigkeit des Krebses in der Durchschnittsbevölkerung können wir nur von großen Sektionsstatistiken erwarten. Es liegen hierüber zahlreiche Untersuchungen vor, von denen hier nur diejenigen herausgegriffen seien, die sich speziell auch mit der Frage der Hirnmetastasierung befaßt haben (Tab. 19). Aus dieser Tabelle

*bösartiger Geschwülste in großen Sektionsstatistiken*

| Davon hatten Malignome | Anzahl der Malignomfälle mit Hirnsektionen | Davon hatten Hirnmetastasen | Prozentsatz der Fälle mit Hirnmetastasen, bezogen auf die Gesamtzahl der Sektionen |
|---|---|---|---|
| 1238= 9,7% | 935 | 53= 5,6% | 0,42% |
| 1122=10,8% | 851 | 28= 3,2% | 0,27% |
| | ? | 102= ? | 0,32% |
| | 306 | 14= 4,5% | |
| 1781=15,0% | ca. 1700 | 74= 4,3% | 0,62% |
| | ? | 52= ? | 0,22% |
| | 286 | 20= 7,0% | |
| | 2922 | 96= 3,3% | |
| 3584 | 3584? | 105= 2,8% | |
| | | 30 | 0,43% |
| | | 102 | 1,48% |
| 595 | 595 | 207=35,0% | |
| 3239=30,3% | 3239 | 317= 9,8% | 2,96% |

geht zunächst sehr eindrucksvoll die von fast allen Autoren betonte
Tatsache hervor, daß die Anzahl der Krebstodesfälle laufend im
Ansteigen begriffen ist. Wenn man die Arbeit von Krasting (1906)
und Müller und Wochnik (1961) vergleicht, so hat sich der prozentuale Anteil der Malignomfälle im Gesamtgut der Sektionen in
der ersten Hälfte dieses Jahrhunderts von 9,7 auf 30,3% gesteigert,
das heißt verdreifacht. Dementsprechend mußte auch der Anteil
von nachgewiesenen Hirnmetastasen, bezogen auf die Gesamtzahl
der Sektionen, anwachsen. Daß dies allerdings im gleichen Zeitraum
um mehr als das Siebenfache geschehen sein sollte, wie man aus
dem Vergleich der Arbeiten Krastings (0,42%) und Müllers und
Wochniks (2,96%) schließen könnte, ist nicht so sicher. Die Fehler-
quellen sind bei diesbezüglichen Untersuchungen doch wesentlich
größere! Eine gewisse Zunahme der relativen Häufigkeit intrakranieller Metastasen, bezogen auf die Gesamtzahl der Malignome
im Laufe der letzten Jahrzehnte, wäre allerdings insofern denkbar,
als in diesem Zeitraum die Anzahl der Bronchialkarzinome auffällig
angestiegen ist, eine Krebsart, die besonders zur Hirnmetastasierung
neigt.

### 3. Herkunft intrakranieller Krebsmetastasen
### von verschiedenen Primärtumoren

In den Tab. 20, 21 und 22 wurden die Literaturangaben über die
Herkunft intrakranieller Tumormetastasen von den verschiedenen
Primärtumoren zusammengestellt, und zwar in Tab. 20 die Angaben
aus neurochirurgischen Kliniken, in Tab. 21 diejenigen aus neurolo-
gischen Kliniken und in Tab. 22 die Angaben aus Sektionsstatistiken.
Aus den von neurochirurgischen Autoren stammenden Angaben
(Tab. 20) ist klar zu ersehen, daß in den letzten Jahren jedenfalls
das Bronchialkarzinom als Quelle intrakranieller Metastasen vor
allen anderen Krebsarten weit an der Spitze liegt. Dies scheint im
Anfang dieses Jahrhunderts lange nicht so der Fall gewesen zu sein.
Wenn man die Arbeiten bis zum Jahre 1950 für sich betrachtet und
mit denen, die später erschienen sind, vergleicht, so ergibt sich in der
ersten Gruppe eine durchschnittliche Beteiligung des Bronchialkarzinoms bei der intrakraniellen Metastasenbildung von 24%,
während diese in der zweiten Gruppe, also in den nach 1950 erschie-
nenen Arbeiten, mit einem Durchschnittswert von 38% zu errechnen
ist. Der Anteil des Mammakarzinoms bei der Hirnmetastasenbildung
ist dagegen in den gleichen Zeiträumen von 19% auf 13% zurück-
gegangen. Dieser Rückgang dürfte sich wahrscheinlich dadurch erklären, daß das Vorhandensein eines Mammakarzinoms fast in allen

Fällen bekannt ist, wenn klinische Erscheinungen einer Hirnmetastase auftreten, während es sich beim Bronchialkarzinom in dieser Hinsicht sehr oft umgekehrt verhält. Es ist naheliegend, anzunehmen, daß Patientinnen mit Hirnmetastasen eines Mammakarzinoms mit zunehmender Erfahrung in jüngerer Zeit nicht mehr so oft in neurochirurgischen Kliniken aufgenommen wurden, da bei Hirnmetastasen bösartiger Geschwülste ein neurochirurgisches Eingreifen im allgemeinen als kontraindiziert gilt. Der prozentuale Anteil des Hypernephroms an der intrakraniellen Metastasenbildung liegt hinter dem Bronchialkarzinom und Mammakarzinom an dritter Stelle mit 8%, und an vierter Stelle erst stehen mit 6% die Karzinome des Intestinaltraktes. Dieser Anteil der Karzinome des Magen- und Darmkanals an der Hirnmetastasierung ist, wie alle Autoren hervorheben, erstaunlich niedrig, wenn man bedenkt, daß diese Gruppe von Krebsen früher an erster Stelle gestanden hat und daß sie auch jetzt, nachdem sie vielleicht vom Bronchialkarzinom vom ersten Platz verdrängt worden ist, zumindest noch die zweitgrößte Gruppe von Körpermalignomen darstellt. Relativ häufig kommen in neurochirurgischen Statistiken als Primärtumoren noch die Melanome (5%) und die Karzinome der weiblichen Geschlechtsorgane (3%) zur Beobachtung. Die anderen Krebsarten werden dann bei der Hirnmetastasierung immer seltener angetroffen: Schilddrüsenkrebse mit 1,5%, Gesichtskarzinome mit 1,5%, Sarkome mit 1% und die Karzinome der männlichen Geschlechtsorgane und der Prostata sogar nur mit je 0,5%. In der Gruppe der „übrigen Karzinome" sind in dieser Tabelle dann noch vertreten: 9 Gallengangskarzinome, 7 Pankreaskarzinome, 6 Chorionepitheliome, 4 Harnblasenkarzinome, 3 Pleurakarzinome, 2 Pharynxkarzinome und 7 „verschiedene" Krebse. Die Angaben über die Herkunft intrakranieller Krebsmetastasen in neurologisch-klinischen Statistiken (Tab. 21) entsprechen weitgehend denen der neurochirurgischen Kliniken.

Auch die Angaben der Sektionsstatistiken weichen nicht wesentlich von den klinischen Statistiken ab (Tab. 22). Dies ist auch leicht erklärlich, da die hier aufgeführten Sektionsstatistiken, die sich mit dem speziellen Problem der intrakraniellen Tumormetastasierung befassen, zum überwiegenden Teil aus neurologischen Kliniken stammen und somit auch auf einem ausgewählten Sektionsgut beruhen. Nur in der Statistik MÜLLERs und WOCHNIKs, die aus dem unausgelesenen Sektionsgut eines Großstadtkrankenhauses stammt, fällt der besonders hohe Prozentsatz (50%) der Bronchialkarzinome auf, was sich wohl dadurch erklären dürfte, daß eben hier auch diejenigen Fälle in Erscheinung treten, die nicht mehr Aufnahme in eine neurologische oder neurochirurgische Klinik fanden.

Tabelle 21. *Herkunft intrakranieller Krebsmetastasen von verschiedenen Primärtumoren in neurologisch-klinischen Statistiken*

| | Gesamtzahl der Fälle | Bronchialkarzinom | Mammakarzinom | Hypernephrom | Melanom | Intestinaltrakt | Thyreoidea |
|---|---|---|---|---|---|---|---|
| GALLAVARDIN und VARAY (1903) .......... | 68 | 12=18% | 24=35% | 5= 7% | 2= 3% | 9=13% | 1=1% |
| FERGUSON und REES (1930) .............. | 29 | 9=31% | — | — | — | — | — |
| ELKINGTON (1935) ..................... | 72 | 24=33% | 13=18% | 5= 7% | 4= 6% | 7=10% | — |
| PASS (1938) .......................... | 33 | 16=49% | 10=30% | 1= 3% | — | 2= 6% | — |
| HARE und SCHWARZ (1939) ............. | 100 | 42=42% | 23=23% | 4= 4% | 2= 2% | 8= 8% | 2=2% |
| MINKOWSKI (1941) ..................... | 17 | 5=29% | 3=17% | — | 1= 6% | 2=12% | 1=6% |
| MADAUS (1952) ........................ | 50 | 28=56% | 5=10% | 7=14% | — | 9=18% | — |
| ETHELBERG (1953) ..................... | 21 | 3=14% | 2=10% | 5=24% | 6=29% | 2= 9% | — |
| DAALSGARD-NIELSEN (1957) ............. | 30 | 14=47% | 7=24% | 2= 7% | 2= 7% | — | — |
| MÜLLER und WOCHNIK (Klinische Statistik) (1961) .............. | 65 | 37=57% | 7=11% | 6= 9% | 3= 5% | 3= 5% | 1=1% |
| | 456 | 181=40% | 94=21% | 35= 7,5% | 20= 4,5% | 42= 9% | 5=1% |

| | Gesamtzahl der Fälle | Weibliches Genitale | Männliches Genitale | Prostata | Gesichtskarzinom | Übrige Karzinome | Sarkome | Unbekannte Primärtumoren |
|---|---|---|---|---|---|---|---|---|
| GALLAVARDIN und VARAY (1903) .......... | 68 | 4= 6% | 2=3% | — | 1=2% | — | 4= 6% | 4= 6% |
| FERGUSON und REES (1930) .............. | 29 | — | — | — | — | — | — | — |
| ELKINGTON (1935) ..................... | 72 | 7=10% | 1=1% | 1=1% | 6=8% | 2=3% | — | 2= 3% |
| PASS (1938) .......................... | 33 | 1= 3% | — | 1=3% | 1=3% | — | — | 1= 3% |
| HARE und SCHWARZ (1939) ............. | 100 | 2= 2% | 1=1% | — | — | — | — | 16=16% |
| MINKOWSKI (1941) ..................... | 17 | 1= 6% | — | 1=6% | — | 1=6% | 2=12% | — |
| MADAUS (1952) ........................ | 50 | — | — | — | — | 1=2% | — | — |
| ETHELBERG (1953) ..................... | 21 | — | 1=5% | — | — | — | — | 2= 9% |
| DAALSGARD-NIELSEN (1957) ............. | 30 | 1= 3% | — | 1=3% | — | 3=9% | — | — |
| MÜLLER und WOCHNIK (Klinische Statistik) (1961) .............. | 65 | 2= 3% | — | — | — | 2=3% | 3= 5% | 1= 1% |
| | 456 | 18= 4% | 5=1% | 4=1% | 8=1,5% | 9=2% | 9= 2% | 26=5,5% |

Additional material from *Die metastatischen Erkrankungen des Zentralnervensystems bei bösartigen Tumoren,*
ISBN 978-3-211-80879-5 (978-3-211-80879-5_OSFO1),
is available at http://extras.springer.com

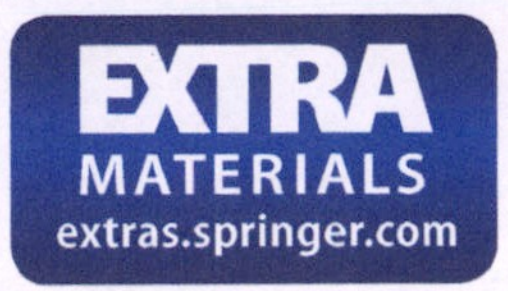

Tabelle 22. *Herkunft intrakranieller Krebsmetastasen von verschiedenen Primärtumoren in Sektionsstatistiken*

| | Gesamt-zahl der Fälle | Bronchial-karzinom | Mamma-karzinom | Hyper-nephrom | Melanom | Intestinal-trakt | Thyreoidea |
|---|---|---|---|---|---|---|---|
| KRASTING (1906) | 134 | 27=20% | 40=30% | 3= 2% | — | 20=15% | 3= 2% |
| BAKER (1942) | 114 | 24=21% | 24=21% | 15=13% | 9= 8% | 13=11% | 1= 1% |
| GLOBUS und MELTZER (1942) | 41 | 19=46% | 1= 3% | 4=10% | 3= 7% | 6=15% | 4=10% |
| WALTHER (1948) | 105 | 25=24% | 11=10% | 15=14% | 16=15% | 13=12% | 7= 7% |
| RUPP (1948) | 42 | 21=50% | 3= 7% | 2= 5% | — | 1= 2% | — |
| WOJTEK (1949) | 30 | 13=44% | 5=17% | — | 6=20% | 2= 7% | — |
| LESSE und NETSKY (1954) | 182 | 50=28% | 71=39% | 10= 6% | — | 8= 4% | 6= 3% |
| KNIGHTS jun. (1954) | 102 | 25=24% | 19=19% | 3= 3% | 6= 6% | 7= 7% | — |
| MÜLLER und WOCHNIK (Sektionsstatistik) (1961) | 317 | 160=51% | 57=18% | 10= 3% | 20= 6% | 21= 6% | 2= 1% |
| | 1067 | 364=34% | 231=22% | 62= 6% | 60= 5,5% | 91= 8,5% | 23= 2% |

| | Gesamt-zahl der Fälle | Weib-liches Genitale | Männ-liches Genitale | Prostata | Gesichts-karzinom | Übrige Karzinome | Sarkome | Unbekannte Primär-tumoren |
|---|---|---|---|---|---|---|---|---|
| KRASTING (1906) | 134 | 15=11% | 3=2% | 5=4% | 6=5% | 12=9% | — | — |
| BAKER (1942) | 114 | 6= 5% | 3=3% | 1=1% | 4=4% | 7=6% | 1=1% | 4= 3% |
| GLOBUS und MELTZER (1942) | 41 | — | — | 1=2% | — | 1=2% | 1=2% | 1= 3% |
| WALTHER (1948) | 105 | 6= 6% | 2=2% | — | 3=3% | 4=4% | 3=3% | — |
| RUPP (1948) | 42 | 2= 5% | — | — | 1=2% | 1=2% | 2=5% | 9=22% |
| WOJTEK (1949) | 30 | 2= 6% | — | — | — | — | 2=6% | — |
| LESSE und NETSKY (1954) | 182 | — | — | 5=3% | — | 17=9% | 15=8% | — |
| KNIGHTS jun. (1954) | 102 | 1= 1% | — | 3=3% | 1=1% | 5=5% | 4=4% | 28=27% |
| MÜLLER und WOCHNIK (Sektionsstatistik) (1961) | 317 | 18= 6% | 1=1% | 4=1% | 7=2% | 4=1% | 9=3% | 4= 1% |
| | 1067 | 50= 4,5% | 9=1% | 19=2% | 22=2% | 51=5% | 37=3% | 46=4,5% |

Der Anteil der Hirnmetastasen bestimmter, bösartiger Körpertumoren in einem klinischen Krankengut ist keine Konstante, sondern eine Größe, die einem ständigen Wechsel unterworfen ist. Abhängig ist sie vor allem von den folgenden beiden Faktoren:

1. Der Häufigkeit des Auftretens bestimmter bösartiger Körpertumoren in der Gesamtbevölkerung.

2. Der mehr oder weniger starken Neigung der einzelnen Malignomarten, in das Zentralnervensystem zu metastasieren.

Die Beurteilung dieser beiden Faktoren erscheint für unser Thema so wichtig, daß hierauf noch besonders eingegangen werden muß.

### 4. Häufigkeit bestimmter bösartiger Körpertumoren in der Gesamtbevölkerung

Allgemein bekannt und relativ leicht erklärbar ist die Tatsache, daß heute ein Krebs viel häufiger als noch vor wenigen Jahrzehnten als Todesursache nachweisbar ist. Die Fortschritte der Medizin bringen es mit sich, daß viel mehr Menschen als früher die höheren Altersklassen erreichen, die am stärksten durch den Krebs gefährdet sind.

Viel beunruhigender, weil schwerer erklärbar, ist aber der ebenfalls in den letzten Jahrzehnten erfolgte steile Anstieg der Häufigkeit des Bronchialkarzinoms. Während im vorigen Jahrhundert und am Anfang dieses Jahrhunderts der Magenkrebs bei weitem das häufigste aller Karzinome war, begann schon Anfang dieses Jahrhunderts ein zunächst allmählicher, dann aber, besonders nach dem Zweiten Weltkrieg, ein immer steiler werdender Anstieg der Bronchialkarzinome. Es liegen hierüber aus dem Gebiet der allgemeinen Krebsforschung sehr genaue Zahlen vor. Wenn wir nur die dem Neurochirurgen leicht zugänglichen Arbeiten betrachten, betrug der Anteil des Bronchialkarzinoms als Todesursache im Rahmen der Gesamtzahl der Sektionen um 1900 1 bis 2% (KRASTING 1906, EWING 1919), um 1950 20 bis 23% (MÜLLER und WOCHNIK 1955, FRENZEL 1959). Auf die Ursachen dieser Entwicklung hier einzugehen, würde die Zielsetzung dieser Arbeit weit überschreiten.

### 5. Wie oft metastasieren bestimmte Körperkarzinome ins Zentralnervensystem?

Der zweite Faktor, der für die prozentuale Häufigkeit von Hirnmetastasen bestimmter Körperkrebse in einem klinischen Krankengut von großer Bedeutung ist, ist die mehr oder weniger stark ausgeprägte Tendenz bestimmter Malignome, ins Zentralnervensystem zu metastasieren bzw. nicht zu metastasieren. Zuverlässige Angaben hierüber können wir nur aus Sektionsstatistiken erwarten. Die meisten Untersuchungen hierüber finden sich in der Literatur für das Bronchialkarzinom, während entsprechende Angaben für sonstige Karzinome bisher nur spärlich sind.

Wie man aus Tab. 23 ersehen kann, schwanken die Angaben über die Häufigkeit, mit der bestimmte Körpermalignome ins Zentralnervensystem zu metastasieren pflegen, recht erheblich. Am meisten aus dem Rahmen fallen auch hier wieder die Werte in der Arbeit von LESSE und NETSKY, die für alle Karzinomarten außergewöhnlich hohe Prozentsätze der Hirnmetastasierung nachweisen konnten, wahrscheinlich, weil sie besonders gründliche Sektionen des Zentralnervensystems durchführten. Wenn man aus den vorhandenen Zahlenangaben die Summe zieht, so ergeben sich Gesetzmäßigkeiten, mit denen wir rechnen können. Eindeutig *am niedrigsten* ist die *Tendenz, ins Zentralnervensystem zu metastasieren, offensichtlich bei den Tumoren des Intestinaltraktes, welche* bei einem Gesamtmaterial von 5359 Sektionen *nur in durchschnittlich 1,4%* aller Fälle Hirnmetastasen aufwiesen.* Ohne Zweifel ist das die Hauptursache dafür, daß wir Hirnmetastasen von Magen- und Darmkrebsen in der Klinik so selten antreffen, obwohl diese Krebse noch immer wenigstens die zweithäufigsten aller Körpermalignome sind. *Gerade umgekehrt liegen die Verhältnisse beim Melanom:* Dieser Tumor hat von allen bösartigen Körpergeschwülsten mit 53% aller Fälle offenbar die größte Tendenz, ins Zentralnervensystem zu metastasieren. Das Melanom taucht deshalb in allen Statistiken über Hirnmetastasen etwa ebenso häufig auf wie der Magen- und Darmkrebs, obwohl es ein sehr viel seltener vorkommender Tumor ist. *Abgesehen von den Melanomen sind es offenbar die Bronchial- und die Mammakarzinome, welche die größte Tendenz haben, in das Zentralnervensystem zu metastasieren,* und zwar scheint bei diesen beiden Krebsarten diese Eigenschaft etwa gleich bei 20% zu liegen. Da das Bronchialkarzinom in jüngerer Zeit der häufigste aller Krebse überhaupt geworden ist und auch das Mammakarzinom zu den häufigeren Malignomarten gehört, ist es leicht zu erklären, daß in fast allen Statistiken über Hirnmetastasen aus neuerer Zeit das Bronchialkarzinom weit an der Spitze liegt, in einigem Abstand gefolgt vom Mammakarzinom, welches man gewöhnlich an der zweiten Stelle antrifft. Da ihre Tendenz zur Hirnmetastasierung etwa gleich groß ist, finden sich diese beiden Tumorarten in Hirnmetastasenstatistiken zahlenmäßig im gleichen Verhältnis wie in den reinen Krebsstatistiken, wo es etwa 3:1 beträgt. Auch *das Hypernephrom ist für seine besonders starke Vorliebe, in das Zentralnervensystem zu metasta-*

*sieren, bekannt,* wenn auch diese Tendenz nicht ganz so groß zu sein scheint wie beim Bronchial- und Mammakarzinom (13%). Immerhin ist diese Krebsart im ganzen gesehen doch noch so häufig, daß das Hypernephrom in den Statistiken über Hirnmetastasen, abgesehen von den Fällen mit unbekannten Primärtumoren, hinter den Bronchial- und Mammakarzinomen an dritter Stelle zu stehen pflegt (Tab. 20). Eine relativ große Tendenz, ins Zentralnervensystem zu metastasieren, scheinen noch die Krebse der Schilddrüse und die Sarkome zu haben (19% bzw. 13%). Wegen der relativen Seltenheit dieser Tumoren fallen sie aber in den Hirnmetastasenstatistiken nicht mehr sonderlich ins Gewicht. Das gleiche gilt für die große Zahl aller übrigen Krebsarten.

## II. Alter und Geschlecht der Patienten mit Hirnmetastasen bösartiger Tumoren

### 1. Durchschnittsalter von Hirnmetastasenträgern

Die Angaben über das Lebensalter der Patienten mit Hirnmetastasen weichen bei den einzelnen Autoren nicht sehr weit voneinander ab. So liegen die Angaben über das Durchschnittsalter meist zwischen 48 und 50 Jahren. Patienten unter 30 Jahren gehören zu den Seltenheiten. Unser jüngster Patient war ein junger Mann von 22 Jahren mit einem Parotiskarzinom. Es sind aber auch vereinzelt Kinder unter 10 Jahren mit Hirnmetastasen bösartiger Tumoren beobachtet worden, so ein Kind von 4 Jahren von LESSE und NETSKY und eines von 5 Jahren von BRIHAYE, beide mit Nebennierenkarzinomen. Einer der ältesten überhaupt beobachteten Fälle dürfte ein 85jähriger Patient BRIHAYES mit einem Prostatakarzinom gewesen sein.

Das Durchschnittsalter der weiblichen Patienten mit Hirnmetastasen ist meist etwas niedriger als das der männlichen.

### 2. Altersverteilung von Hirnmetastasenträgern nach Dekaden

Wie sich das Lebensalter der Patienten mit Hirnmetastasen bösartiger Geschwülste und mit Glioblastomen auf die einzelnen Dekaden verteilt, ist aus Abb. 4 ersichtlich. Die dieser Abbildung zugrunde liegenden Zahlen für die Hirnmetastasen wurden aus einer Zusammenstellung von 18 Arbeiten aus den Jahren 1906 bis 1961 und dem eigenen Krankengut mit einer Gesamtzahl von 2021 Fällen gewonnen. Die Glioblastomkurve stützt sich auf insgesamt 509 Fälle,

die von ZÜLCH (1949) und VOGT (1961) veröffentlicht wurden. Die
Abb. 4 zeigt deutlich, daß die Häufigkeit der Hirnmetastasierung
im 5. Jahrzehnt steil ansteigt, um im 6. Jahrzehnt einen deutlichen
Gipfel zu erreichen. Der Abfall in den höheren Lebensjahrzehnten

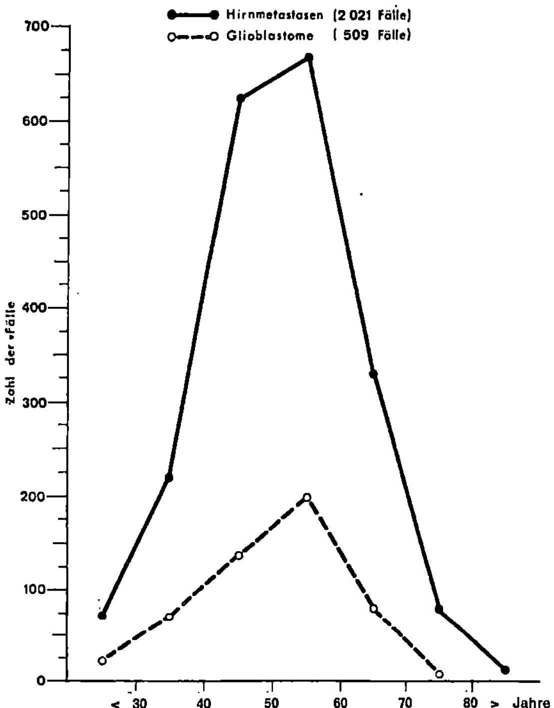



Abb. 4. Altersverteilung von Patienten mit Hirnmetastasen und Glioblastomen

ist dann etwa ebenso steil wie der Anstieg bis zum 40. Lebensjahr.
Die Alterskurve der Glioblastompatienten sieht der von Metastasen-
patienten sehr ähnlich. Auch sie hat einen deutlichen Gipfel zwischen dem 50. und 60. Lebensjahr. Bemerkenswert ist aber der
zeitigere und damit flachere Anstieg, der vor allem dadurch bedingt ist, daß Glioblastome deutlich häufiger schon in den Alters-
gruppen zwischen 25 und 35 Jahren vorkommen, als dies bei Hirnmetastasen der Fall ist. Das Durchschnittsalter von Glioblastompatienten ist mit 45,8 Jahren etwa 5 Jahre niedriger als das von
Hirnmetastasenträgern (50,7 Jahre). Dem Kliniker wird dieses
Wissen höchstens insofern von Nutzen sein können, als er bei einem
Patienten, der jünger ist als 40 Jahre, bei entsprechenden klinischen
Symptomen eher an ein Glioblastom oder einen anderen intrakraniellen Prozeß denken sollte als an Hirnmetastasen. Noch nied-

riger liegt übrigens das Durchschnittsalter gutartiger Hirntumoren, welches für Meningeome an 532 Fällen mit 43,7 Jahren, für Neurinome an 229 Fällen mit 41,5 Jahren berechnet wurde. Bei 9 Autoren finden wir auch genaue Angaben über die jeweilige Anzahl von männlichen und weiblichen Patienten in den einzelnen Lebens-

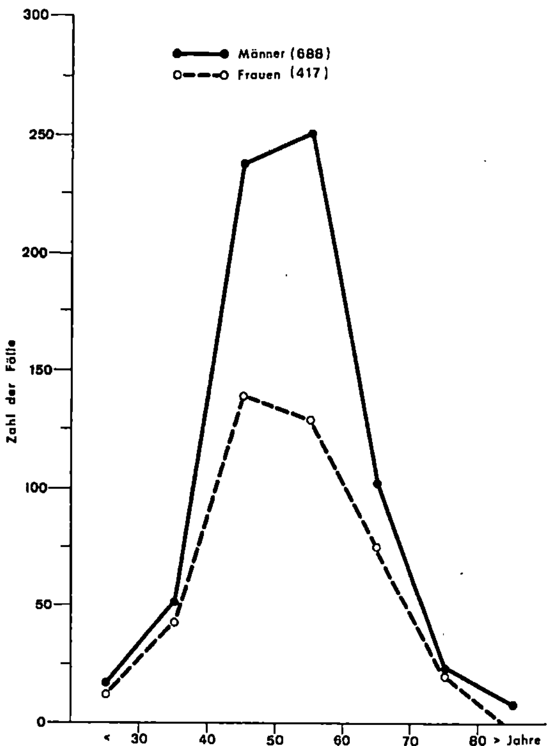


Abb. 5. Altersverteilung und Geschlecht von Patienten mit Hirnmetastasen

dekaden. Die Zusammenfassung dieser Angaben, die sich auf insgesamt 1105 Fälle stützt, ist aus Abb. 5 ersichtlich. Deutlich kommt zum Ausdruck, daß der Altersgipfel der männlichen Patienten zwischen 50 und 60 Jahren liegt, während sich der der weiblichen Patienten ein Jahrzehnt früher zwischen 40 und 50 Jahren findet.

### 3. Altersverteilung von Patienten mit Hirnmetastasen
### bei verschiedenen Primärtumoren

Wie sich Alterskurven von Patienten mit Hirnmetastasen bei verschiedenen Primärtumoren verhalten, ist aus Abb. 6 ersichtlich. Dieser Abbildung liegt eine Zusammenstellung von insgesamt 657

Hirnmetastasenfällen aus 11 Arbeiten zugrunde. 382 Patienten hatten Bronchialkarzinome, 114 Mammakarzinome, 27 Hyper-

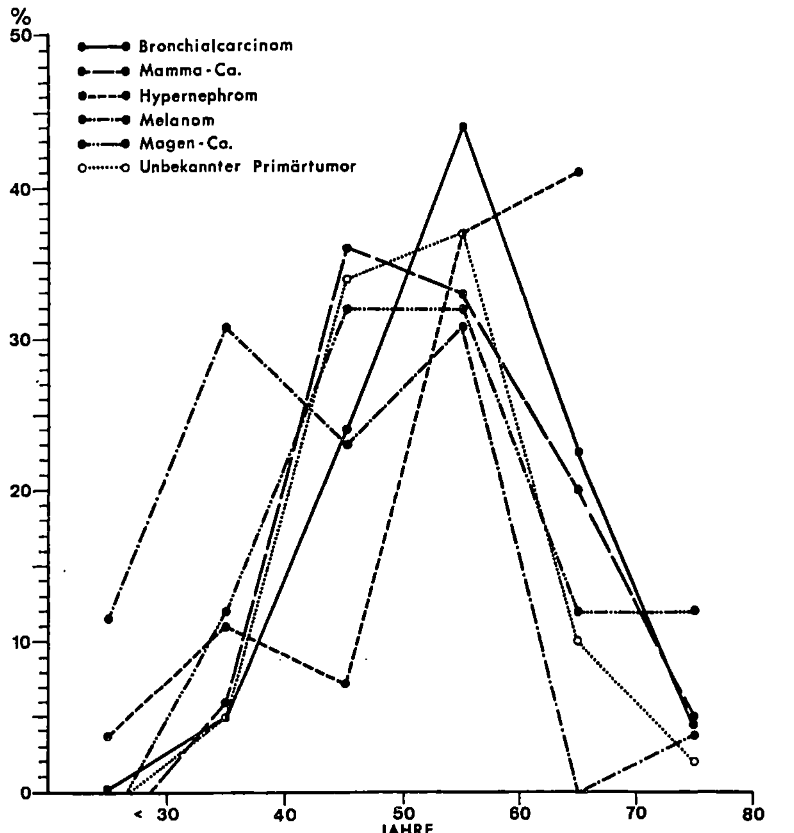


Abb. 6. Altersverteilung von Patienten mit Hirnmetastasen verschiedener Primärtumoren (Auswertung von 11 Arbeiten mit 657 Hirnmetastasenfällen)

nephrome, 26 Melanome, 25 Magenkarzinome und 83 unbekannte Primärtumoren. Die meisten Angaben finden sich in der Literatur für das Bronchialkarzinom. Die Hirnmetastasen dieses für unser Thema so wichtigen Tumors haben im 6. Lebensjahrzehnt mit 44% aller Fälle einen sehr eindeutigen Altersgipfel, der zu dem davor und danach kommenden Jahrzehnt auf 24% bzw. 22,5% stark abfällt, ein Altersgipfel, wie er sich in dieser Deutlichkeit bei keinem anderen Karzinom wiederfindet. Nur in der Gruppe der Hirnmetastasen „unbekannter Primärtumor" findet sich ein Altersgipfel im gleichen Jahrzehnt, aber lange nicht so ausgeprägt. Es ist nicht unwahrscheinlich, daß gerade in dieser Gruppe ein besonders hoher

Anteil klinisch nicht nachweisbarer Bronchialkarzinome enthalten ist.

Das Bronchialkarzinom dürfte als das zur Zeit am häufigsten zur Hirnmetastasierung führende Karzinom mit seinem steilen Altersgipfel zwischen 50 und 60 Jahren am stärksten die Alterskurven der Hirnmetastasenstatistiken bestimmen. Das hierfür zweitwichtigste Karzinom, das Mammakarzinom, welches seinen Altersgipfel eher ein Jahrzehnt früher hat, fällt in den Hirnmetastasenstatistiken bestimmender ins Gewicht, wo es zahlenmäßig das Bronchialkarzinom übertrifft (LESSE und NETSKY). Hypernephrome metastasieren gern im höheren Lebensalter (7. Jahrzehnt), Melanome lieber im jüngeren Lebensalter (4. Jahrzehnt) ins Zentralnervensystem. Unter den Hirnmetastasenträgern eines Magenkarzinoms finden sich auffällig viele, besonders alte Patienten zwischen dem 70. und 80. Lebensjahr.

## 4. Geschlecht der Patienten mit Hirnmetastasen

In den bisher veröffentlichten Statistiken über Hirnmetastasen bösartiger Geschwülste überwiegt fast durchweg das männliche Geschlecht erheblich. Aus einer diesbezüglichen Zusammenstellung von 27 Arbeiten mit insgesamt 2558 Fällen ergibt sich für das männliche Geschlecht ein Anteil von 60%, für das weibliche ein solcher von 40%.

Daß das Überwiegen des männlichen Geschlechts nicht nur auf dem besonderen Verhalten des Bronchialkarzinoms beruht, sondern daß auch bei den anderen Karzinomarten, die ins Zentralnervensystem zu metastasieren pflegen — abgesehen von den spezifisch weiblichen Karzinomen — fast durchweg die Zahl der männlichen Patienten die der weiblichen übertrifft, ist aus Tab. 24 zu entnehmen.

Interessant ist, daß auch von dem wichtigsten der bösartigen *primären* Hirngewächse, dem Glioblastom, Männer viel häufiger befallen werden als Frauen. BORCK und ZÜLCH (1951) fanden bei 417 Glioblastomen 67% Männer und 33% Frauen. Im Gegensatz hierzu kommen bekanntlich die gutartigen Hirntumoren prozentuell häufiger bei Frauen vor. Von 532 Meningeomfällen BORCKS und ZÜLCHS waren 46% Männer und 54% Frauen, von 229 Patienten mit Neurinomen sogar nur 34% Männer und 66% Frauen. Wenn also die Geschlechtszugehörigkeit zur Vermutungsdiagnose einer Hirnmetastase gegenüber einem Glioblastom nicht viel beitragen kann, so kann sie doch vielleicht in mancher Hinsicht eine Differentialdiagnose zwischen einem gutartigen oder einem bösartigen intrakraniellen Prozeß erleichtern helfen. *Bei Frauen sollte man jedenfalls*

Additional material from *Die metastatischen Erkrankungen des Zentralnervensystems bei bösartigen Tumoren,*
ISBN 978-3-211-80879-5 (978-3-211-80879-5_OSFO2),
is available at http://extras.springer.com

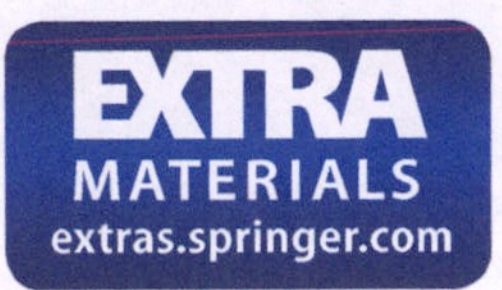

Tabelle 24. *Geschlechtsverteilung der Fälle mit Hirnmetastasen bei verschiedenen Primärtumoren*

| | Gesamt-zahl | Bronchial-karzinom | | Mamma-karzinom | | Hyper-nephrom | | Melanom | | Karzinom des Intestinal-trakts | | Thyreoidea | |
|---|---|---|---|---|---|---|---|---|---|---|---|---|---|
| | | ♂ | ♀ | ♂ | ♀ | ♂ | ♀ | ♂ | ♀ | ♂ | ♀ | ♂ | ♀ |
| Krasting (1906) | 134 | 14 | 13 | 0 | 40 | 3 | — | — | — | 13 | 7 | 2 | 1 |
| Heppner (1952) | 121 | 42 | 6 | 1 | 13 | 4 | 1 | 3 | 2 | 6 | 7 | 3 | 3 |
| Christensen (1949) | 82 | 21 | 3 | 1 | 12 | 4 | 2 | 2 | 2 | 2 | 3 | 0 | 2 |
| Lill (1952) | 97 | 29 | 5 | 0 | 5 | 2 | 6 | 0 | 1 | 1 | 2 | 2 | 0 |
| Knights jun. (1954) | 102 | 21 | 4 | 0 | 19 | 3 | 0 | 4 | 2 | 6 | 1 | — | — |
| Papo u. a. (1957) | 162 | 50 | 8 | 0 | 12 | 3 | 0 | 4 | 1 | 2 | 1 | 2 | 2 |
| Brihaye (1961) | 172 | 60 | 2 | 0 | 20 | 6 | 3 | 4 | 4 | 7 | 1 | — | — |
| Penzholz (1967) | 158 | 62 | 11 | 0 | 22 | 6 | 6 | 9 | 3 | 7 | 2 | 2 | 2 |
| | 1028 | 299 85% | 52 15% | 2 1% | 143 99% | 31 63% | 18 37% | 26 62% | 15 38% | 44 65% | 24 35% | 11 53% | 10 47% |

| | Gesamt-zahl | Weib-liches | Männ-liches | Prostata | | Gesichts-karzinom | | Übrige Karzinome | | Sarkome | | Unbekannter Primärtumor | |
|---|---|---|---|---|---|---|---|---|---|---|---|---|---|
| | | Genitale | | ♂ | ♀ | ♂ | ♀ | ♂ | ♀ | ♂ | ♀ | ♂ | ♀ |
| Krasting (1906) | 134 | 15 | 3 | 5 | 0 | 4 | 2 | 2 | 10 | — | — | — | — |
| Heppner (1952) | 121 | 11 | — | 1 | — | 2 | 1 | 7 | 3 | 2 | 3 | — | — |
| Christensen (1949) | 82 | 4 | — | — | — | — | — | — | — | — | — | 20 | 4 |
| Lill (1952) | 97 | 2 | — | 2 | 0 | — | — | — | 2 | — | — | 21 | 17 |
| Knights jun. (1954) | 102 | 1 | — | 3 | 0 | 1 | 0 | 4 | 1 | 4 | — | 18 | 10 |
| Papo u. a. (1957) | 162 | 4 | 2 | — | — | 1 | — | — | — | 2 | 1 | 53 | 14 |
| Brihaye (1961) | 172 | — | — | 5 | 0 | 11 | — | 2 | 4 | — | — | 38 | 5 |
| Penzholz (1967) | 158 | 1 | 2 | 0 | 0 | 1 | 1 | 2 | 2 | — | 1 | 7 | 9 |
| | 1028 | 38 | 7 | 16 | 0 | 20 83% | 4 17% | 17 44% | 22 56% | 8 62% | 5 38% | 157 73% | 59 27% |

*ganz besonders immer auch an die Möglichkeit eines gutartigen Tumors denken.*

Auf Abb. 7 wurden die Angaben derjenigen Autoren zusammengefaßt, die ihre Hirnmetastasenfälle nicht nur nach Primärtumoren und Lebensalter aufgegliedert haben, sondern darüber hinaus noch für jede einzelne Dekade des Lebensalters die Geschlechtszugehörigkeit ihrer Patienten vermerkt haben. Verwertbar waren praktisch

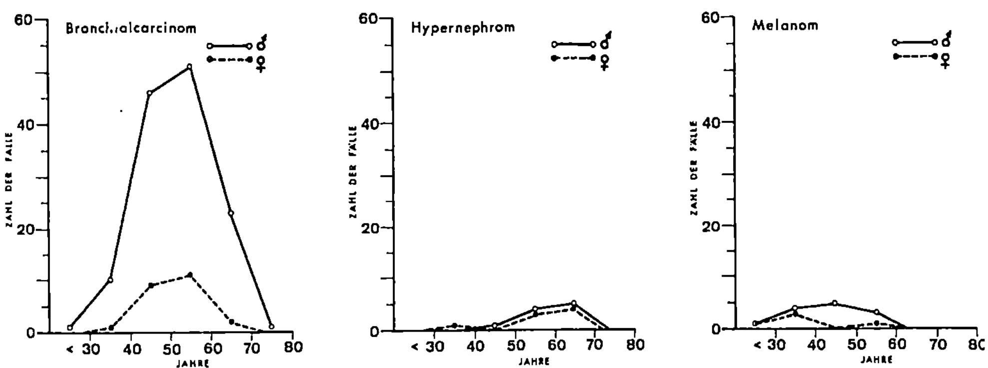


Abb. 7. Altersverteilung und Geschlecht von Patienten mit Hirnmetastasen verschiedener Primärtumoren

nur die Angaben für das Bronchialkarzinom (155 Fälle), das Hypernephrom (18 Fälle) und das Melanom (18 Fälle). Die sich daraus ergebenden Alterskurven zeigen, daß die Altersgipfel für die einzelnen Tumorarten bei Frauen und Männern praktisch an der gleichen Stelle liegen und daß auch sonst die Kurven von Frauen und Männern fast parallel verlaufen, besonders gut an den beiden Kurven des Bronchialkarzinoms und des Hypernephroms erkennbar. Die Alterskurve der Hirnmetastasenfälle scheint also vielmehr von der Art des Primärtumors als von der Geschlechtszugehörigkeit des jeweilig betroffenen Patienten abzuhängen.

## III. Das klinisch-neurologische Bild der Hirnmetastasen bösartiger Tumoren

### 1. Die neurologische Anamnese

Es muß hier noch einmal daran erinnert werden, daß ein Großteil aller Fälle von Karzinommetastasen im Zentralnervensystem, man wird diesen Anteil auf etwa ein Drittel aller Fälle schätzen dürfen (vgl. S. 56), klinisch stumm verläuft und daß diese lediglich als Nebenbefund bei der Sektion nachweisbar sind. Von geringem Interesse für unsere Fragestellung sind auch diejenigen Fälle, bei denen die durch Absiedlungen im Nervensystem verursachten neurologischen Krankheitssymptome nur einen Nebenbefund im terminalen Stadium der Grundkrankheit darstellen. Bei ihnen kommen speziell auf das Neurologische ausgerichtete diagnostische oder therapeutische Maßnahmen sowieso nicht mehr in Betracht. Es ist schwer abzuschätzen, wie hoch der Anteil dieser Fälle am Gesamtgut der „neurologischen" Karzinommetastasen sein mag, da sich hierüber nirgends Angaben finden lassen. Man wird aber wohl nicht fehl gehen, wenn man ihn ebenfalls mit mindestens einem Drittel aller Fälle einschätzt.

Diejenigen Fälle, mit denen wir uns näher befassen müssen, das heißt bei denen besondere neurologisch-diagnostische Maßnahmen in Erwägung gezogen werden müssen, machen also, grob geschätzt, nur etwa ein Drittel aller Karzinommetastasen im Nervensystem aus. Bei der großen absoluten Zahl dieser Fälle spielt aber auch noch dieses Drittel in der Klinik eine nicht ganz unbeträchtliche Rolle. Auf diesen Anteil des Gesamtkrankengutes beziehen sich also die im folgenden zusammengestellten Angaben, wobei wir uns in diesem Kapitel ausschließlich auf die Hirnmetastasen bösartiger Tumoren beschränken, da diese Gruppe die Mehrzahl aller Fälle darstellt und eine klinische Einheit bildet. Die Durametastasen sollen dabei den Hirnmetastasen zugerechnet werden, entsprechend dem Brauch, die Meningeome zu den Hirntumoren zu zählen. Ausgeschlossen werden müssen aus diesem Kapitel die zahlenmäßig seltenen, spinalen und diffus arachnoidalen Formen, welche klinisch ganz andere Bilder zu machen pflegen und die bereits an anderer Stelle (S. 27 ff.) besprochen wurden.

Wenn wir also im folgenden von den klinischen Besonderheiten der Hirnmetastasen maligner Geschwülste sprechen, so bezieht sich das immer nur auf denjenigen Teil der Fälle, die neurologische Symptome irgendwelcher Art entwickeln, deren ursächlicher Zusammenhang mit einem bösartigen Primärtumor im Körper nicht ohne weiteres auf der Hand liegt oder die aus anderen Gründen problematisch sind. Ich denke dabei vor allem an Fälle, bei denen zwar an der Diagnose Hirnmetastase kaum zu zweifeln ist, wo aber gerade diese spezielle Absiedlungsform so ins Zentrum des Krankheitsbildes gerückt ist und zu so schweren Beeinträchtigungen des Patienten geführt hat, daß sie gebieterisch fordert, nach Mitteln und Wegen zu suchen, die noch Hilfe versprechen. Diese Fälle sind es, die in neurologisch-psychiatrische, vor allem aber auch in neurochirurgische Kliniken eingewiesen werden und mit deren Problematik wir uns in irgendeiner Form auseinandersetzen müssen.

Das klinische Erscheinungsbild und der klinische Verlauf werden entscheidend von den pathologisch-anatomischen Verhältnissen abhängen, deren bunte Vielfalt in den früheren Kapiteln bereits geschildert wurden. Wenn man davon ausgeht, daß praktisch alle intrakraniellen Karzinommetastasen — abgesehen von den vereinzelten, aus der Nachbarschaft durch die Schädelbasis direkt einwachsenden Formen — durch arterielle Tumorzellembolien auf dem Blutwege zustande kommen, so ist klar, daß die ersten Erscheinungen dieser Krankheit sehr stark dadurch bestimmt werden, *wie* und *wo* diese ersten Krebszelleinstreuungen im Schädelinnenraum erfolgen. Dabei wird man vor allem erst an Zahl und Größe der erfolgten embolischen Zellverschleppungen denken, daran also, ob es sich vielleicht nur um einen einzigen Zellembolus handelt, der ins Gehirn verschlagen wurde, oder ob gleichzeitig oder in mehr oder weniger kurzen zeitlichen Abständen voneinander mehrere oder gar zahlreiche Tumorzellembolien in die verschiedensten Regionen des intrakraniellen Raumes stattgefunden haben und laufend weiter stattfinden. Der Einfachheit halber *gehen wir zunächst nur von denjenigen* Fällen *aus, in denen eine Krebszellembolie* von mikroskopischer Kleinheit *solitär erfolgt und auch im weiteren Verlauf solitär bleibt*. Eine derartige solitäre Mikroembolie wird wahrscheinlich in den meisten Fällen für Patient und Arzt zunächst völlig unbemerkt bleiben, bis ihr Anwachsen zu einer „Solitärmetastase" zu Zeichen ansteigenden Hirndrucks oder zu zerebralen Herdsymptomen führt. Mit einer besonders langen klinischen Latenz wird man dann rechnen können, wenn die Embolie in einer klinisch stummen Region erfolgte, also zum Beispiel im Bereich der Stirnhirne, der hinteren Parietalregionen oder der Schläfenlappen, besonders rechts. Rascher wird es zum Auftreten neurologischer Symptome kommen, wenn die Zellembolie von vornherein in einer klinisch wichtigen Region, etwa in der vorderen Zentralwindung oder in einem Sprachzentrum, stattfand. Besonders wenn der Tumorzellembolus etwas größer ist, kann es dann schlagartig zum Auftreten zerebraler Herdsymptome kommen, welche eventuell durch eine akut hinzukommende Umgebungsreaktion (kollaterale Gefäßspasmen, akut aufschießendes Ödem) innerhalb weniger Stunden erheblich an Stärke zunehmen können. Einige besonders maligne Karzinome scheinen vielleicht vermöge einer spezifischen Toxizität (?) zu einem besonders starken kollateralen Ödem führen zu können, während andere mehr gutartige Karzinomarten vielfach eine nur sehr viel geringere Umgebungsreaktion im Gehirn auslösen (vgl. S. 36). Mitunter gehen diese massiven Herdsymptome nach einigen Tagen oder Wochen wieder etwas zurück oder verschwinden sogar mehr oder weniger vollkommen, um dann erst nach einer Latenz von einigen Wochen oder gar Monaten mehr und mehr wieder in Erscheinung zu treten. Es ist naheliegend, anzunehmen, daß diese vorübergehende klinische Latenz auf einem Abklingen der akuten Reaktion des umgebenden Hirngewebes auf das Ereignis der Tumorzellembolie beruht. Das erneute Auftreten der gleichen Herdsymptome nach einer Latenz erklärt sich dann zwanglos erst aus dem fortschreitenden Wachstum der Metastase. Erst jetzt kommt es zu einer ständig zunehmenden Verschlechterung des klinischen Bildes. Dieser dreiphasische Verlauf ist schon 1933 von PAILLAS als charakteristisch für Hirnmetastasen beschrieben worden (PAILLAS, BONNAL und SOULAYROL 1956), eine Beobachtung, die von anderen Autoren bestätigt wurde (GARCIN und HUGUENIN 1935, SIMIONESCU 1960). PAILLAS fand diese Verlaufsformen besonders bei den gutartigen, solitären Hirnmetastasen, zum Beispiel eines Mammakarzinoms, nicht dagegen bei den verstreuten multiplen, zum Beispiel des Bronchialkarzinoms.

Ein ähnlicher dreiphasischer Verlauf ist ja auch bei anderen embolisch entstehenden Hirnkrankheiten, zum Beispiel bei den metastatischen Hirnabszessen, bekannt. Bemerkenswert ist, daß derartige Patienten oft vom ersten Moment der Embolie an auch später im Stadium einer eventuellen Latenz einen ganz umschriebenen Kopfschmerz angeben, den sie genau an der Stelle lokalisieren, an der später die Tumormetastase angiographisch, bioptisch oder autoptisch nachgewiesen werden kann. Hierbei dürfte es sich wohl sicher nicht um einen Hirndruckkopfschmerz, sondern um einen solchen lokaler Natur handeln.

Ob und wie rasch es im Verlauf des weiteren Wachstums einer Solitärmetastase zu typischen Hirndruckerscheinungen kommt, hängt bei Karzinommetastasen wiederum von den verschiedensten Faktoren ab. Wachstumsgeschwindigkeit und Wachstumsmodus spielen dabei ebenso eine Rolle wie die mehr oder weniger ausgedehnten reaktiven Veränderungen des Hirngewebes in der Umgebung des neuen Gewächses. So wurde vielfach die Ansicht geäußert, daß das relativ seltene und späte Auftreten von Hirndruck bei derartigen Hirnmetastasen darauf beruhe, daß zahlreiche Karzinome, während sie wüchsen, in gleichem Maße das Hirngewebe, in welches sie eindrängen, zerstörten, wodurch sie ihren Raumbedarf kompensierten (vgl. S. 14). Solche Vermutungen wurden vor allem von neurologischen Autoren geäußert, welche solche Patienten ohne Hirndruck viel öfter sehen als Neurochirurgen, obwohl sich die Zusammensetzung des Krankengutes hinsichtlich der verschiedenen

Primärtumoren in neurologischen und neurochirurgischen Kliniken kaum nennenswert zu unterscheiden pflegt. Wahrscheinlich kann eben auch eine vorwiegend destruierend wachsende Karzinommetastase unter Umständen zu starken Hirndruckerscheinungen führen, wenn sie nur eine starke Umgebungsreaktion im Sinne eines lokalisierten oder generalisierten Hirnödems auszulösen vermag. In diesen Fällen ist im allgemeinen der Verlauf ein sehr rasch progredienter.

Wenn Hirndruck dagegen durch die mehr gutartige Wachstumsform expansiv-komprimierend und nicht destruierend wachsender Hirnmetastasen zustande kommt, so entwickelt sich dieser gewöhnlich viel langsamer. Einen derartigen langsamen Verlauf finden wir besonders bei solitären Hirnmetastasen, worauf noch einzugehen sein wird.

Kompliziert wird die klinische Beurteilung derartiger Fälle weiter dadurch, daß die Entwicklung der klinischen Symptome durchaus nicht immer, wie es sonst bei Hirntumoren üblich ist, kontinuierlich ansteigend zunimmt. Selbst wenn wir hier von der in diesen Fällen stets gegebenen Möglichkeit erneuter Tumorzellembolien ins Gehirn absehen wollen, kann es auch bei der solitär bleibenden Hirnmetastase im Verlauf ihres Wachstums zu akuten Verschlimmerungen ebenso wie zu langdauernden Remissionen kommen. Es wird sehr schwer sein, für diese sprunghaften Verläufe in jedem einzelnen Falle die richtige Erklärung zu finden. Zweifellos wird man hierfür häufig vaskuläre Mechanismen im Tumorbereich oder in seiner Umgebung sowie akut aufschießende und dann eventuell wieder abklingende Ödeme zur Erklärung heranziehen müssen. Wird durch das Tumorwachstum ein größeres Blutgefäß, gleichgültig ob arteriell oder venös, zunehmend eingeengt, oder sein Lumen akut verschlossen, so kann es zu derartigen plötzlichen Verschlimmerungen kommen, die sich aber jeweils nach Abklingen der akuten Umgebungsreaktion weitgehend wieder zurückbilden können. Intermittierende Verläufe brauchen also durchaus nicht gegen das Vorliegen eines metastatischen intrakraniellen Gewächses zu sprechen, ja nicht einmal gegen die Annahme einer solitären Metastase.

Erinnert werden muß in diesem Zusammenhang auch an die Neigung zahlreicher Hirnmetastasen zu Blutungen in den Tumor oder in seine Umgebung, wie wir sie bei allen Malignomarten, besonders häufig aber offenbar bei den Hypernephromen und bei den Melanoblastomen anzutreffen pflegen. Ist eine solche Blutung sehr massiv und erfolgt sie aus einem bis dahin weitgehend latenten Tumorherd, so kann sich uns klinisch das typische Bild einer intrakraniellen Massenblutung darbieten (vgl. Fall 3, S. 15). Erfolgt sie in den

Liquorraum, so bietet sich uns das gleiche Bild einer Subarachnoidalblutung, wie wir es sonst in erster Linie beim rupturierten Aneurysma zu sehen pflegen (Fall 4, S. 16).

Gedacht werden muß auch an die Möglichkeit, daß ein länger anhaltender Stillstand während eines derartigen Krankheitsverlaufs oder sogar ein vorübergehender Rückgang neurologischer Symptome auf einer Zunahme körpereigener Abwehrmaßnahmen beruhen könnte, etwa im Sinne des Aufbaus eines reaktiven Gliawalles um die Metastase herum, welche vorübergehend das Weiterwachstum derselben bremst und die Diffusion toxischer Stoffe in das benachbarte Gehirn behindert (vgl. S. 34). Wir begeben uns hier aber auf das Gebiet einer Hypothese, so interessant und aktuell die sich hieraus ergebenden Aspekte und Möglichkeiten auch sein mögen.

Auch in dem in Hirnmetastasen mitunter zu beobachtenden zentralen zystischen Zerfall, der zu großen Zystenbildungen mit manchmal mehr wäßrigem, manchmal mehr eiterähnlichem Inhalt führt, kann man vielleicht eine Art Selbstheilungstendenz erblicken, da er ja zur Zerstörung großer Teile der Metastase führt. Der Verlauf derartiger Fälle ist jedenfalls anscheinend besonders gutartig, was auch in ihrer relativ günstigen Prognose nach neurochirurgischen Eingriffen zum Ausdruck kommt (vgl. S. 14 und 15, Fall 1 und Fall 2).

Eine solitäre Tumorzellmikroembolie in die Dura ist etwa einer solchen in eine stumme Hirnregion gleichzusetzen, nur daß das weitere Wachstum der sich hieraus entwickelnden Solitärmetastase wegen des straffen Duragewebes, welches sie verdrängen oder zerstören muß, gewöhnlich noch langsamer vonstatten geht. So dauert es in diesen Fällen gewöhnlich noch länger als bei reinen Hirnmetastasen, bis es zur Ausbildung von zerebralen Herd- oder allgemeinen Hirndrucksymptomen kommt.

Fassen wir also die bisher geschilderten verschiedenen Möglichkeiten, die sich aus dem einfachsten Fall, nämlich dem einer solitären Tumormikroembolie ableiten lassen, aus klinischer Sicht zusammen, so ergeben sich daraus für den Beginn der ersten neurologischen Erscheinungen und ihre weitere Entwicklung etwa die folgenden Hauptgesichtspunkte:

Ob zerebrale Herdsymptome wie Hemiparese, aphatische Störungen, fokale Anfälle usw. oder allgemeine Zeichen diffusen Hirndrucks (Kopfschmerz, Erbrechen, Somnolenz) im Beginn im Vordergrund stehen, dürfte in erster Linie davon abhängen, ob die primäre Zellverschleppung in einer stummen Region oder in ein funktionell wichtiges Hirnzentrum erfolgte. Mit dem weiteren Wachstum der Metastase werden sich dann diese beiden Symptomgruppen — fokale und allgemeine — mehr und mehr miteinander vermischen und sich überschneiden, indem sich zu rein fokal beginnenden Fällen früher oder später allgemeine Hirndrucksymptome und umgekehrt bei Fällen, die nur mit uncharakteristischem Hirndruck begannen, fokale Zeichen hinzugesellen. Dabei muß man im Auge behalten, daß Kopfschmerz nicht unbedingt nur als Ausdruck erhöhten Hirndrucks gedeutet zu werden braucht, sondern daß er in manchen Fällen wohl mehr ein Lokalsymptom der erfolgten Zellembolie darstellen dürfte. Kopfschmerz wird also ein besonders häufiges Initialsymptom zerebraler Tumormetastasen darstellen. In manchen Fällen dürften auch Herdsymptome und allgemeine Hirndruckzeichen fast gleichzeitig auftreten können, besonders dann, wenn es sich um eine Tumorart handelt, die zu einem rasch aufschießenden kollateralen oder gar diffusen Hirnödem führt.

Je größer der verschleppte Tumorzellembolus ist und je wichtiger die Hirnregion, in die dieser geschleudert wurde, um so akuter und brutaler wird der Beginn des zerebralen Krankheitsbildes sein. Der akute Beginn wird von vielen Autoren als besonders charakteristisch für Hirnmetastasen bösartiger Tumoren und als wichtiges Differentialdiagnostikum gegenüber anderen Hirntumoren bezeichnet. Die Angaben der Literatur über die Häufigkeit des „akuten Beginns" dieses Krankheitsbildes schwanken allerdings recht erheblich, da man diesen Begriff natürlich ebenso sehr eng als auch sehr weit auslegen kann. Einige Autoren geben einen apoplektiformen Beginn in einem erstaunlich hohen Prozentsatz ihrer Fälle an, so zum Beispiel GLOBUS und MELTZER (1942) in 33 von 57 Fällen (= 58%), HARE und SCHWARZ (1934) in 36 von 100 Fällen (= 36%). Es geht aber aus den Arbeiten nicht ganz klar hervor, wie von diesen Autoren der Begriff genau definiert wurde. Von einem apoplektiformen Beginn sollte man eigentlich nur dann sprechen, wenn es aus voller Gesundheit plötzlich zu einem schwerstkranken Zustand mit Hemiplegie kommt.

Es darf aber hier nicht unerwähnt bleiben, daß ein derartiger apoplektiformer Beginn auch bei anderen primären Hirntumoren, ja sogar bei gutartigen, vorkommt. STENDER hat dieses Problem 1938 an dem großen Tumormaterial der FOERSTERschen Klinik eingehend bearbeitet. In einem Gesamtmaterial von 600 verifizierten Hirntumoren fanden sich insgesamt 12 mit apoplektiformem Beginn. Es überrascht, daß nur einer von ihnen metastatischer Natur war. Besonders interessant ist, daß nicht weniger als 6, also genau die Hälfte dieser 12 Fälle, gutartige Hirntumoren waren:

2 Astrozytome, 1 Meningeom und 1 Spongioblastom (alle 4 im rechten Stirnhirn!) sowie 2 Hämangiome. Als wichtigster Faktor für derartig apoplektiformes Einsetzen der ersten zerebralen Krank-

heitszeichen wird von STENDER die Tendenz mancher Tumoren zu akut auftretendem Hirnödem bezeichnet. Als weitere Ursachen werden Blutungen genannt, meist im Sinne von Punktblutungen, besonders bei malignen Tumoren, seltener nach Art der Massenblutungen, dies vor allem bei Hämangiomen. Einen Arterienverschluß mit nachfolgender Erweichung konnte STENDER bei den eigenen Fällen nicht nachweisen.

Es erscheint wichtig, an dieser Stelle auf diese Untersuchungen aufmerksam zu machen, da offensichtlich der akute apoplektiforme Beginn eines Krankheitsbildes, welches sich später als tumorbedingt herausstellt, nicht ohne weiteres dazu berechtigt, mit überwiegender Wahrscheinlichkeit einen bösartigen Prozeß zu diagnostizieren und vielleicht therapeutisch zu resignieren. Von unseren 158 Hirnmetastasenfällen war nur in 4 Fällen der Beginn der Krankheitserscheinungen so akut (innerhalb 48 Stunden), daß man von einem „apoplektiformen" Beginn sprechen konnte. Andere Autoren berichten von einem höheren Prozentsatz. So begannen 12 der 195 Fälle SIMIONESCUS (1960) = 6,4% apoplektiform mit einer akuten Hemiparese. Dieser Prozentsatz entspricht auffallend genau den Angaben von TÖNNIS, der 1961 bei einem Gesamtmaterial von 4000 Hirntumoren aller Art die Fälle mit apoplektiformem Beginn zusammenstellte. Am häufigsten war ein solcher apoplektiformer Beginn bei den Hirnmetastasen mit 6,5% (8 von 123 Fällen) und bei den Glioblastomen mit 6,0% (24 von 403 Fällen). In absteigender Reihenfolge folgten dann die Oligodendrogliome mit 2,9%, die Ependymome mit 2,8% sowie die Hypophysenadenome mit 0,8%. Auch aus dieser Statistik ist also ersichtlich, daß apoplektiformer Beginn des Krankheitsbildes bei der Summe aller gutartigen oder wenigstens bedingt gutartigen Hirntumoren fast ebenso häufig vorkommt wie bei den ausgesprochen bösartigen Glioblastomen und Hirnmetastasen.

Hier müssen auch noch jene Fälle besprochen werden, bei denen mittlere oder sogar größere Hirngefäße durch embolisch verschleppte Häufchen von Tumorzellen akut verschlossen werden ohne andere tumoröse Manifestationen im intrakraniellen Raum (BUSSE 1903, THOMPSON und EVANS 1929, STORJOHANN 1932). Wie häufig ein derartiges Ereignis sein dürfte, geht daraus hervor, daß in einem größeren Untersuchungsmaterial von 317 Fällen mit malignen Körpertumoren allein in 12 Fällen von Hirnerweichungsherden organisierte Geschwulstthromben in größeren Hirngefäßen autoptisch nachgewiesen werden konnten (MÜLLER und WOCHNIK 1961). Da die wahre Ursache dieser „Apoplexien" meist nur durch sehr sorgfältige, histopathologische Untersuchungen geklärt werden kann, dürfte sie in den meisten Fällen unerkannt bleiben (vgl. S. 21). Es liegt auf der Hand, daß solche Befunde nicht nur theoretisch interessant sind, sondern daß sie gleichzeitig die plausible Lösung manches Rätsels darstellen, dem wir in der Klinik gegenüberstehen. Als Neurochirurg bekommt man diese Fälle natürlich nur ausnahmsweise zu sehen.

Wurden bisher nur diejenigen Möglichkeiten für die Entwicklung des klinischen Beginnes und des weiteren Verlaufs des zerebralen Krankheitsbildes besprochen, die sich aus der Annahme einer solitären Tumorzellembolie ergeben, so muß nunmehr noch auf diejenigen eingegangen werden, die sich bei multiplen und immer neuen Zellembolien vorstellen lassen. Wie im pathologisch-anatomischen Teil dargelegt wurde, können wir nur in etwa einem Drittel der Fälle damit rechnen, daß die Hirnmetastasierung eines bösartigen Tumors solitär erfolgt und bis zum Ende auch solitär bleibt. Bei etwa zwei Drittel der Fälle kommt es entweder gleich von Anfang an oder in mehr oder weniger kurzen Abständen zur Einstreuung weiterer Tumorzellherde und damit zur Ausbildung multilokulärer Metastasen. Es ist klar, daß damit das klinische Bild eine zusätzliche Vervielfältigung seiner Erscheinungsmöglichkeiten erhalten muß, deren einzelne Möglichkeiten unmöglich bis zu Ende durchgedacht werden können. Relativ leicht kann die klinische Erkennung derartiger multipler Herde im Gehirn in den seltenen Fällen sein, in welchen diese in räumlich weit voneinander getrennt liegenden funktionell hochwertigen Regionen lokalisiert sind, zum Beispiel in der Regio calcarina der einen Hirnhälfte und der Regio rolandica der anderen. Viel häufiger aber ist es, daß nur ein Herd in einer klinisch wertvollen Region liegt, ein zweiter oder weitere Herde in stummen Gebieten. Nicht selten ist es dann so, daß eine der kleineren Metastasen etwa von Kirsch- oder gar nur von Kirschkerngröße das klinische Bild so beherrscht, daß sie die Aufmerksamkeit des Arztes völlig auf sich lenkt, während eine viel größere, ja vielleicht die tödliche Metastase, in einem stummen Gebiet unerkannt bleibt. Die bereits bei den Solitärmetastasen besprochenen zusätzlichen Komplikationsmöglichkeiten, wie akut intermittierend auftretende Ödeme, Blutungen oder Erweichungen, sind natürlich bei multipel lokalisierten Tumorherden in genau der gleichen Weise gegeben und vervielfältigen weiterhin die unzähligen Möglichkeiten eines unberechenbaren klinischen Verlaufs.

Bei dieser geradezu unübersehbaren Vielfalt der pathologisch-anatomischen Gegebenheiten, wie sie sich uns bei den Hirnmetastasen bösartiger Geschwülste darbietet, ist es fast überraschend, daß sich trotz allem doch auch für dieses buntschillernde Krankheits-

bild einige Gesetzmäßigkeiten des klinischen Verlaufs aufstellen lassen, die die Beurteilung solcher Fälle erleichtern und vielleicht sogar
in mancher Hinsicht schon klinisch mit einer gewissen Wahrscheinlichkeit eine Diagnose zulassen. Auch gibt das klinische Bild und
der Verlauf oft schon gewisse Hinweise darauf, daß es sich in einem
bestimmten Fall um eine solitäre oder um multiple Hirnmetastasen
handeln könnte.

Im folgenden soll nunmehr versucht werden, die wichtigsten Besonderheiten des klinischen Bildes der Hirnmetastasen bösartiger
Geschwülste, soweit sie sich aus den bisher vorliegenden Angaben
der Literatur und aus den eigenen Beobachtungen ergeben, zusammenzustellen.

*a) Initialsymptome intrakranieller Metastasen bösartiger Geschwülste*

Eine ganze Reihe von Autoren hat in ihren Arbeiten zum Teil sehr
detaillierte Angaben über die Initialsymptome intrakranieller Metastasen und bösartiger Geschwülste gemacht. Diese Angaben wurden in Tab. 25 zusammengestellt. Wenn auch eine Trennung nicht
immer ganz scharf möglich ist, so lassen sich diese Initialsymptome
doch in zwei Hauptgruppen einteilen: die zerebralen Allgemeinsymptome und die (zerebralen) Herdsymptome. Zu den zerebralen Allgemeinsymptomen wurden Kopfschmerz, Brechreiz und
Erbrechen, Schwindel, psychische Veränderungen, generalisierte
epileptische Anfälle und Ohnmachtsanfälle gerechnet. Wir sind uns
klar darüber, daß eine Zusammenfassung all dieser Symptome unter
dem Überbegriff der Allgemeinsymptome nicht immer ganz korrekt
sein dürfte. So wurde schon erwähnt, daß Kopfschmerz in manchen
Fällen nicht Ausdruck eines allgemeinen Hirndrucks, sondern eines
lokalen Reizzustandes sein kann. Hirndruck dürfte aber doch wohl
die häufigere Ursache eines Kopfschmerzes sein. Ähnlich könnte es
sich auch mit einigen anderen Symptomen wie Brechreiz und vor
allem auch den psychischen Veränderungen verhalten. Trotz alledem
schien es zu verantworten, diese Symptome in die Gruppe der Allgemeinsymptome zusammenzufassen. Ziemlich eindeutig um zerebrale Herdsymptome dürfte es sich bei Mono- oder Hemiparesen,
aphatischen Störungen, Ataxien, fokalen epileptischen Anfällen sowie peripheren Hirnnervenstörungen handeln.

Wie sich nunmehr aus Tab. 25 ergibt, ist Kopfschmerz in einer
Häufigkeit von 44% bei weitem das häufigste aller Initialsymptome
zerebraler Tumormetastasen. Wesentlich seltener sind mono- oder
hemiparetische Erscheinungen: Aus der Gesamtheit der bisher veröffentlichten Statistiken ergibt sich für dieses Initialsymptom nur

Tabelle 25. *Initialsymptome bei Patienten mit Hirnmetastasen*

| Autor | Art der Klinik | Gesamt-zahl der Fälle | Zerebrale Allgemeinsymptome | | | | | |
|---|---|---|---|---|---|---|---|---|
| | | | Kopf-schmerzen | Brechreiz und Erbrechen | Schwindel-gefühl | Psychische Verände-rungen | Generalisiert-epileptische Anfälle | Ohnmachts-anfälle |
| GRANT (1926) | Neurochir. | 49 | 30=61% | 11=22% | | 13=27% | | |
| HARE und SCHWARZ (1939) | Neurol. | 95 | 45=47% | 9= 9% | 2= 2% | 9= 9% | 7= 7% | |
| GLOBUS und MELTZER (1942) | Neurol. | 57 | 14=25% | | | 5= | ? siehe bei fok. Anf. | |
| BAKER (1942) | Neurol. | 97 | | | | | 5= 5% | |
| RUPP (1948) | Neur. Path. | 42 | 12=28% | 5=12% | | 10=24% | 6=14% | |
| STÖRTEBECKER (1954) | Neurochir. | 158 | 69=44% | 1= 1% | 10= 8% | 10= 8% | 7= 4% | |
| PETIT-DUTAILLIS (1956) | Neurochir. | 107 | 45=41% | | 2= 2% | 15=14% | | |
| RISER und LAZORTHES (1956) | Neurochir. | 45 | | | | 4= 9% | | |
| SIMIONESCU (1960) | Neurochir. | 195 | | | | 35=18% (ohne Hirndr.) | ? siehe bei fok. Anf. | |
| PENZHOLZ (1967) | Neurochir. | 158 | 75=48% | 26=17% | 18=11% | 16=10% | 4= 3% | 3=2% |
| Zahl der speziell verwertbaren Fälle | | | 665 | 501 | 517 | 905 | 549 | 158 |
| davon hatten | | | 290=44% | 52=10% | 32= 6% | 117=13% | 29= 5% | 3=2% |

| Autor | Art der Klinik | Gesamt-zahl der Fälle | Zerebrale Herdsymptome | | | | | |
|---|---|---|---|---|---|---|---|---|
| | | | Mono- und Hemiparesen | Aphatische Störungen | Gang-unsicherheit, Ataxie | Fokale epileptische Anfälle | Hirn-nerven-störungen | Seh-störungen |
| GRANT (1926) | Neurochir. | 49 | 18=38% | | | | | 10=20% |
| HARE und SCHWARZ (1939) | Neurol. | 95 | 10=11% | 3= 3% | | 3= 3% | | 6= 6% |
| GLOBUS und MELTZER (1942) | Neurol. | 57 | 8=14% | | | 2= 4% (gen. + fok.) | | 4= 7% |
| BAKER (1942) | Neurol. | 97 | | | | 2= 2% | | |
| RUPP (1948) | Neur. Path. | 42 | 10=24% | | | 1= 2% | | |
| STÖRTEBECKER (1954) | Neurochir. | 158 | 13= 8% | 8= 5% | | 28=18% | | 8= 5% |
| PETIT-DUTAILLIS (1956) | Neurochir. | 107 | 16=15% | 1= 1% | | 17=16% | | 3= 3% |
| RISER und LAZORTHES (1956) | Neurochir. | 45 | | 3= 7% | | 5=11% | | |
| SIMIONESCU (1960) | Neurochir. | 195 | 30=15% | 24=12% | 9=5% | 49=25% | | |
| PENZHOLZ (1967) | Neurochir. | 158 | 39—25% | 5= 3% | 5=3% | 17=11% (gen. + fok.) | 7=4% | 4= 3% |
| Zahl der speziell verwertbaren Fälle | | | 860 | 757 | 352 | 953 | 157 | 623 |
| davon hatten | | | 144=17% | 44= 6% | 14=4% | 124=13% | 7=4% | 35= 6% |

eine Häufigkeit von 17%, im eigenen Krankengut von 25%. In wiederum ziemlich weitem Abstand folgen dann fokale epileptische Anfälle und psychische Veränderungen mit je 13%. Mit fast der gleichen Häufigkeit — im Gesamtkrankengut in 10%, im eigenen Beobachtungsgut in 17% aller Fälle — tritt Brechreiz oder Erbrechen als Erstsymptom in Erscheinung. Bei unseren 26 Fällen, welche dieses Initialsymptom darboten, fand sich ausnahmslos gleichzeitig Kopfschmerz, so daß sich diese 26 Fälle sowohl unter der Rubrik Kopfschmerz als auch unter der Rubrik Brechreiz und Erbrechen finden. Ähnlich ist das Symptom „Schwindelgefühl", wenn es als Initialsymptom auftritt, praktisch immer mit Kopfschmerz gekoppelt, so daß auch diese 18 Fälle unseres Krankengutes gleichzeitig in der Spalte Kopfschmerz und in der Spalte Schwindelgefühl erscheinen. Mit einer etwa gleichen, sehr niedrigen Häufigkeit zwischen 4 und 5% treten als Initialsymptome in Erscheinung: generalisierte epileptische Anfälle, aphatische Störungen, Gangunsicherheit und Ataxie, periphere Hirnnervenstörungen sowie Sehstörungen. 3 unserer 158 Fälle hatten mehr oder weniger lange vor dem Auftreten anderer Zeichen einen oder mehrere „ohnmachtsartige Zustände", deren Ätiologie im einzelnen schwer zu deuten ist. Sehstörungen als Initialsymptom dürften meist auf Metastasierungen im Bereich der Sehbahnen beruhen, da sie jedenfalls in den 4 Fällen der eigenen Beobachtungsreihe zunächst nicht mit Kopfschmerzen oder anderen Hirndruckzeichen gekoppelt waren.

Interessant ist auch, daß in denjenigen Fällen unseres Beobachtungsgutes, in denen mono- oder hemiparetische Erscheinungen (27 Fälle), fokale Anfälle (10 Fälle) oder beides mehr oder weniger gleichzeitig (6 Fälle) als Erstsymptom beobachtet wurden, zunächst, mitunter sogar für lange Zeit, Kopfschmerz oder andere Hirndruck·zeichen fehlten. In diesen Fällen hat wahrscheinlich die erste Tumorzelleinstreuung direkt in den motorischen Hirnrindenzentren oder ihren Bahnen stattgefunden. Etwa das gleiche gilt für die Fälle, die mit anderen Herdsymptomen einsetzten, und übrigens auch für die wenigen Fälle, die als erstes Zeichen der zerebralen Erkrankung einen generalisierten, epileptischen Anfall darboten. Diejenigen Fälle, die als erstes Zeichen psychische Veränderungen aufwiesen, hatten zu etwa 50% Kopfschmerz, zu 50% keinen. Psychische Veränderungen als Initialsymptom zerebraler Metastasen dürften demnach wohl zu einem gewissen Teil hirndruckbedingt sein.

Nach dieser Aufzählung und Analyse der Initialsymptome wäre es naheliegend, in zeitlicher Reihenfolge den weiteren Verlauf dieses Krankheitsbildes zu verfolgen. Es erscheint aber zweckmäßiger, diese Besprechung auf einen späteren Abschnitt zu verschieben und sie mit der Analyse der klinischen Bilder bei der stationären Aufnahme abzuhandeln.

Erst wollen wir uns noch der Frage zuwenden, wie schnell das zerebrale Krankheitsbild fortzuschreiten pflegt, bis es zur stationären Aufnahme in einer neurologischen oder neurochirurgischen Klinik kommt. Diese „Länge der zerebralen Anamnese" ist für den Kliniker ein wichtiger Anhaltspunkt für den Grad der Bösartigkeit des Prozesses, mit dem er es im einzelnen Falle zu tun hat, und vielleicht auch ein wichtiges Differentialdiagnostikum gegenüber anderen Erkrankungen.

### b) Länge der zerebralen Anamnese

Über die Länge der Anamnese bei Hirnmetastasen bösartiger Tumoren wurden von zahlreichen Autoren Angaben gemacht, welche in sehr hohem Maße miteinander übereinstimmen. Wie aus Tab. 26,

Tabelle 26. *Länge der zerebralen Anamnese bei*

| | Zahl der Fälle | 1 Monat | 2—3 Monate |
|---|---|---|---|
| ELKINGTON (1935) ................... | 17 | 6=35% | 5=29% |
| GERMAN (1938) ..................... | 14 | 0= 0% | 4=29% |
| HARE und SCHWARZ (1939) .......... | 100 | 30=30% | 44=44% |
| LORENZ (1951) ..................... | 21 | 6=29% | 4=19% |
| GÄRTNER (1955) .................... | 74 | 29=39% | 19=25% |
| LEITHOLF und KUHLENDAHL (1957) .... | 100 | 36=36% | 30=30% |
| PAPO u. a. (1957) .................. | 162 | 55=34% | 64=39,5% |
| SIMIONESCU (1960) .................. | 195 | 36=19% | 84=43% |
| MÜLLER (1961) ..................... | 70 | 27=38% | 21=30% |
| BRIHAYE (1961) .................... | 156 | 68=44% | 19=12% |
| PENZHOLZ (1967) ................... | 156 | 25=16% | 84=54% |
| Summe .............................. | 1065 | 318=30% | 378=36% |

696=66%

letzte Spalte, ersichtlich ist, betrug die durchschnittliche Länge der zerebralen Anamnese, das heißt der Zeitraum zwischen dem Auftreten der ersten zerebralen Symptome und der Klinikaufnahme bei unseren 158 Fällen 4,3 Monate. Genau den gleichen Durchschnittswert errechnete 1960 SIMIONESCU bei ihren 195 Fällen. Auch andere Autoren fanden fast identische Werte mit einer unteren Grenze bei 3 und einer oberen bei 5 Monaten.

In die gleiche Tabelle wurde die Anamnesendauer, eingeteilt in einzelne Zeitspannen, wie sie von den verschiedenen Autoren angegeben wurden, eingetragen. Es ergibt sich daraus, daß bei fast einem Drittel (30%) aller Hirnmetastasenträger die Anamnese kürzer als

4 Wochen und bei fast zwei Drittel (66%) kürzer als 3 Monate war. Wichtig ist, daß immerhin bei 9% aller Patienten eine zerebrale Anamnese von mehr als 6 Monaten und bei 3 sogar von mehr als einem Jahr zu konstatieren war. Eine so lange zerebrale Anamnese von mehr als einem Jahr — in zwei unserer Fälle war sie sogar länger als 3 Jahre! — ist also auch bei Hirnmetastasenträgern durchaus keine extreme Seltenheit, jedenfalls in derjenigen Auswahl von Patienten, wie man sie als Hirnchirurg zu sehen bekommt.

Es schien nunmehr von Interesse, der Frage nachzugehen, ob sich die Hirnmetastasen *verschiedener Primärtumoren* hinsichtlich der Länge ihrer zerebralen Anamnese wesentlich voneinander unterscheiden. Soweit Angaben hierüber in der Literatur vorliegen, wurden diese zusammen mit den eigenen Werten in Tab. 27 eingetragen. Es überrascht nicht, daß die als besonders bösartig bekannten Bronchialkarzinome in einem sehr hohen Prozentsatz (77% der Fälle!)

*Patienten mit Hirnmetastasen maligner Tumoren*

| 3—6 Monate | 6—12 Monate | 1—2 Jahre | 2—3 Jahre | Mehr als 3 Jahre | Unbekannt | Durchschnitt |
|---|---|---|---|---|---|---|
| 4=24% | 2=12% | | | | | 4 Mon. |
| 5=35% | 5=36% | | | | | |
| 15=15% | 3= 3% | 6= 6% | | | 2= 2% | |
| 5=24% | 4=19% | 2= 7% | | | | |
| 17=24% | 6= 8% | 2= 3% | 1=1% | | | |
| 27=27% | 4= 4% | | | | 3= 3% | |
| 23=14% | 19=12% | 1=0,5% | | | | |
| 29=15% | 18= 9% | 8= 4% | 4=2,0% | | 16= 8% | 4,3 Mon. |
| 21=31% | | | | | 1= 1% | |
| | | | | | 69=44% | |
| 34=22% | 6= 4% | 3= 2% | 2=1% | 2=1% | | 4,3 Mon. |
| 180=17% | 67= 6% | 31=3% | | | 91= 8% | |

kurze zerebrale Anamnesen von unter 3 Monaten hatten, während die offensichtlich langsamer wachsenden Metastasen der Mammakarzinome und der Hypernephrome derartig kurze Anamnesen (weniger als 3 Monate) nur in 65% bzw. 66% der Fälle aufwiesen. Besonders wichtig scheint die Tatsache, daß Anamnesen von länger als einem Jahr praktisch nur bei Metastasen des Mammakarzinoms und des Hypernephroms, in beiden Fällen sogar fast überraschend häufig (9% bzw. 17% der Fälle) gefunden wurden. Diese Tatsache ist ein sehr wichtiger Hinweis für den außerordentlich langsamen und gutartigen Verlauf von Hirnmetastasen beim Mammakarzinom und Hypernephrom, wenigstens in einem gewissen Teil der Fälle.

Tabelle 27. *Länge der zerebralen Anamnese bei Patienten mit Hirnmetastasen verschiedener Primärtumoren*

*a) Bronchialkarzinom*

| | Zahl der Fälle | 1 Monat | 2—3 Monate | 3—6 Monate | 6—12 Monate | 1—2 Jahre | 2—3 Jahre | 3 Jahre |
|---|---|---|---|---|---|---|---|---|
| FRIED und BUCKLEY (1930) .... | 15 | 5=33% | 6=40% | 3=20% | 1= 7% | — | — | |
| KING und FORD (1942) ........ | 20 | 10=50% | 6=30% | 2=10% | 2=10% | — | — | |
| MÜLLER und WOCHNIK (1961) .. | 39 | 20=50% | 13=33% | 6=16% | — | — | — | |
| PENZHOLZ (1967) ............. | 73 | 14=19% | 38=52% | 16=22% | 3= 4% | 2=3% | | |
| Summe ... | 147 | 49=33% | 63=44% | 27=18% | 6= 4% | 2=1% | 0 | 0 |
| | | | 112=77% | | 33=22% | | 2=1% | |

*b) Mammakarzinom*

| | Zahl der Fälle | 1 Monat | 2—3 Monate | 3—6 Monate | 6—12 Monate | 1—2 Jahre | 2—3 Jahre | 3 Jahre |
|---|---|---|---|---|---|---|---|---|
| GERMAN (1938) ............... | 3 | | 2=66% | | 1=33% | | | |
| PENZHOLZ (1967) ............. | 20 | 4=20% | 9=45% | 4=20% | 1= 5% | | 1=5% | 1=5% |
| Summe ... | 23 | 4=17% | 11=48% | 4=17% | 2= 9% | 0 | 1=4,5% | 1=4,5% |
| | | | 15=65% | | 6=26% | | 2=9% | |

*c) Hypernephrom*

| | Zahl der Fälle | 1 Monat | 2—3 Monate | 3—6 Monate | 6—12 Monate | 1—2 Jahre | 2—3 Jahre | 3 Jahre |
|---|---|---|---|---|---|---|---|---|
| PENZHOLZ (1967) ............. | 12 | 0 | 8=66% | 1=8,5% | 1=8,5% | 1=8,5% | 1=8,5% | |
| | | | 8=66% | | 2=17% | | 2=17% | |

*d) Melanom*

| | Zahl der Fälle | 1 Monat | 2—3 Monate | 3—6 Monate | 6—12 Monate | 1—2 Jahre | 2—3 Jahre | 3 Jahre |
|---|---|---|---|---|---|---|---|---|
| GROS und ROILGEN (1956) ..... | 5 | 3=60% | 1=20% | 0 | 1=20% | 0 | 0 | 0 |
| PENZHOLZ (1967) ............. | 12 | 3=25% | 7=58% | 2=17% | 0 | 0 | 0 | 0 |
| Summe ... | 17 | 6=35% | 8=47% | 2=12% | 1= 6% | | | |
| | | | 14=82% | | 3=18% | | | |

*e) Intestinaltrakt*

| | Zahl der Fälle | 1 Monat | 2—3 Monate | 3—6 Monate | 6—12 Monate | 1—2 Jahre | 2—3 Jahre | 3 Jahre |
|---|---|---|---|---|---|---|---|---|
| GERMAN (1938) ............... | 3 | 0 | 2=67% | 0 | 1=33% | 0 | 0 | 0 |
| PENZHOLZ (1967) ............. | 9 | 2=22% | 6=67% | 1 | 0 | 0 | 0 | 0 |
| Summe ... | 12 | 2=17% | 8=66% | 1=8,5% | 1=8,5% | 0 | 0 | 0 |
| | | | 10=83% | | 2=17% | | | |

Diese Frage des „*spontan-chronischen Verlaufs*" solcher Fälle ist von so großer praktischer Wichtigkeit, daß es gerechtfertigt erscheint, unsere eigenen Fälle mit Anamnesen von länger als einem Jahr und entsprechende Beobachtungen aus der Literatur hier aufzuführen.

## Mammakarzinommetastasen

### Eigene Beobachtungen:

*Fall 9:* N., Hildegard, Krbl.-Nr. 4535/60. 50jährige Frau. Vor *2 Jahren* (!) Jacksonanfall links, danach allmähliche Entwicklung einer linksseitigen Hemiparese. Wegen hinzutretender psychischer Störungen vor eineinhalb Jahren Aufnahme in einer neurologischen Klinik. Angiographisch wurde damals ein walnußgroßer, angefärbter Tumor rechts parietal nachgewiesen, wahrscheinlich Metastase eines 5 Jahre zuvor operierten Mammakarzinoms. Wegen eines gleichzeitig bestehenden Pleuraergusses nur zytostatische Behandlung mit Endoxan. Darauf erstaunlich gute Rückbildung der Hemiparese und Verschwinden des Pleuraergusses. Erst über ein Jahr später mußte die Patientin wegen Verschlechterung ihres Zustandes (wieder Kopfschmerzen und Hemiparese links) erneut stationär aufgenommen werden. Die Kontrollangiographie ergab praktisch den gleichen Tumor rechts parietal, der nur minimal gewachsen war. Eine erneute Endoxan- und Strahlenbehandlung hatte nun keinen Erfolg mehr. Eine generalisierte Tumoraussaat beendete das Leben 2 Jahre nach Beginn der zerebralen Symptome.

*Fall 10:* T., Herta, Krbl.-Nr. 3616/56. Die 53jährige, vor 7 Jahren mammaamputierte Patientin erkrankte vor *3 Jahren* an allmählich zunehmenden Kopfschmerzen und Schwindelgefühl. Seit 1½ Jahren kam es zu einer ganz langsam fortschreitenden Hemiparese rechts, so daß sie vor 1 Jahr ihre Arbeit als Montiererin aufgeben mußte. Eine stationäre Durchuntersuchung zu diesem Zeitpunkt in einer Nervenklinik ergab pneumenzephalographisch das typische Bild eines links parietalen, parasagittalen Tumors (Abb. 8). Sie lehnte eine Operation ab. Erst als ihre Beschwerden durch den ansteigenden Hirndruck unerträglich geworden waren, wurde sie bei uns stationär aufgenommen. Kontrastmitteluntersuchungen ergaben, daß der linke parietale Tumor inzwischen erheblich gewachsen war (Abb. 9). Die bereits stark reduzierte Patientin verstarb bei der Operation. Es hatte sich um eine hühnereigroße *Durametastase* an der Falx gehandelt. Sektion: Keine weiteren Kar-

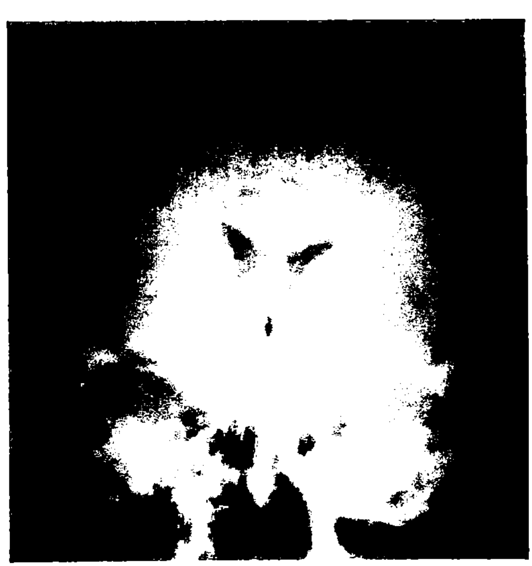

Abb. 8. Sehr langsames Wachstum einer solitären Durametastase eines Mammakarzinoms links parasagittal von der Falx ausgehend. Pneumenzephalogramm vom 11. 10. 1955 (Fall 10, S. 89)

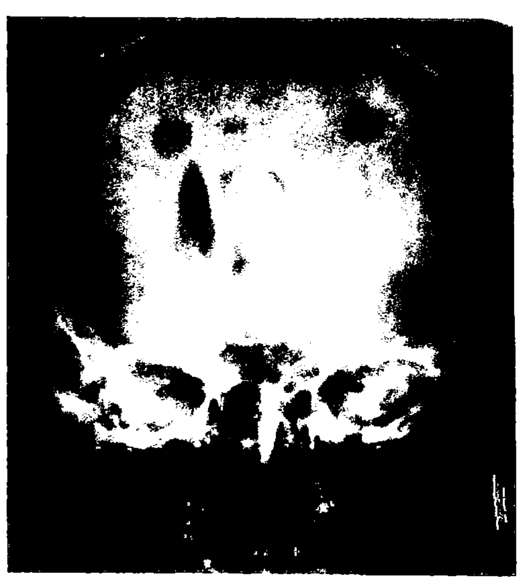

Abb. 9. Pneumenzephalogramm des gleichen Falles vom 23. 7. 1956, fast 9 Monate später (Fall 10, S. 89)

zinomherde im Körper! Wäre diese Patientin 1 Jahr früher zur Operation gekommen, hätte sie vielleicht „geheilt" werden können!

Über ähnliche chronische Verläufe bei Metastasen des Mammakarzinoms berichten RISER und LAZORTHES (1956).

1. 42jährige Frau. Vor 6 Jahren Mamma-Amputation. Vor *3 Jahren* ganz vereinzelt Jacksonanfälle links, im letzten Jahr etwas häufiger. Bei der Operation fand sich eine 6 × 7 cm große Karzinommetastase rechts frontobasal. Exitus post op.

2. 51jährige Frau. Vor 9 Jahren Mamma-Amputation, seit *5 Jahren* langsam zunehmende Hemianopsie nach links ohne Hirndruck. Seit ½ Jahr Paraplegie durch spinale Metastasen. Exitus ohne Operation. Sektion: 4 × 4 cm große intrakranielle Solitärmetastase rechts temporal.

Auch LESSE und NETSKY (1954) beobachteten bei intrakraniellen Metastasen des Mammakarzinoms ohne Operation Verläufe von maximal *4 Jahren*.

### Hypernephrommetastasen

*Fall 11:* St., Max, Krbl.-Nr. 3425 I/60. 67jähriger Mann. Seit *2 Jahren* langsam progrediente Hemiparese links. Seit 1 Jahr fest bettlägerig. Die Karotisangiographie ergab damals eine glioblastomartige, unscharf begrenzte, etwa mandarinengroße Tumoranfärbung. Unter der Annahme eines inoperablen Glioblastoms — von einem Primärtumor war nichts bekannt — wurde eine Operation abgelehnt. Eine Kontrollangiographie 1 Jahr später zeigte die gleiche Tumoranfärbung, nur erheblich größer. An fortschreitender Kachexie verstarb der Patient. Die Sektion ergab, daß es sich um eine apfelgroße *Solitärmetastase* eines klinisch nicht nachgewiesenen Hypernephroms gehandelt hatte.

Ein Fall einer angiographisch besonders schön angefärbten Metastase eines Hypernephroms wird durch die Neurologische Abteilung des Städtischen Krankenhauses Berlin-Neukölln (Chefarzt Dr. H. LANGE-COSACK) schon seit vier Jahren verfolgt. Da dieser Fall zugleich ein wichtiges Beispiel für die Wirksamkeit nichtoperativer Behandlungsmaßnahmen darstellt, erscheint seine genauere Schilderung angebracht.

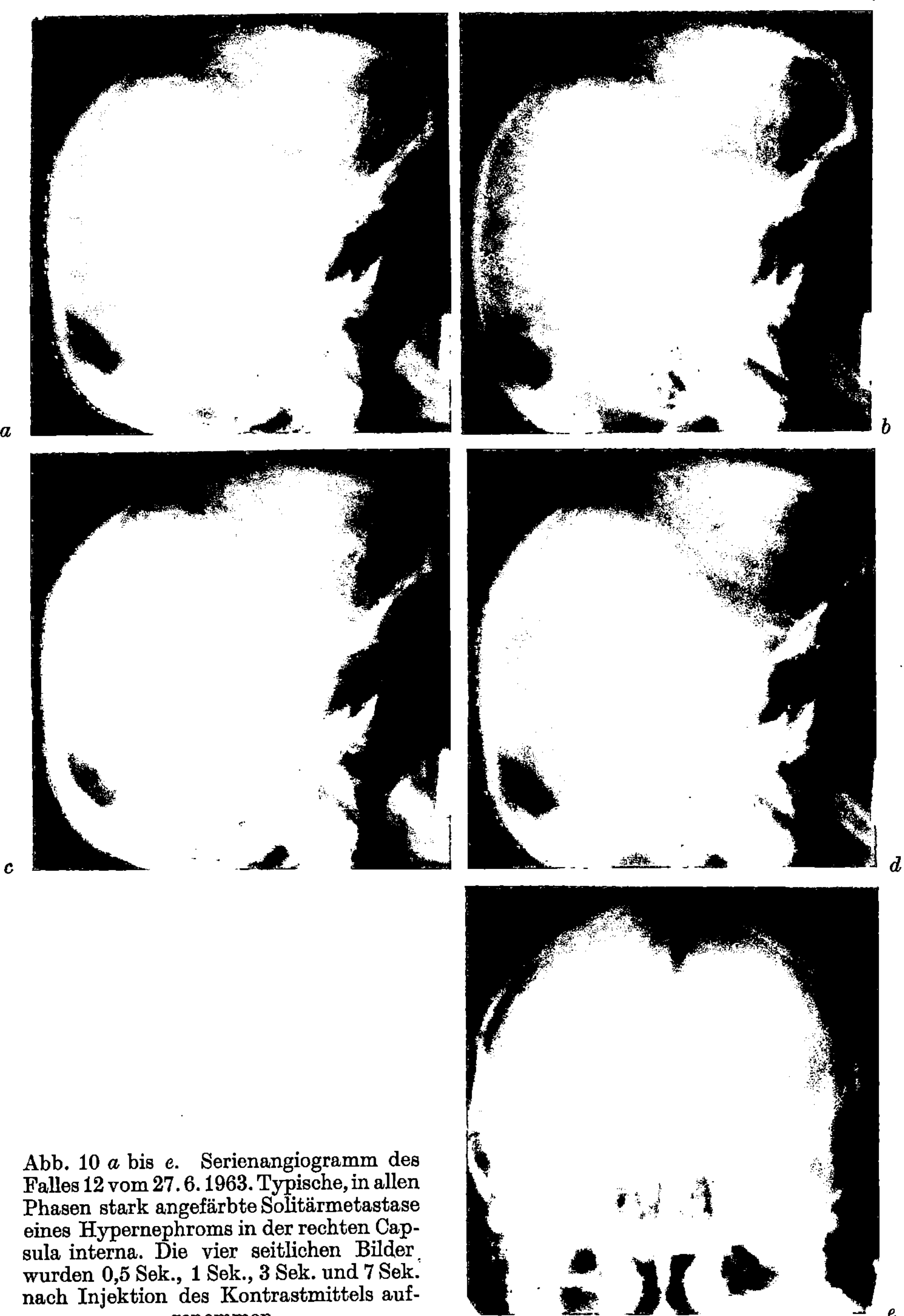

Abb. 10 *a* bis *e*. Serienangiogramm des Falles 12 vom 27. 6. 1963. Typische, in allen Phasen stark angefärbte Solitärmetastase eines Hypernephroms in der rechten Capsula interna. Die vier seitlichen Bilder wurden 0,5 Sek., 1 Sek., 3 Sek. und 7 Sek. nach Injektion des Kontrastmittels aufgenommen

*Fall 12:* L., Else, Krbl.-Nr. 1491/67. 1953: Nephrektomie rechts wegen Hypernephroms. 10 Jahre später, Mitte April 1963, erkrankte die damals 65jährige Frau an einer rasch progredienten Hemiparese links. Karotisangiographie vom 27. 6. 1963 (Abb. 10 *a—e*): Von der ersten bis zur letzten Phase deutlich sichtbare,

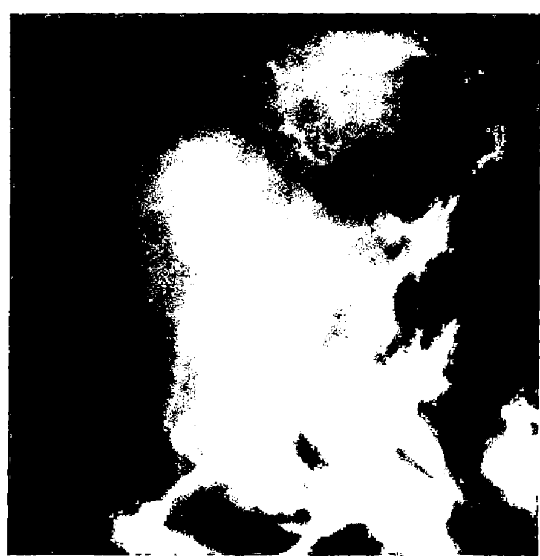 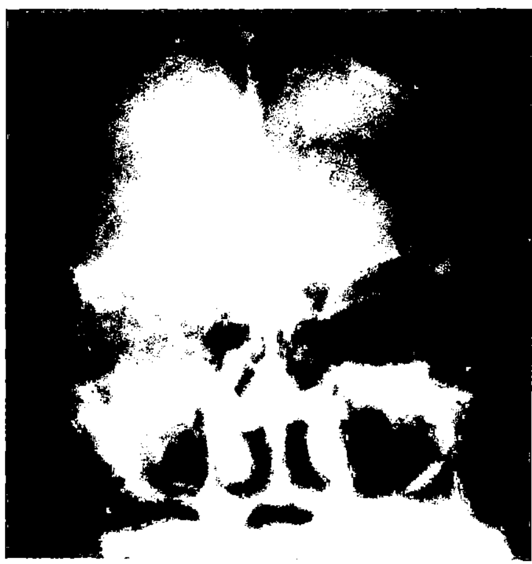

*f*                 *g*

Abb. 10 *f* und *g*. Angiogramm des gleichen Falles 12, 1½ Jahre später (5. 11. 1964). Nur frühvenöse Phase. Der Tumor ist praktisch gleich groß geblieben

ovaläre Tumoranfärbung. Da eine operative Behandlung nicht angebracht erschien, wurde die Patientin zunächst einer intensiven zytostatischen und später einer Strahlenbehandlung unterworfen. Die linksseitige Hemiparese besserte sich unter dieser Behandlung nur minimal, so daß die Patientin praktisch bettlägerig blieb. Eine Kontrollangiographie vom 5. 11. 1964 ergab praktisch das gleiche Bild wie am 27. 6. 1963 (Abb. 10 *f* und *g*). Es erfolgte eine 2. Röntgenbestrahlung in der Zeit vom 29. 12. 1964 bis 9. 2. 1965. Auch jetzt blieb das neurologische Bild unverändert. Erst fast 2 Jahre später, im Januar 1967, hatte sich der Zustand der inzwischen 69jährigen Patientin so weit verschlechtert, daß sie nicht mehr das Bett verlassen konnte. Die linksseitige Hemiplegie war jetzt total. Überraschenderweise ergab eine Kontrollangiographie vom 10. 2. 1967 eine deutliche Verkleinerung der Tumoranfärbung (s. Abb. 10 *h* und *i*). Die trotzdem erfolgte klinische Verschlechterung muß an die Möglichkeit einer zusätzlichen Strahlenschädigung denken lassen.

Drei weitere intrakranielle Hypernephrommetastasen mit ungewöhnlich chronischem Verlauf werden noch später geschildert werden (Fall 17 und Fall 18, S. 155).

Eindrucksvoll ist auch ein Fall FOERSTERs, den dieser 1934 veröffentlichte: Ein Mann hatte seit *8 Jahren* an fokalen Anfällen des rechten Fußes gelitten, seit 1 Jahr bestand eine spastische Monoparese dieses Fußes. Die Operation ergab eine links parasagittal gelegene, kleine kortikale Metastase eines klinisch stummen Hypernephroms.

### Bronchialkarzinommetastasen

Bemerkenswert ist es, daß auch beim Bronchialkarzinom — wenn auch sicher seltener — ein sehr langsames Wachstum von Metastasen vorkommen kann. Wir selbst beobachteten 2 Fälle mit einer zerebralen Anamnese von mehr als einem Jahr, von denen der eine geschildert sei.

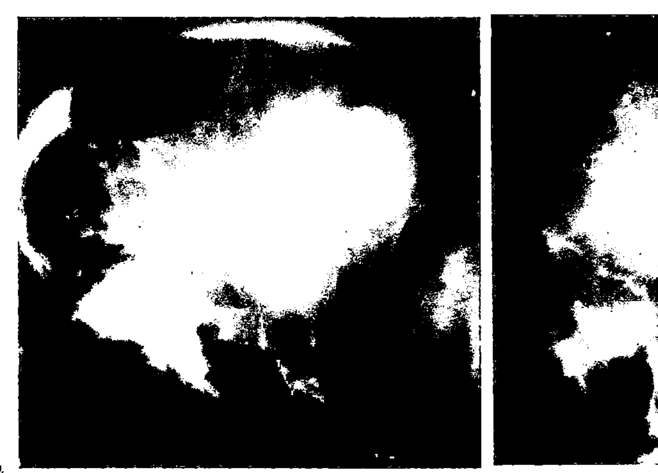
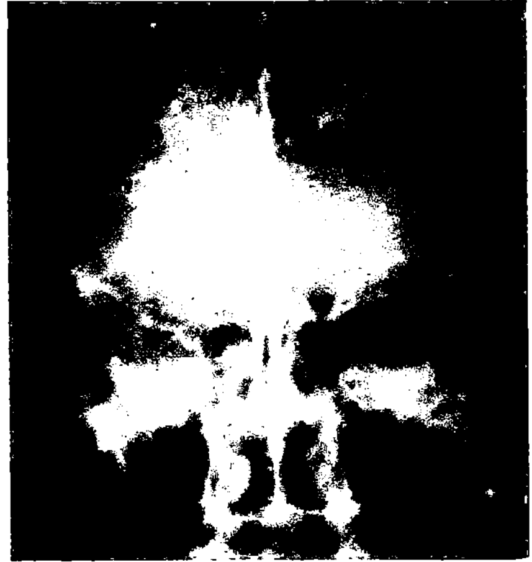

h

i

Abb. 10 *h* und *i*. Angiogramm ᴄes gleichen Falles 12, weitere 2 Jahre später (10. 2. 1967), nach einer zweiten Röntgenbestrahlung. Frühvenöse Phase. Die Tumoranfärbung ist kleiner und schwächer geworden

*Fall 13:* L., Werner, Krbl.-Nr. 12419/59. Bei dem 62jährigen Patienten waren vor 3 Jahren „tumoröse Drüsen" am rechten Lungenhilus gesehen und durch Bestrahlung beseitigt worden. *Seit 2 Jahren* kam es vereinzelt zu Jacksonanfällen rechts. Seit 3 Monaten langsam progrediente Hemiparese rechts. Bei der Operation fand sich ein weicher, blau-rötlicher Tumor links parieto-okzipital, der sich gut ausschälen ließ. Postoperativ gute Rückbildung der neurologischen Symptomatik und Entlassung im wesentlich gebesserten Zustand. Weiterer Verlauf nicht bekannt. Histologisch handelte es sich um ein „undifferenziertes Karzinom" (Prof. Dr. MASSHOFF).

Erinnert sei hier auch noch an den auf S. 15 ausführlich geschilderten Fall 3, welcher neurologische Herdsymptome, die mit dem späteren Sitz der Hirnmetastasen eines Bronchialkarzinoms übereinstimmten, schon 14 Jahre (!) vor Beginn des akuten Krankheitsbildes bemerkt hatte.

Einen Fall eines sehr chronischen Verlaufs einer Hirnmetastasierung bei einem Bronchialkarzinom beschrieben RISER und LAZORTHES 1956.

Ein 52jähriger Mann erkrankte im April 1940 an einem ersten generalisierten Krampfanfall — Lunge röntgenologisch o. B. —, dem im Dezember 1940 vier weitere Anfälle folgten. Erst ab Juni 1941 (14 Monate nach Beginn der zerebralen Symptome) progredienter Hirndruck. September 1941 Operation einer „abszeßartigen"

Metastase rechts frontal bei damals noch ungeklärtem Primärtumor. Erst im Juli 1942 Beginn von Armplexusschmerzen und Nachweis eines Bronchialkarzinoms links. Exitus Dezember 1942, 2½ Jahre nach Beginn der zerebralen Erscheinungen.

## Metastasen unbekannter Primärtumoren

Einer unserer Patienten mit unbekanntem Primärtumor hatte 6 Jahre vor der Aufnahme erstmals einen generalisierten epileptischen Anfall gehabt. Erst viel später war dann eine typische Hirntumorsymptomatik hinzugekommen.

In diesem Zusammenhang verdient auch ein Fall STENDERS erwähnt zu werden, den dieser in seiner Arbeit über den apoplektiformen Beginn von Hirntumoren genauer schilderte:

Eine 59jährige Frau erkrankte apoplektiform mit einer rechtsseitigen Hemiplegie, die sich aber in Kürze fast vollständig zurückbildete, so daß sie anschließend in der Lage war, noch *3 Jahre* lang leichte häusliche Arbeiten zu verrichten. Erst danach erneut Verschlechterung und Exitus. Die Sektion ergab eine kirschgroße Metastase eines unbekannten Primärtumors im linken Nucleus caudatus und Pallidum.

Im Hinblick auf die anderen eben zitierten Beobachtungen wäre zu erwägen, ob es sich nicht auch hier um einen Fall einer langen klinischen Latenz einer karzinomatösen Hirnmetastase gehandelt haben könnte.

Es schien uns gerechtfertigt und sogar notwendig, auf diese Fälle von außergewöhnlich chronischem Verlauf zerebraler Karzinommetastasen so ausführlich einzugehen, weil die Kenntnis dieser Dinge eine besonders wichtige Voraussetzung für die objektive Beurteilung eingesetzter Behandlungsmethoden darstellt, worauf wir in dem Kapitel über die Therapie noch zurückkommen werden.

Ob sich auch die Fälle mit *multiplen* und solche mit *solitären Hirnmetastasen* hinsichtlich der Länge ihrer zerebralen Anamnese voneinander wesentlich unterscheiden, ist von anderen Autoren nicht untersucht worden. Von unseren 13 Fällen mit einer zerebralen Anamnese von mehr als 6 Monaten hatten 10 = 77% Solitärmetastasen. Hat also ein Patient mit einer Hirnmetastase schon länger als 6 Monate zerebrale Symptome, so kann man offenbar mit einem sehr hohen Grad von Wahrscheinlichkeit damit rechnen, daß es sich um eine Solitärmetastase handelt.

## 2. Die neurologische Symptomatik bei der klinischen Aufnahme

Die Häufigkeit der verschiedenen neurologischen Allgemein- und Herdsymptome, wie sie von neurochirurgischen Autoren bei Hirnmetastasenfällen gefunden wurden, geht aus den Tab. 28 und 29 hervor. Wiederum steht, ähnlich wie bei den Initialsymptomen, der

Tabelle 28. *Neurologische Symptomatik bei Patienten mit Hirnmetastasen, die in neurochirurgische Kliniken eingewiesen werden*

*a) Zerebrale Allgemeinsymptome*

| Autor | Zahl der Fälle | Kopf-schmerz | Er-brechen | Stauungs-papille | Psychische Veränderungen | | Schwindel-gefühl | Generali-sierte epileptische Anfälle |
|---|---|---|---|---|---|---|---|---|
| | | | | | Somnolenz aller Stufen | andere psychische Ver-änderungen (verwirrt, des-orientiert usw.) | | |
| FRIED und BUCKLEY (1930) ......... | 15 | 14=93% | | 12= 80% | | | | 1= 7% |
| ELKINGTON (1935) ............... | 17 | 16=94% | 6 | 8= 47% | 12 | | | 3=18% |
| GERMAN (1938) ................. | 14 | | | 14=100% | | | | |
| BEHREND (1938) ................ | 20 | | | | 3=15% | | | |
| CHRISTENSEN (1949) ............. | 82 | | 62=76% | | | | | |
| BERGLUND (1950) ............... | 36 | 25=69% | | 17= 47% | 18=50% | | | 2=5,5% |
| STÖRTEBECKER (1954) ........... | 158 | 139=88% | 34=22% | 120= 76% | 58=37% | | 37=24% | 18=11% |
| PAILLAS (1956) ................. | 57 | | | 23= 50% | | | | |
| PETIT-DUTAILLIS (1956) .......... | 107 | 45=41% | | 60= 55% | 15=14% | | 2= 2% | |
| LEITHOLF und KUHLENDAHL (1957) .. | 100 | | | 80= 80% | | | | |
| SIMIONESCU (1960) .............. | 195 | häufigstes Symtom | eher selten | 87= 45% | 42=22% | | | 9= 5% |
| PENZHOLZ (1967) ............... | 158 | 110=70% | 51=32% | 107= 68% | 79=50% | 46=29% | 41=26% | 5= 3% |
| | | 349 v. 490 =71% | | 518 v. 856 = 60% | 227 v. 690 =33% | | | 38 v. 578 = 7% |

Tabelle 29. *Neurologische Symptomatik bei Patienten mit Hirnmetastasen, die in neurochirurgische Kliniken eingewiesen werden*

*b) Zerebrale Herdsymptome*

| Autor | Zahl | Mono- und Hemiparesen | Aphatische Störungen | Klein-hirn-symptome | Fokale Anfälle | Sehbahn-ausfälle | Sonstige Hirnnerven-ausfälle | Extra-pyramidale Symptome |
|---|---|---|---|---|---|---|---|---|
| FRIED und BUCKLEY (1930) .......... | 15 | 10=67% | 4=26% | 0 | 2=13% | | | |
| ELKINGTON (1935) ................ | 17 | 8=47% | 5=29% | | 4=24% | | | |
| BERGLUND (1950) ................ | 36 | 12=33% | 2=5,5% | 4=11% | 5=14% | | | |
| STÖRTEBECKER (1954) ............ | 158 | 55=35% | 27=17% | | 44=29% | | | |
| PETIT-DUTAILLIS (1956) ........... | 107 | 24=22% | 1= 1% | | 17=16% | | 6= 4% | 1=1% |
| SIMIONESCU (1960) ............... | 195 | 71=36% | 38=20% | 16= 8% | 47=24% | | | |
| PENZHOLZ (1967) ............... | 158 | 101=64% | 27=17% | 28=19% | 29=19% | 15=10% | 15=10% | |
| | 686 | 281=41% | 104=15% | | 148=22% | | | |

Kopfschmerz mit 71% an der Spitze. Fast ebenso häufig (60%) wurden von Neurochirurgen Stauungspapillen gefunden.

Ganz anders lauten in diesen Punkten die Berichte neurologisch-psychiatrischer und internistischer Autoren (Tab. 30): Sie fanden Kopfschmerz nur in durchschnittlich 55% ihrer Hirnmetastasen-patienten und Stauungspapillen sogar nur in 29%!

Gerade umgekehrt wie mit den Hirndruckerscheinungen scheint es sich mit den psychischen Veränderungen zu verhalten. Während Neurochirurgen bei ihren Patienten nur in durchschnittlich 33% psychische Veränderungen feststellen konnten (Tab. 28), fanden neurologische Autoren diese in 46% ihrer Fälle (Tab. 30!). Es ist klar, daß auch hier der Fehler der Selektion die wichtigste Rolle spielt. Vielleicht wird auch ein Neuropsychiater psychische Verän-derungen sorgfältiger registrieren als ein Neurochirurg. Dabei dürfte es auch für den Neurochirurgen nicht unwichtig sein, Vorhandensein, Art und Ausmaß psychischer Veränderungen bei derartigen Fällen genau zu beobachten. So findet sich in der Literatur wiederholt die Feststellung, daß auffällige geistige Verwirrungen, delirante und haluzinatorische Syndrome usw. besonders typisch für multiple Hirnmetastasen seien (BAILEY, MÜLLER). Auch unsere Erfahrungen scheinen dies zu bestätigen.

In Tab. 32 wurde versucht, 81 eigene Fälle nach ihren psychi-schen Störungen in zwei Gruppen einzuteilen, nämlich

Tabelle. 32. *Verschiedene Arten psychischer Störungen bei Patienten mit multiplen und solitären Hirnmetastasen*

| | Zahl der Fälle | Störungen des Bewußtseins | | Andere psychische Störungen (Verwirrtheit, delirante Unruhe u. ä.) | |
|---|---|---|---|---|---|
| | | leicht | schwer | leicht | schwer |
| Patienten mit multiplen Hirnmetastasen ...... | 50 | 14 | 19 | 11 | 6 |
| Patienten mit solitären Hirnmetastasen ...... | 31 | 19 (2)[1] | 3 (0) | 8 (5) | 1 (0) |
| Summe ............ | 81 | 33 | 22 | 19 | 7 |

[1] Eingeklammert: Patienten mit solitären Kleinhirnmetastasen.

1. Fälle, bei denen Störungen der *Bewußtseinslage* im Vordergrund standen, und

2. Fälle, bei denen anderweitige psychische Störungen auffälliger waren, wie *Verwirrtheit*, delirante und haluzinatorische Bilder, Un-ruhe usw.

Tabelle 30. *Neurologische Symptomatik bei Patienten mit Hirnmetastasen, die in neurologisch-psychiatrische oder internistische Kliniken eingewiesen werden — a) Zerebrale Allgemeinsymptome*

| Autor | Zahl der Fälle | Kopf-schmerz | Er-brechen | Stauungs-papille | Psychische Veränderungen | | Schwindel-gefühl | Generali-sierte epileptische Anfälle |
| --- | --- | --- | --- | --- | --- | --- | --- | --- |
| | | | | | Somnolenz aller Stufen | andere psychische Veränderungen (verwirrt, des-orientiert usw.) | | |
| Pass (1938) .................... | 26 | | | 14=54% | | | | |
| Hare und Schwarz (1939) ......... | 100 | 83=83% | 59=59% | 49=49% | 50=50% | | 16=16% | 8= 8% |
| Baker (1942) .................... | 97 | 39=40% | 21=22% | 9= 9% | 37=38% | | | 5= 5% |
| King und Ford (1942) ............. | 22 | | | 5=23% | | | | |
| Rupp (1948) .................... | 42 | 30=71% | | 16=38% | 26=62% | | | 10=25% |
| Elsässer (1949) ................. | 70 | | | | 60% | | | |
| Madaus (1952) .................. | 50 | 23=46% | | 14=28% | 21=42% | | 24=48% | |
| Lesse und Netzky (1954) .......... | 85 | 31=37% | | 14=17% | 38=45% | | 2= 2% | 2= 2% |
| Barbizet (1956) ................. | 12 | 2=17% | | 4=33% | | | | |
| Dalsgaard-Nielsen (1957) ......... | 30 | 21=70% | 9=30% | 11=37% | 15=50% | | 12=40% | |
| Müller (1961) .................... | 67 | | | ca. 25% | | | | |
| | 601 | 229 v. 416 =55% | | 136 v. 464 =29% | 187 v. 404 =46% | | | 25 v. 324 = 8% |

Tabelle 31. *Neurologische Symptomatik bei Patienten mit Hirnmetastasen, die in neurologisch-psychiatrische oder internistische Kliniken eingewiesen werden — b) Zerebrale Herdsymptome*

| Autor | Zahl der Fälle | Mono- und Hemi-paresen | Aphatische Störungen | Kleinhirn-symptome | Fokale Anfälle | Sonstige Hirnnerven-ausfälle | Extra-pyramidale Symptome |
| --- | --- | --- | --- | --- | --- | --- | --- |
| Gallavardin und Varay (1903) .... | 68 | 14=21% | | | 10=15% | | |
| Hare und Schwarz (1939) ......... | 100 | 43=43% | 21=21% | 16=16% | 12=12% | 10=10% | |
| Baker (1942) .................... | 97 | 46=47% | 12=12% | | 2= 2% | | |
| King und Ford (1942) ............. | 22 | | | | 4=18% | | |
| Rupp (1948) .................... | 42 | 22=52% | 6=14% | 2= 4% | 1= 2% | | |
| Lesse und Netsky (1954) .......... | 85 | 37=44% | 16=19% | 9=11% | 13=15% | | |
| Barbizet (1956) ................. | 12 | 4=34% | | 5=42% | | | |
| Dalsgaard und Nielsen (1957) ..... | 30 | 17=57% | 5=17% | 5=17% | 6=20% (einschl. generalisiert) 15% (einschl. generalisiert) | | |
| Müller (1961) .................... | 65 | | | | | | |
| | 521 | 183 v. 434 =42% | | | 48 v. 444 =11% | | |

Das wichtigste Ergebnis dieser Aufstellung ist wohl die Tatsache, daß psychische Störungen im Sinne von *Verwirrtheit,* Delir usw., besonders wenn diese sehr ausgeprägt sind, fast *nur* bei Fällen mit *multiplen* Hirnmetastasen zur Beobachtung kamen (6 Fälle). Bei Fällen mit solitären Großhirnmetastasen sind sie offenbar sehr viel seltener. Unser einziger Patient, der bei einer supratentoriellen Solitärmetastase einen schweren Verwirrtheitszustand darbot, hatte gleichzeitig eine schwere, wahrscheinlich aus dem Tumor stammende Blutung in den Liquorraum. Dieser Fall ist bereits auf S. 16 (Fall 4) genauer geschildert worden.

Zustände *leichterer Verwirrtheit* können selten allerdings auch bei solitären Hirnmetastasen zur Beobachtung kommen, besonders offenbar, wenn diese im Kleinhirn lokalisiert sind (5 von insgesamt 8 Fällen). Warum gerade solitäre Kleinhirnabsiedlungen psychische Störungen dieser besonderen Art verursachen können, scheint bisher nicht geklärt zu sein. Jedenfalls können sie sich nach erfolgreicher Beseitigung der Ursache wieder restlos zurückbilden. Als besonders eindrucksvolles Beispiel hierfür sei der folgende Fall aus dem eigenen Krankengut geschildert.

*Fall 14:* E., Marta, Krbl.-Nr. 9183/56. 58jährige Frau, seit 1 Jahr allmählich zunehmender Kopfschmerz und Konzentrationsschwäche. Vor 4 Monaten Mamma-Amputation wegen eines seit 3 Jahren bekannten kleinen Knotens in der Brust. Seit einem Monat zunehmende Gangstörung. *Aufnahmebefund am 15. 1. 1957:* Stauungspapille beidseits von 2 bis 3 Dioptrien, deutliche Gangabweichung und Fallneigung nach rechts, mäßige psychische Veränderungen: verlangsamt, desorientiert und etwas verwirrt. *Elektroenzephalogramm vom 17. 1. 1957:* Mittelschwerer Allgemeinschaden, kein Herdbefund. *Ventrikulogramm* vom 25. 1. 1957: Typisches Bild eines Kleinhirntumors mit großem Stauungshydrozephalus der ersten drei Ventrikel und Aquäduktabknickung. *Operation* am 25. 1. 1957 (Dr. Penzholz). Totalexstirpation eines derben, etwa 3 × 5 cm großen, elliptischen Tumors, der etwas mehr links als rechts der Unterfläche des Tentoriums breitbasig aufsaß. Histologisch handelt es sich um die Metastase eines Plattenepithelkarzinoms (Abb. 11). *Verlauf:* Postoperativ bildeten sich alle Symptome, einschließlich der psychischen Auffälligkeiten wieder restlos zurück, so daß die Patientin im darauffolgenden Sommer in der Lage war, auf einer Urlaubsreise sogar wieder Bergtouren zu machen. Erst etwa 1 Jahr später stellten sich zunehmende Anzeichen einer karzinomatösen Aussaat im Pleuraraum ein, welcher die Patientin schließlich am 15. 6. 1959, etwa 1½ Jahre nach der Hirnoperation, erlag.

Zum Glück sind derartige solitäre Kleinhirnmetastasen auch bei auffälligen psychischen Symptomen wegen ihrer gewöhnlich sehr typischen neurologischen Symptomatik leicht zu erkennen und von multiplen Hirnmetastasen zu unterscheiden.

Generalisierte epileptische Anfälle sind bei Hirnmetastasen offenbar nicht häufig. Ihre Häufigkeit wird sowohl von neurochirurgischen als auch von neurologischen Autoren mit etwa 7 bis 8% angegeben (s. Tab. 28 und 30). Ziemlich häufig scheinen dagegen bei

Patienten mit Hirnmetastasen fokale epileptische Anfälle vorzukommen. Anscheinend werden derartige Jacksonepilepsien von Neurochirurgen wesentlich öfter gesehen als von Neurologen (22%:11%,
s. Tab. 29 und 30!). Der Nachweis sonstiger zerebraler Herdsym-

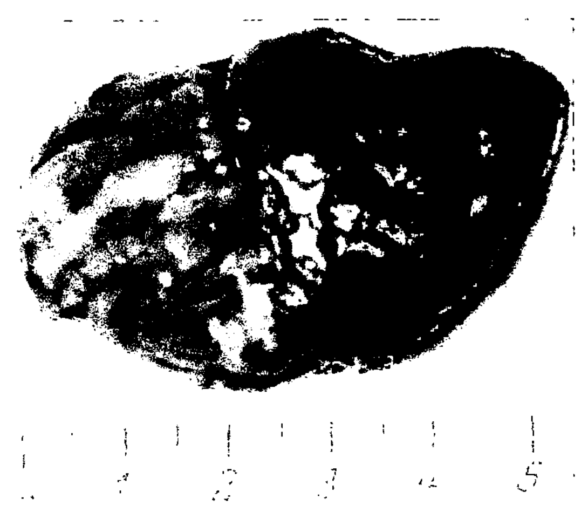

Abb. 11. Operationspräparat einer solitären Durametastase der hinteren Schädelgrube bei Mammakarzinom. Psychisch: Delirantes Zustandsbild bei sonst typischer
Kleinhirntumorsymptomatik (Fall 14, S. 98)

ptome vermag nur wenig zur Klärung des Krankheitsbildes zerebraler Metastasen beizutragen. Die Häufigkeit mono- und hemipareti-
scher Erscheinungen und aphatischer Störungen wird von neurochirurgischen und neurologischen Autoren etwa gleichermaßen mit
40 bis 50% bzw. 15% angegeben (s. Tab. 29 und 31). Über das Vorkommen extrapyramidaler Symptome als Kuriosum wurde nur von
einem Autor berichtet (PETIT-DUTAILLIS 1956). Als weitere Kuriosität sei hier ein Fall zitiert, der von DOMAGK 1923 veröffentlicht
wurde: Als einziges klinisches Symptom einer mikroskopisch kleinen
Metastase eines Bronchialkarzinoms in der Neurohypophyse fand
sich hier ein Diabetes insipidus. Ein ähnlicher Fall bei einem Mammakarzinom wurde 1931 von GRASSMANN veröffentlicht.
    Eine Aufgliederung der zerebralen Allgemein- und Herdsymptome
auf die Häufigkeit ihres Vorkommens bei multiplen und solitären
Hirnmetastasen läßt die nicht überraschende Tatsache erkennen,
daß die Mehrzahl der aufgeführten Hauptsymptome bei multiplen
Hirnmetastasen prozentuell häufiger sind als bei solitären. Nur
Kleinhirnsymptome (22%: 14%) und fokale Anfälle (22%: 16%)
fanden sich bei Solitärmetastasen prozentuell häufiger als bei mul-

tiplen. Dies mag einerseits damit zusammenhängen, daß Kleinhirnmetastasen, wie bereits auf S. 50 und 51 ausgeführt wurde, offenbar besonders häufig solitär vorkommen, und andererseits damit, daß Fälle mit fokalen Anfällen vielleicht besonders frühzeitig in eine Klinik eingewiesen werden.

Als Fazit dieser Analyse des klinisch-neurologischen Befundes bei Hirnmetastasenträgern möge der vorsichtige Hinweis gestattet sein, daß man bei im Vordergrund stehender zerebellärer Symptomatik oder einer Jacksonepilepsie vielleicht etwas mehr als sonst die Möglichkeit einer Solitärmetastase in Rechnung stellen sollte und daß umgekehrt das Vorhandensein auffälliger psychischer Veränderungen im Sinne von Verwirrtheit und Delir mit sehr großer Wahrscheinlichkeit für multiple Hirnmetastasen spricht, es sei denn, diese psychischen Veränderungen seien nur leichter Natur und die übrigen Symptome sprächen für eine zerebelläre Solitärmetastase. Im großen und ganzen können wir die in der Literatur immer wieder anzutreffende Feststellung nur bestätigen, daß der neurologische Untersuchungsbefund zur speziellen Diagnose „Hirnmetastase" nur wenig oder nichts beizutragen vermag.

### 3. Das Elektroenzephalogramm

Das EEG hat in Deutschland erst nach dem Zweiten Weltkrieg eine rasch zunehmende Bedeutung in der Klinik gewonnen. Bei intrakraniellen Tumormetastasen kam das EEG in unserer Klinik erstmals im Januar 1951 zur Anwendung. Seit Anfang 1952 wurde es in praktisch allen Fällen dieser Art eingesetzt. Von den in dieser Arbeit ausgewerteten 158 Fällen verfügen wir in *118 Fällen* über Hirnstrombefunde. Die Mehrzahl dieser Befunde stammt aus dem Hirnstromlaboratorium der Neurochirurgisch-Neurologischen Universitätsklinik am Städtischen Krankenhaus Westend, Berlin-Charlottenburg (Leiter Prof. Dr. Götze), ein Teil aus dem Hirnstromlaboratorium der Neurologischen Abteilung des Städtischen Krankenhauses Berlin-Neukölln (Leiterin: Frau Dr. Tepfer)[1].

Wenn sich auch die Elektroenzephalographie schon lange zu einem Sondergebiet der Nervenheilkunde entwickelt hat, welches spezielles Wissen und Können verlangt und welches in seiner ganzen Größe nur noch von einem Spezialisten übersehen werden kann, so wird doch auch der Kliniker nicht von der Notwendigkeit entbunden werden können, sich laufend über dieses Gebiet unterrichten zu lassen, um die mitgeteilten Befunde richtig verstehen und einsetzen zu

---

[1] Den genannten Spezialisten sei für die freundliche Überlassung ihrer Befunde herzlichst gedankt.

können. Im Rahmen dieser Arbeit kann auf die Hirnstromdiagnostik und ihre Probleme nur soweit eingegangen werden, als sie vom Kliniker noch einigermaßen überschaut werden können und sie unmittelbar in seine Entscheidungen eingreifen. Eine genauere Darstellung dieses speziellen Kapitels kann und soll hier nicht angestrebt werden. Sie könnte nur durch einen Spezialisten erfolgen.

Im allgemeinen und zweckmäßigerweise wird die Auswertung der Hirnstromkurven durch den Hirnstromspezialisten in enger Zusammenarbeit mit dem Kliniker erfolgen. In Kenntnis der wichtigsten klinischen Daten teilt der Spezialist das Ergebnis seiner Untersuchung dem Kliniker mit. Für letzteren sind bei diesen Befunden folgende Punkte von besonderer Wichtigkeit:

1. Ist im Hirnstrombild ein Herdbefund nachweisbar?

Dieser kann deutlich oder nur andeutungsweise nachweisbar sein. In vielen Fällen wird jeder Anhalt für einen Herdbefund vermißt, während sich in selteneren Fällen der Verdacht auf multiple Herdbefunde ergeben kann.

2. Finden sich im Hirnstrombild Allgemeinveränderungen?

Allgemeinveränderungen können leichter, mittelschwerer und schwerer Natur sein. Sie können aber auch gänzlich vermißt werden. Sie können nur über einer oder auch über beiden Hemisphären vorhanden sein. Wenn sich Allgemeinveränderungen auf beiden Seiten nachweisen lassen, so können diese auf der einen Hemisphäre stärker (asymmetrische Allgemeinveränderungen) oder über beiden Hemisphären gleich stark ausgeprägt sein (symmetrische Allgemeinveränderungen).

Diese verschiedenen Varianten nachweisbarer Allgemeinveränderungen können mit den oben aufgezählten verschiedenen Erscheinungsformen von Herdbefunden in mannigfacher Weise kombiniert sein. Diese verschiedenen Kombinationsmöglichkeiten und ihr Vorkommen in unserem Krankengut wurden in einer Übersicht in Tab. 33 zusammengestellt. Aus ihr ist zu entnehmen, daß bei unseren 118 abgeleiteten Fällen in 65 = 55% ein Herdbefund nachweisbar war, daß 46 = 39% der Fälle keinen Herdbefund erkennen ließen und daß nur in 7 = 6% der Fälle der Verdacht auf multiple Herde ausgesprochen werden konnte. Diese Prozentsätze entsprechen etwa denen der Literatur (PETIT-DUTAILLIS 1956: 56% Herdbefunde und 44% nur Allgemeinveränderungen bei 75 untersuchten Fällen, SIMIONESCU 1960: 52% Herdbefunde und 49% nur Allgemeinveränderungen bei 36 untersuchten Fällen).

Zwei Fragen wären nun für den Kliniker von besonderer praktischer Wichtigkeit:

1. Lassen die verschiedenen Arten von Hirnstrombefunden Rückschlüsse darauf zu, ob es sich in einem bestimmten Falle um eine solitäre oder um multiple Hirnmetastasen handelt?

2. Erlauben die verschiedenen Hirnstromergebnisse Rückschlüsse auf die Prognose?

Tabelle 33. *EEG-Befunde bei 118*

| | Fälle mit einem Herdbefund | | |
|---|---|---|---|
| | I | II | Summe |
| 1. Keine Allgemeinveränderungen | 9 | — | 9 |
| | Allgemein-veränderungen nur über einer Hemisphäre | Allgemein-veränderungen über beiden Hemisphären | |
| 2. Leichte Allgemeinveränderungen | 8 | 16 | 24 |
| 3. Mittelschwere Allgemeinveränderungen ...... | 0 | 12 | 12 |
| 4. Schwere Allgemeinveränderungen ...... | 7 | 13 | 20 |
| | | | 65 =55% |

Um eine Beantwortung der Frage 1 zu versuchen, wurde in Tab. 34 das gleiche Einteilungsschema der Hirnstrombefunde wie in Tab. 33 benützt. Diesmal wurden in das Schema aber nur diejenigen Fälle eingetragen, bei denen durch Operationsbefund und weiteren Verlauf oder durch Sektionsbefund erwiesen oder überwiegend wahrscheinlich gemacht werden konnte, daß es sich zum Zeitpunkt der Untersuchung um multiple Hirnmetastasen oder um solitäre, diese wiederum getrennt in solche des Großhirns und Kleinhirns, gehandelt hat.

Es ist leicht verständlich, daß diejenigen Fälle, bei denen nur ein Herdbefund und Allgemeinveränderungen, wenn überhaupt, nur über einer Hemisphäre nachweisbar waren (Spalte I), zum überwiegenden Teil (88%) Solitärmetastasen hatten. Dieser Prozentsatz an Solitärmetastasen bei Fällen mit einem Herdbefund sank bereits erheblich (auf 52%), wenn neben diesem Herdbefund Allgemeinveränderungen nicht nur auf der gleichen, sondern auch auf der anderen Seite vorhanden waren. Je schwerer diese Allgemeinveränderungen, um so größer der Prozentsatz der multiplen Metastasen!

Verständlich erscheint es auch, daß in der nächsten Gruppe der Fälle ohne Herdbefund ganz allgemein der Prozentsatz solitärer Hirnmetastasen niedriger liegt. Auffallen mußte in dieser Gruppe nur das häufige Vorkommen von Solitärmetastasen, wenn sich Allgemeinveränderungen über beiden Hemisphären symmetrisch

*eigenen Patienten mit Hirnmetastasen*

| Fälle ohne Herdbefund | | | | Fälle mit multiplen Herdbefunden | |
|---|---|---|---|---|---|
| III | IV | V | Summe | VI | |
| — | — | 5 | 5 | — | 14=12% |
| Allgemeinveränderungen nur über einer Hemisphäre | Allgemeinveränderungen über beiden Hemisphären (asymmetrisch) | Allgemeinveränderungen über beiden Hemisphären (symmetrisch) | | | |
| 1 | 3 | 1 | 5 | — | 29=25% |
| 1 | 0 | 6 | 7 | 5 | 24=20% |
| 4 | 17 | 8 | 29 | 2 | 51=43% |
| | | | 46 =39% | 7 =6% | 118 |

nachweisen ließen (Spalte V). Diese Auffälligkeit findet ihre Erklärung darin, daß der größte Teil dieser Solitärmetastasen im Kleinhirn gelegen war. (Der Anteil der Kleinhirnmetastasen ist aus den in Klammern dahintergesetzten Zahlen ersichtlich.) An diesem Beispiel wird besonders deutlich, daß der EEG-Befund nicht für sich allein, sondern möglichst immer im Zusammenhang mit dem klinischen Bild gewertet werden sollte: Doppelseitige, symmetrische Allgemeinveränderungen müssen prognostisch ganz anders bewertet werden, wenn das sonstige klinische Bild für eine Kleinhirnmetastase spricht, als wenn der Hauptsitz der Störungen supratentoriell zu suchen wäre. In diesem Punkte weist das Hirnstrombild übrigens eine auffällige Parallele zu dem psychischen Zustandsbild solcher Patienten auf, welches im vorigen Kapitel (S. 98) besprochen wurde: Während bestimmte psychische Veränderungen im Sinne von Verwirrtheit usw. im allgemeinen für das Vorliegen multipler Hirnmetastasen sprechen und somit ein sehr ernstes Symptom darstellen, können sie in leichterer Form aber auch bei Solitärmetastasen in Erscheinung treten, besonders wenn diese im Kleinhirn lokalisiert sind.

Interessant ist die Zusammenzählung der einzelnen Zahlenwerte an der rechten Seite (vertikale Spalte VII) und in der untersten Zeile (horizontale Zeile 5) dieser Tab. 34: Der prozentuelle Anteil

Tabelle 34. *EEG-Befunde bei 83 Patienten*

| | | Fälle mit einem Herdbefund | |
|---|---|---|---|
| | | I | II |
| 1. Keine Allgemeinveränderungen | Solitär ...... | 6 | 0 |
| | Multipel ..... | 1 | 0 |
| | Summe .... | 7 | 0 |
| | | Allgemein-veränderungen nur über einer Hemisphäre | Allgemein-veränderungen über beiden Hemisphären |
| 2. Leichte Allgemeinveränderungen | Solitär ...... | 5 | 9 (2)[1] |
| | Multipel ..... | 1 | 4 |
| | Summe .... | 6 | 13 |
| 3. Mittelschwere Allgemeinveränderungen | Solitär ...... | 0 | 4 (1) |
| | Multipel ..... | 0 | 6 |
| | Summe .... | 0 | 10 |
| 4. Schwere Allgemeinveränderungen | Solitär ...... | 4 | 3 (1) |
| | Multipel ..... | 0 | 5 |
| | Summe .... | 4 | 8 |
| 5. | Solitär ...... | 15=88% | 16=52% |
| | Multipel ..... | 2=12% | 15=48% |
| | Summe .... | 17 | 31 |

[1] Die eingeklammerten Zahlen bezeichnen die Fälle mit solitären Kleinhirnmetastasen.

solitärer Hirnmetastasen nimmt in Spalte VII von oben nach unten mit zunehmender Schwere der nachweisbaren Allgemeinveränderungen kontinuierlich ab, von 89% in der Gruppe der Fälle ohne Allgemeinveränderungen auf 34% in der Gruppe mit den schwersten Allgemeinveränderungen. Eine ähnliche kontinuierliche Abnahme des prozentuellen Anteils der solitären Hirnmetastasen läßt sich auch aus der untersten Zeile 5 von links nach rechts ablesen: Solitärmetastasen sind am häufigsten bei deutlichem Nachweis eines Herdbefundes sowie bei nur einseitigem Vorkommen oder wenigstens einseitigem Überwiegen von Allgemeinveränderungen, soweit solche vorhanden sind. Nur symmetrisches Auftreten von Allgemeinver-

*mit solitären und multiplen Hirnmetastasen*

| Fälle ohne Herdbefund | | | Fälle mit multiplen Herdbefunden | Summe |
|---|---|---|---|---|
| III | IV | V | VI | VII |
| | | 2 | | 8=89% |
| | | 0 | | 1=11% |
| | | 2 | | 9 |
| Allgemein-veränderungen nur über einer Hemisphäre | Allgemein-veränderungen über beiden Hemisphären (asymmetrisch) | Allgemein-veränderungen über beiden Hemisphären (symmetrisch) | | |
| 1 | 3 (2) | 1 (1) | 0 | 19=79% |
| 0 | 0 | 0 | 0 | 5=21% |
| 1 | 3 | 1 | 0 | 24 |
| 0 | 0 | 5 (4) | 0 | 9=50% |
| 0 | 0 | 0 | 3 | 9=50% |
| 0 | 0 | 5 | 3 | 18 |
| 1 | 2 | 1 (1) | 0 | 11=34% |
| 2 | 9 | 4 | 1 | 21=66% |
| 3 | 11 | 5 | 1 | 32 |
| 2=50% | 5=36% | 9=69% | 0 | 47 |
| 2=50% | 9=64% | 4=31% | 4=100% | 36 |
| 4 | 14 | 13 | 4 | 83 |

änderungen bei infratentoriellen Solitärmetastasen macht von dieser Regel eine Ausnahme.

Um die oben aufgestellte Frage 2, ob die verschiedenen Hirn-stromergebnisse Rückschlüsse auf die Prognose zulassen, beantworten zu können, wurden in Tab. 35 bei Anwendung des gleichen Ordnungsprinzips wie in Tab. 33 und 34 nur diejenigen Fälle eingetragen, deren Überlebenszeit bekannt war. Von den Fällen, die nach ihrem Hirnstrombefund jeweils zu einer Einheit zusammengehörten, wurde die durchschnittliche Überlebenszeit in Tagen errechnet und dann, getrennt nach operierten und nichtoperierten Fäl-

Tabelle 35. *EEG-Befunde bei Hirnmetastasen und ihre Bedeutung für die Prognose, gemessen an der durchschnittlichen Überlebenszeit*

| | | Fälle mit einem Herdbefund | | Fälle ohne erkennbaren Herdbefund | | | Fälle mit multiplen Herdbefunden |
|---|---|---|---|---|---|---|---|
| | | I | II | III | IV | V | VI |
| 1. Keine Allgemeinveränderungen | Operiert<br>Nicht op. | 868 Tg. (6)[1]<br>44 Tg. (3) | | | | 68 Tg. (2)<br>235 Tg. (1) | |
| | | Allgemein-veränderungen nur über einer Hemisphäre | Allgemein-veränderungen über beiden Hemisphären | Allgemein-veränderungen nur über einer Hemisphäre | Allgemein-veränderungen über beiden Hemisphären (asymmetrisch) | Allgemein-veränderungen über beiden Hemisphären (symmetrisch) | |
| 2. Leichte Allgemeinveränderungen | Operiert<br>Nicht op. | 272 Tg. (7)<br>148 Tg. (1) | 151 Tg. (7)<br>99 Tg. (7) | 210 Tg. (1) | 380 Tg. (3) | 209 Tg. (1) | |
| 3. Mittelschwere Allgemeinveränderungen | Operiert<br>Nicht op. | | 170 Tg. (2)<br>62 Tg. (10) | | | 114 Tg. (3)<br>47 Tg. (3) | 118 Tg. (1)<br>76 Tg. (4) |
| 4. Schwere Allgemeinveränderungen | Operiert<br>Nicht op. | 289 Tg. (3)<br>255 Tg. (2) | 119 Tg. (3)<br>49 Tg. (10) | 9 Tg. (1)<br>86 Tg. (3) | 4 Tg. (1)<br>35 Tg. (11) | 13 Tg. (1)<br>37 Tg. (6) | 20 Tg. (1) |

[1] Die eingeklammerten Zahlen bedeuten die Zahl der Fälle.

len, eingetragen. Die Anzahl der Fälle, aus der die durchschnittliche Überlebenszeit errechnet wurde, wurde jeweils in Klammern dahintergesetzt.

Natürlich ist die Zahl unserer Fälle viel zu klein, um statistisch gesicherte Ergebnisse vorlegen zu können. Trotzdem kann diese Tabelle einige recht interessante Anhaltspunkte geben, deren weitere Nachprüfung wichtig wäre. Ganz offensichtlich finden sich die kürzesten Überlebenszeiten in der untersten Zeile 4 etwa von Spalte III ab nach rechts (dreifach umrandet!). Es sind dies die Fälle, welche durchweg schwere Allgemeinveränderungen aufwiesen ohne Herdbefund oder mit Verdacht auf multiple Herdbefunde. Für den Neurochirurgen besonders interessant und wichtig ist die Tatsache, daß Fälle mit derartigen Hirnstrombefunden anscheinend auch operativ eine schlechte Prognose haben. Nur 3 hierher gehörige Fälle wurden von uns operiert. Alle 3 sind kurz nach der Operation verstorben, der eine 13, der andere 9, der letzte sogar nur 4 Tage p. o. Bemerkenswert ist dabei vor allem die Tatsache, daß mindestens einer dieser 3 operierten Patienten, wie die Sektion erwies, eine Solitärmetastase gehabt hat, die bei der Operation erfolgreich entfernt werden konnte. Wegen seiner Wichtigkeit im Rahmen dieses Kapitels sei dieser Fall kurz geschildert:

*Fall 15:* Sch., Paul, Krbl-Nr.. 7114/57. 54jähriger Mann. Vor 16 Jahren Nephrektomie wegen Hypernephroms. Seit 1½ Jahren ganz langsam progrediente Hemiparese links. Seit 2 Monaten Kopfschmerz und gelegentlich Erbrechen. *Befund:* Guter Allgemeinzustand. Blutsenkungsreaktion 26/50, Stauungspapille beidseits mit Hämorrhagien am Fundus, motorische und sensible Hemiparese links, psychisch etwas verlangsamt. *Elektroenzephalogramm:* Schwere Allgemeinveränderungen im wesentlichen nur über der rechten Hemisphäre, kein Herdbefund. *Karotisangiographie* rechts: Walnußgroße Tumoranfärbung in allen Phasen rechts parieto-okzipital, ziemlich tief gelegen (Abb. 12). *1. Operation* am 11. 11. 1957 (Dr. PENZHOLZ). Totalexstirpation einer sehr blutreichen, etwa walnußgroßen Hypernephrommetastase rechts parieto-okzipital aus etwa 5 cm Tiefe. Nach zunächst glattem, postoperativem Verlauf kam es vom 4. bis 5. Tage an zu einer allmählich zunehmenden Bewußtseinstrübung. *2. Operation* am 20. 11. 1957 (Dr. PENZHOLZ): Revision des Operationsgebietes. Eine Nachblutung wird nicht gefunden. Exitus letalis einige Stunden nach der zweiten Operation. *Sektion:* Bei der operativ radikal entfernten Metastase hatte es sich um eine intrakranielle Solitärmetastase des vor 15 Jahren operierten Hypernephroms gehandelt. Unweit des Operationsgebietes war es zu einer intrazerebralen Blutungshöhle unbekannter Genese gekommen, die bei der Nachoperation nicht gefunden worden war. Im übrigen Körper fanden sich nur noch in der Lunge einige kleine, stark fibrös durchsetzte, also sicher schon seit Jahren latent vorhandene Hypernephromherde (Prof. ALTMANN).

Ein derartig ungünstiger Verlauf ist nach Entfernung einer Solitärmetastase aus dem Großhirn, auch wenn diese wie hier etwas tiefer gelegen war, ungewöhnlich. Vielleicht war der für eine Solitärmetastase auffällige Hirnstrombefund doch schon ein Hinweis darauf, daß dieser Patient trotz der sonst so günstig erscheinenden Vorbedingungen in besonderem Maße gefährdet war (außergewöhnliche Blutungsneigung?).

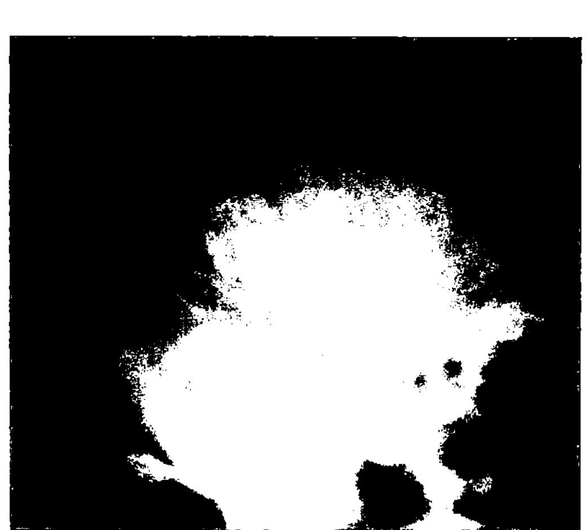
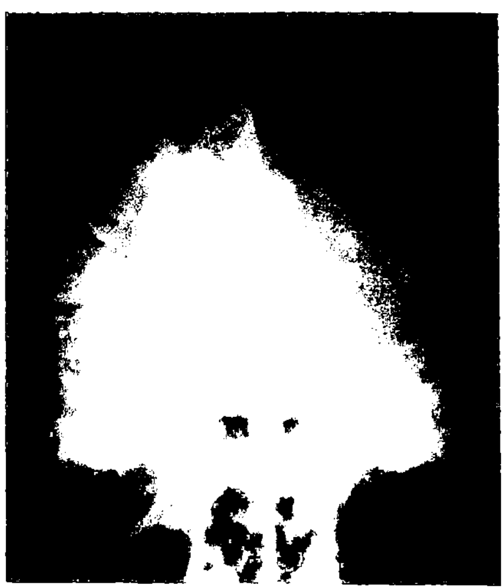

Abb. 12 a und b. Typische solitäre Metastase eines vor 16 Jahren (!) operierten Hypernephroms. Pathologische Gefäße in der Nachbarschaft des Tumors. Postoperativ tödliche Nachbarschafts-Nachblutung (Fall 15, S. 107)

Nicht ganz so schlecht, aber auch nicht sehr günstig, scheint die Prognose auch für diejenigen Fälle zu sein, welche mittelschwere Allgemeinveränderungen im Hirnstrombild erkennen ließen (doppelt umrandetes Gebiet).

*Prognostisch am günstigsten* sind offensichtlich alle Fälle *mit Herdbefund* und solche, bei denen nur *leichte* oder überhaupt *keine Allgemeinveränderungen* vorhanden sind. Diese günstige Prognose betrifft dabei überraschenderweise *nicht nur die operierten, sondern* anscheinend weitgehend *auch die nichtoperierten* Fälle. Den Neurochirurgen mag diese Erkenntnis vielleicht erstaunen oder schockieren. Trotzdem ist es von großer Wichtigkeit für ihn, diese Tatsache zu kennen und sie nüchtern in Rechnung zu stellen. Es gibt ganz offensichtlich auch unter den Hirnmetastasen bösartiger Tumoren Fälle mit wenig rasantem und ausgesprochen gutartigem Verlauf, Fälle, bei denen eine schon sicher vorhandene Hirnmetastase viele Monate, ja Jahre in einem fast stationären Zustand verharren und dem Patienten lange Zeit noch ein durchaus erträgliches Leben gestatten kann. Wie schon oben (S. 89 bis 90) ausführlich geschildert wurde, sind es vor allem Metastasen des Mammakarzinoms und des Hypernephroms, die solche auffällig langsamen Verläufe aufweisen können. Aber auch bei anderen Karzinomarten, sogar beim Bronchialkarzinom, kann so etwas vorkommen, ohne daß wir bisher die Ursache dafür wüßten.

Natürlich sind die hier zur Diskussion stehenden nichtoperierten Fälle zu einem Teil anderen Behandlungsmethoden wie Röntgenbestrahlung, zytostatischer Therapie u. ä. zugeführt worden, und es hat den Anschein, als ob gerade diese Fälle auch für eine nichtchirurgische Therapie dankbarere Objekte darstellten als jene mit schwer veränderten Hirnstrombildern. Wahrscheinlich stellen derartige Fälle auch das Gros jener wunderbaren Heilerfolge, wie sie von medizinischen Außenseitern immer wieder einmal berichtet und vom Publikum so gern in Tageszeitungen und Illustrierten gelesen werden. Man sieht, wie dicht beieinander auch auf diesem Gebiet die Erfolge einer rein konservativen und einer operativen Behandlung liegen können und wie schwierig es sein kann, im einzelnen Fall den besten Weg zu finden. Im großen und ganzen scheint allerdings die operative Behandlung vor allem kombiniert mit konservativen Methoden, die besten Erfolge erzielen zu können. Sie kommt aber natürlich nur für einen kleinen, besonders ausgewählten Teil dieser Fälle in Betracht. Sicher ist, daß das EEG bei dieser Auswahl zur Operation geeigneter Fälle für den Neurochirurgen einen entscheidenden Beitrag leisten kann, auf den dieser nicht verzichten kann.

Nur kurz sei noch erwähnt, daß der Hirnstromuntersuchung jetzt wohl auch die wichtigste Rolle für die Frühdiagnose von Hirnmetastasen zukommen dürfte, noch ehe irgendwelche anderen Zeichen dieser lebensbedrohlichen Komplikation eines Tumorleidens erkennbar sind (GASTAUT).

## 4. Röntgendiagnostik des Schädels ohne Kontrastmittel

Die Röntgenübersichtsaufnahmen des Schädels sind bei Metastasen maligner Tumoren im Zentralnervensystem allgemein wenig aufschlußreich. Dementsprechend finden sich hierüber auch nur wenig Angaben in der Literatur. Die einzigen, die sich sehr eingehend mit der Röntgendiagnostik des Schädels beschäftigt haben, waren offenbar HARE und SCHWARZ (1939). Sie haben sich dabei der stereoskopischen Untersuchungstechnik bedient und damit erstaunlich hohe Zahlen pathologischer Befunde erheben können. Am häufigsten (in etwa 10% bis 15% der Fälle) scheinen noch Zeichen erhöhten Hirndrucks, besonders in der Sella turcica, und Verschiebungen des Pinealis-Schattens vorzukommen. Sehr selten kommen osteolytische Herde am Schädelknochen mit intrakraniellen Metastasen kombiniert vor. Wir selbst sahen solche nur in 2 unserer 158

Fälle. Andere Autoren konnten diese Kombination überhaupt nie sehen (ELKINGTON, SCHIEFER). Man hat fast den Eindruck, daß sich intrakranielle und Schädelknochenmetastasen weitgehend ausschließen.

## 5. Die zerebrale Angiographie

Die zerebrale Angiographie hat in den letzten Jahrzehnten eine ständig steigende Bedeutung in der Diagnostik intrakranieller Tumoren gewonnen. Sie hat sich insbesondere bei der Erkennung und Lokalisation intrakranieller Metastasen maligner Tumoren hervorragend bewährt. Da die Mehrzahl der Hirnmetastasen, dem größeren Volumen des Großhirns entsprechend, im Karotiskreislauf gelegen sind, kommt der Karotis-Angiographie die größte Bedeutung zu. Die Vertebralis-Angiographie, die für die Erkennung infratentoriell gelegener Metastasen von großer Bedeutung sein kann — in zwei unserer fünf Vertebralis-Angiogramme dieses Krankengutes fanden sich außergewöhnlich schön dargestellte Hirnmetastasen —, hat bis vor kurzem nur eine untergeordnete Rolle gespielt, da sie technisch schwierig war. Erst in jüngster Zeit wurden wesentliche Verbesserungen der angiographischen Darstellung auch des Vertebraliskreislaufes, zum Beispiel die Brachialisangiographie, ausgearbeitet, so daß jetzt eine routinemäßige Darstellung praktisch ebenso leicht und ungefährlich möglich ist wie die des Karotiskreislaufes.

Zur Bearbeitung unseres Themas stehen uns 119 Karotisangiogramme zur Verfügung. Die Ergebnisse dieser 119 Angiogramme, in 4 Hauptgruppen eingeteilt, sind aus Tab. 36 ersichtlich. Aus der untersten Zeile dieser Tabelle geht hervor, daß wir in $31 = 26\%$ ein

Tabelle 36. *Ergebnisse von 119 Karotisangiographien bei Hirnmetastasen.*

|  | Normales Gefäßbild | Gefäßverlauf verdächtig auf Hydrozephalus |
|---|---|---|
| Fälle mit solitären Hirnmetastasen ........ | $8 = 15\%$ | $9 = 17\%$ |
| Fälle mit multiplen Hirnmetastasen ...... | $23 = 35\%$ | $1 = 1,5\%$ |
| Ingesamt ........................... | $31 = 26\%$ | $10 = 9\%$ |

tersten Zeile dieser Tabelle geht hervor, daß wir in $31 = 26\%$ ein normales Gefäßbild diagnostizierten und daß wir in $10 = 9\%$ nur den Verdacht auf Hydrozephalus aus dem Gefäßverlauf ablesen konnten. Gefäßverdrängungen als unspezifisches Tumorsymptom fanden wir in $41 = 34\%$ unserer Angiogramme. Zu dieser Gruppe rechneten wir auch die vier Fälle, in denen sich die Metastasen durch bogenförmig auseinandergedrängte „Tumorrandgefäße" zu erkennen gaben. Tumoranfärbungen, zu einem Teil nur andeutungsweise erkennbar, fanden sich in $37 = 31\%$ unserer Karotisangiogramme.

Die Aufteilung dieser verschiedenen Ergebnisse auf Fälle mit solitären (Zeile 1) und multiplen (Zeile 2) Hirnmetastasen läßt folgende Besonderheiten erkennen: Normale Gefäßverläufe im Karotisangiogramm finden sich bei multiplen Hirnmetastasen offensichtlich wesentlich häufiger als bei solitären ($35\% : 15\%$). Die verdrängenden Wirkungen auf das Gefäßsystem heben sich bei multiplen, an verschiedenen Stellen des intrakraniellen Raumes gelegenen Metastasen oft gegenseitig auf! Im Gegensatz hierzu findet sich ein hydrozephalusverdächtiger Gefäßverlauf wesentlich häufiger bei Fällen mit solitären als mit multiplen Hirnmetastasen ($17\% : 1,5\%$). Dies beruht sicher darauf, daß derartige Gefäßbilder überwiegend durch Kleinhirnmetastasen verursacht werden, welche, wie schon wiederholt erwähnt, besonders gern solitär vorkommen (vgl. S. 50 bis 51, 98 und 105!). Bei denjenigen Angiogrammen, bei denen die intrakranielle Raumbeschränkung nur an einer Gefäßverdrängung irgendwelcher Art zu erkennen ist, sind Fälle mit solitären und multiplen Hirnmetastasen etwa gleich häufig vertreten ($32\% : 36\%$). Interessant ist, daß das angiographisch besonders eindrucksvolle Symptom der Tumoranfärbung bei Fällen mit solitären Hirnmetastasen eher häufiger ist als bei solchen mit multiplen ($36\% : 26\%$) Wahrscheinlich beruht dies darauf, daß dasjenige Karzinom mit den prozentuell häu-

*patienten, geordnet nach Fällen mit solitären und multiplen Hirnmetastasen*

| Gefäßverdrängung als unspezifisches Tumorsymptom (in Klammern Fälle mit Tumorrandgefäßen) | Tumoranfärbungen | | |
|---|---|---|---|
| | solitäre | multiple | |
| $17 = 32\%$ | $19 = 36\%$ | $0 = 0\%$ | 53 |
| | $19 = 36\%$ | | |
| $24 = 36\%$ | $9 = 13\%$ | $9 = 13\%$ | 66 |
| | $18 = 26\%$ | | |
| $41\ (4) = 34\%$ | $28 = 24\%$ | $9 = 7\%$ | 119 |
| | $37 = 31\%$ | | |

figsten angiographischen Anfärbungen, nämlich das Hypernephrom, gleichzeitig mit besonderer Vorliebe solitär im Gehirn metastasiert (s. S. 40!). Interessant ist ferner in der Gruppe der Tumoranfärbungen, daß von den 18 Fällen mit sicher multiplen Hirnmetastasen nur neun Angiogramme auch multiple Anfärbungen zur Darstellung brachten. In neun dieser Fälle hatte sich jeweils nur eine Metastase angiographisch angefärbt. Multiple Hirnmetastasen können also nur in der Hälfte dieser Fälle mit Anfärbungen auch angiographisch sichtbar gemacht werden. In der anderen Hälfte der Fälle kann das Angiogramm solitäre Hirnmetastasen vortäuschen, wenn man nicht andere Hinweise, die den Verdacht auf Multiplizität begründen, beachtet.

Die bisher in der Literatur veröffentlichten und die eigenen Ergebnisse der Karotisangiographie bei Hirnmetastasen maligner Tumoren sind auf Tab. 37 zusammengestellt. Man ersieht daraus, daß

Tabelle 37. *Ergebnisse der Karotisangiographie bei Hirnmetastasen maligner Tumoren (Literaturangaben)*

| | Zahl der Fälle | Normales Gefäßbild | Gefäßverdrängung als unspezifisches Tumorsymptom einschließlich Hydrozephalus | Tumoranfärbungen |
|---|---|---|---|---|
| Henningson (1941) ... | 6 | | | 2=33% |
| Wickbom (1953) ...... | 38 | | | 19=50% |
| Ethelberg (1953) .... | 21 | | | 14=66% |
| Schiefer (1955) ...... | 42 | | | 17=40% |
| Paillas (1956) ....... | 22 | | | 8=36% |
| Petit-Dutaillis (1956) | 41 | 16=39% | 16=39% | 9=22% |
| Leitholf und Kuhlendahl (1957)... | 26 | | | 14=53% |
| Simionescu (1960) .... | 58 | 9=15% | 26=45% | 23=40% |
| Penzholz (1967) ..... | 119 | 31=26% | 51=43% | 37=31% |
| | | 56 v. 218 =26% | 93 v. 218 =43% | 143 v. 373 =38% |

die Angaben der einzelnen Autoren weitgehend übereinstimmen, und daß man bei Hirnmetastasen im Karotisangiogramm in etwa 38% Tumoranfärbungen, in 26% normale Gefäßbilder und in etwa 43% der Fälle Gefäßverdrängungen als unspezifisches Tumorsymptom erwarten kann.

Die Bedeutung der *Serienangiographie* für die Kontrastmittelanfärbungen von Hirnmetastasen ist aus Tab. 38 ersichtlich. Anfangs (1949 bis 1951) beschränkten wir uns bei der Karotisangiographie mangels besserer Möglichkeiten auf die röntgenologische Darstellung einer einzigen, in der Regel der arteriellen Phase des Kontrastmitteldurchflusses. Man sieht aus Tab. 38, daß schon die Aufnahme einer zweiten Phase (1952 bis 1954), die in der Regel 3 Sekunden nach der ersten erfolgte und damit gewöhnlich ein Bild

der kapillar-venösen Übergangsphase ergab, den angiographischen
Nachweis angefärbter intrakranieller Metastasen erheblich verbes-
serte und von 6% auf 34% steigerte. Eine weitere Steigerung des
Nachweises angiographisch angefärbter Hirnmetastasen war auch

Tabelle 38. *Bedeutung der Serienangiographie
für den Nachweis von Kontrastmittelanfärbungen
von Hirnmetastasen maligner Tumoren*

| Anzahl der pro Angiogramm geschossenen Phasen | Zahl der Angio- gramme | Davon ließen Tumoranfärbungen erkennen |
|---|---|---|
| 1 Phase ......... | 16 | 1= 6% |
| 2 Phasen ........ | 29 | 11=34% |
| 3—5 Phasen ..... | 58 | 20=34% |
| Mehr als 5 Phasen . | 16 | 5=31% |

durch die spätere Einführung automatischer Kassettenwechsler, die
fünf und mehr Aufnahmen pro Kontrastmittelinjektion erlaubten,
nicht möglich. Seit etwa 1954 fertigen wir in der Regel pro Injektion
je fünf Aufnahmen an. Folgender Zeitabstand hat sich dabei besonders bewährt: 0,5, 1, 2, 3 und 5 Sekunden. Man erhält dann in
der Regel ein Früh- und Spätbild der arteriellen, ein Bild der kapillären und ein Früh- und Spätbild der venösen Phase. Als Serien-
angiogramme sollen im folgenden alle diejenigen Angiogramme bezeichnet werden, die mindestens zwei oder mehr Phasen aufweisen.

Tabelle 39. *Häufigkeit der Kontrastmittelanfärbungen von Hirnmetastasen bei verschiedenen Primärtumoren in Serienangiogrammen der Arteria carotis*

| Art des Primärtumors | Zahl der Serien- angiogramme | Zahl der Serien- angiogramme mit Anfärbungen |
|---|---|---|
| Hypernephrom ........................... | 10 | 8=80% |
| Unbekannte Primärtumoren ............. | 12 | 7=58% |
| Thyreoidalkarzinom .................... | 2 | 1=50% |
| Bronchialkarzinom ..................... | 47 | 14=30% |
| Melanom .............................. | 7 | 2=29% |
| Karzinom des Intestinaltrakts ........... | 4 | 1=25% |
| Mammakarzinom ...................... | 12 | 2=17% |
| Sonstige Karzinome .................... | 9 | 1=11% |
|  | 103 | 36=35% |

Das Eindrucksvollste bei der Angiographie intrakranieller Tumormetastasen ist zweifellos der Nachweis *umschriebener Anfärbungen.*
Mit welcher *Häufigkeit Tumoranfärbungen* in unserem Material bei
den *verschiedenen Primärtumoren* zur Beobachtung kamen, ist aus
Tab. 39 ersichtlich. In dieser Tabelle wurden nur „Serienangio-

gramme", das heißt Angiogramme mit mindestens zwei oder mehr dargestellten Phasen ausgewertet, da nur diese für diesen Zweck als ausreichend angesehen werden können. Die verschiedenen Tumorarten wurden nach der Häufigkeit ihrer angiographisch anfärbbaren Hirnmetastasen geordnet. Wie man sieht, steht bei weitem an der Spitze dieser Reihe das Hypernephrom, von dessen 10 Karotisangiogrammen 8 = 80% meist sogar sehr deutliche Kontrastmittelanfärbungen der Metastasen erkennen ließen. Es folgt dann die Gruppe der „unbekannten Primärtumoren", welche bei 12 Karotisangiogrammen 7mal = 58% Tumoranfärbungen erkennen ließen. In weitem Abstand folgt dann das Bronchialkarzinom mit 14 = 30% Anfärbungen von insgesamt 47 Karotisangiogrammen. Fast zuletzt steht das Mammakarzinom, welches bei 12 Serienangiogrammen nur in 2 = 17% Metastasenanfärbungen erkennen ließ. Auch das Melanom scheint relativ selten angiographisch nachweisbare Metastasenanfärbungen zu machen. Diese angiographischen Besonderheiten stehen gut im Einklang mit dem unterschiedlichen histopathologischen Aufbau der Metastasen verschiedener Primärtumoren, der beim Hypernephrom besonders häufig gefäßreich, beim Mammakarzinom häufiger gefäßarm ist.

Von ganz besonderer praktischer Wichtigkeit ist natürlich der Nachweis *multipler Tumoranfärbungen* in einem Serienangiogramm. Dieser Befund ist praktisch beweisend für die Diagnose Tumormetastasen. Leider gelingt dieser Nachweis nicht sehr häufig: In unserem Material von 103 Serienangiogrammen war es nur neunmal der Fall. Als ein typisches Beispiel für multiple Tumoranfärbungen möge die Abb. 13 *a—e* dienen. In der Regel sind beim Vorliegen multipler Hirnmetastasen die einzelnen Tumorknoten klein oder höchstens mittelgroß (s. S. 36). Nur selten kommt es vor, daß eine relativ große Metastasenanfärbung im Großhirnbereich mit einer ebenfalls nicht ganz kleinen weiteren im subtentoriellen Raum kombiniert ist (Abb. 14 *a—b*).

Andere Autoren haben multiple Anfärbungen bei Hirnmetastasen noch seltener gesehen als wir: ETHELBERG (1953) einmal bei 21, PETIT-DUTAILLIS (1956) kein Mal bei 41, LEVY (1957) kein Mal bei 47 Angiogrammen. Der eindrucksvollste Fall multipler Hirnmetastasenanfärbungen ist wohl von MLETZKO 1962 veröffentlicht worden: In einem Fall von Uteruskarzinom konnte er angiographisch mindestens 14 kreisrunde kleine, sehr deutlich erkennbare Tumoranfärbungen sichtbar machen.

Soweit wir das bei unseren kleinen Zahlen bisher beurteilen können, scheint der angiographische Nachweis multipler Tumoranfärbungen im Gehirn einen artdiagnostischen Hinweis auf den Primär-

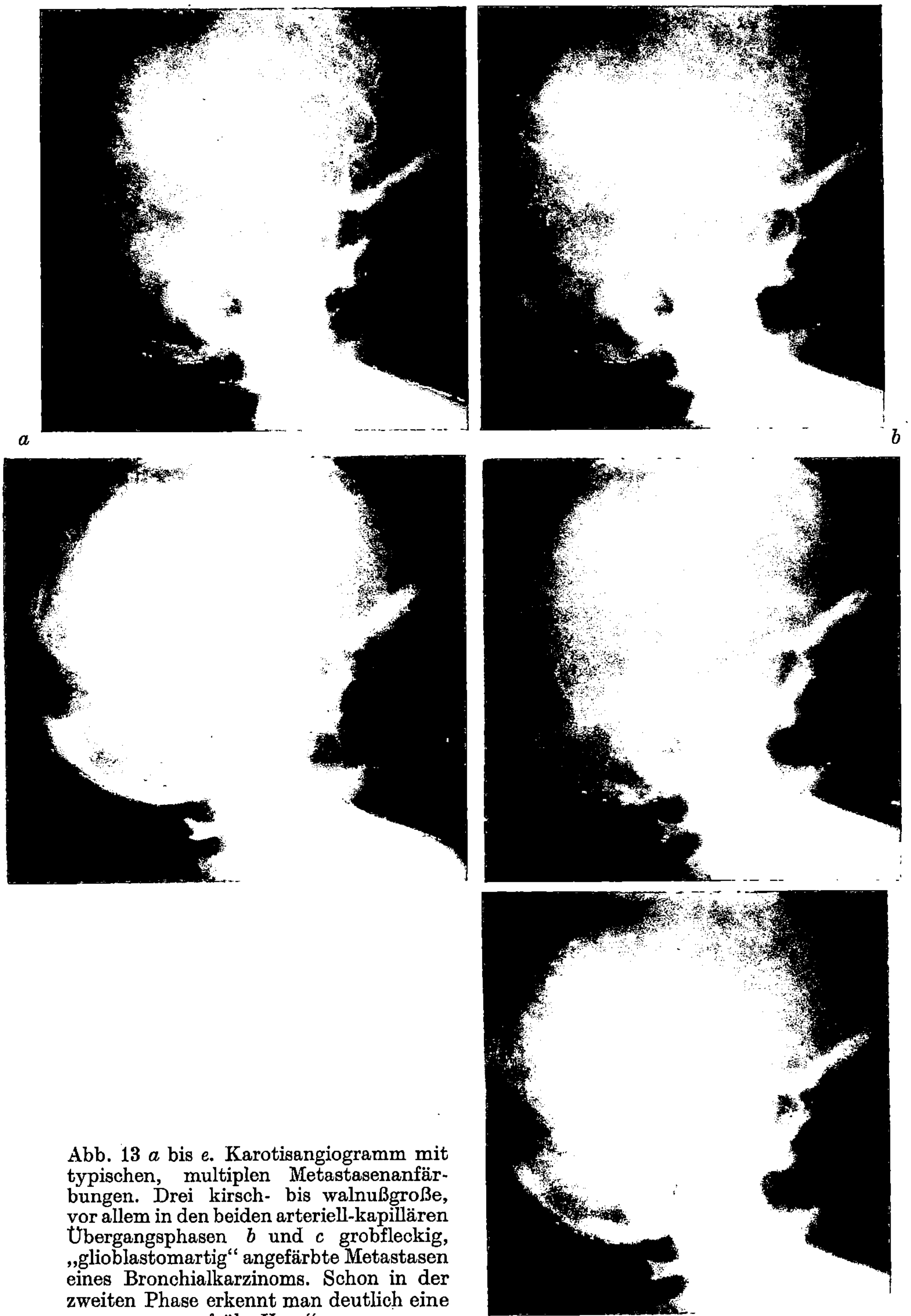

Abb. 13 *a* bis *e*. Karotisangiogramm mit typischen, multiplen Metastasenanfärbungen. Drei kirsch- bis walnußgroße, vor allem in den beiden arteriell-kapillären Übergangsphasen *b* und *c* grobfleckig, „glioblastomartig" angefärbte Metastasen eines Bronchialkarzinoms. Schon in der zweiten Phase erkennt man deutlich eine „frühe Vene"

tumor nicht zuzulassen. Daß allerdings beim Mammakarzinom multiple Metastasenanfärbungen im Karotisangiogramm außerordentlich selten sein müssen — wir sahen sie in keinem unserer 12 Fälle! —, ist selbstverständlich, wenn man weiß, daß dieser Tumor mit Vor-

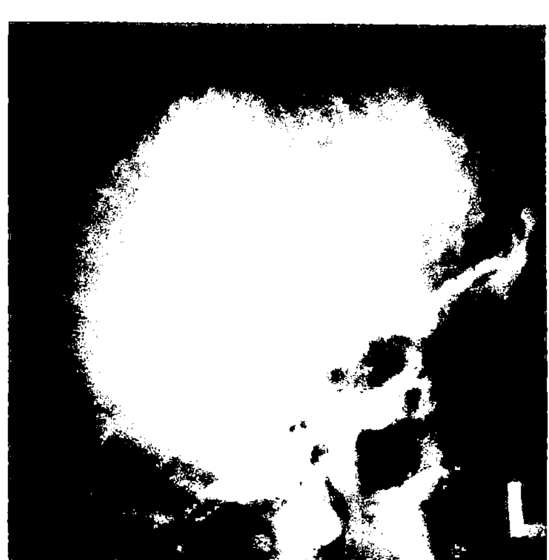
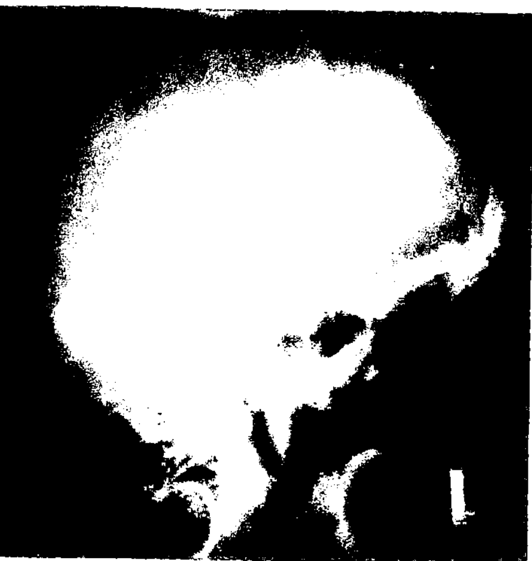


Abb. 14 *a* und *b*. Zwei große, gut angefärbte Hirnmetastasen (eine mandarinengroße links parietal und eine walnußgroße subtentoriell!) bei klinisch und autoptisch erwiesenem Bronchialkarzinom

liebe in den intrakraniellen Raum solitär metastasiert (S. 40!) und daß sich diese Metastasenart überdies besonders selten angiographisch anfärbt (S. 113).

Um eine feinere Differenzierung der neuroradiologischen Besonderheiten der Kontrastmittelanfärbung von Hirnmetastasen bösartiger Geschwülste haben sich zahlreiche Autoren bemüht. LORENZ hat 1951 darauf hingewiesen, daß diese Anfärbungen frühestens in der späten arteriellen, gewöhnlich erst in der beginnenden kapillären Phase anfangen sichtbar zu werden (Abb. 13, S. 115, Abb. 15, S. 118), um dann meist bis zur Mitte der venösen Phase, selten länger, bestehen zu bleiben. Als besonders charakteristisch für Hirnmetastasen wurden immer wieder kreisrunde oder ovale, scharf begrenzte Anfärbungen von relativ kleinem Durchmesser (Kirsch- bis Pflaumengröße) beschrieben. In der Tat können Anfärbungen, die dieser Beschreibung entsprechen, fast mit Sicherheit als Metastasen angesprochen werden, auch wenn sie solitär sind. Viel schwieriger wird die Deutung bei größeren Anfärbungen von 4 bis 6 und noch mehr Zentimetern Durchmesser. Und diese größeren Metastasenformen sahen wir in unserem Krankengut gar nicht viel seltener als die so typischen kleinen. Die meist kreisrunde Form und relativ scharfe Begrenzung überwog allerdings auch bei ihnen und nur in geringerer Zahl kamen auch solche mit unscharfer Begrenzung oder unregelmäßiger Gestalt zur Darstellung (s. Tab. 40, eingeklammerte Zah-

Tabelle 40. *Intensität und Begrenzung der Kontrastmittelanfärbungen im Karotisangiogramm bei Hirnmetastasen verschiedener Primärtumoren*

| | Bronchial-karzinom | Mamma-karzinom | Hyper-nephrom | Mela-nom | Übrige Malignome | Unbekannte Primär-tumoren | |
|---|---|---|---|---|---|---|---|
| Anfärbung intensiv | 1 (0) | 0 (0)[1] | 7 (2) | 0 (0) | 1 (0) | 2 (1) | 11 |
| Anfärbung schwach | 13 (7) | 2 (0) | 1 (0) | 2 (2) | 2 (1) | 5 (1) | 25 |
| | 14 (7) | 2 (0) | 8 (2) | 2 (2) | 3 (1) | 7 (2) | 36 (14) |

[1] Die eingeklammerten Zahlen geben an, wie viele Anfärbungen unscharf begrenzt waren.

len!). Wenn man sich bemüht, besondere Charakteristika derartiger pathologischer Gefäßanfärbung bei Tumormetastasen herauszuarbeiten, so stößt man auf erhebliche Schwierigkeiten. Die Mehrzahl dieser angiographischen Metastasenanfärbungen — in unserem Material über zwei Drittel (s. Tab. 40) — sind zart, oft so zart, daß sie nur mit Mühe erkannt werden können (s. Abb. 15 *a—d*). In der Regel sind in derartigen zarten Anfärbungsbezirken einzelne Gefäße überhaupt nicht zu erkennen. Sie erscheinen praktisch homogen. In dem restlichen Drittel der Fälle sind derartige Metastasenanfärbungen aber deutlicher, ja oft sogar außergewöhnlich intensiv sichtbar. Gerade diese intensiver angefärbten Formen sind es, die hinsichtlich der differentialdiagnostischen Abgrenzung gegenüber ganz anderen primären Hirntumoren die allergrößten Schwierigkeiten bereiten können. So können angiographische Bilder entstehen, die einem Glioblastom täuschend ähneln können: große Anfärbungsbezirke, mit mehr oder weniger unscharfer Begrenzung, in denen man unzählige, völlig regellos durcheinanderlaufende Gefäße mit den typischen Kaliberschwankungen und Lakunenbildungen erkennen kann (Abb. 16 *a—c*). Sogar arteriovenöse Fisteln mit den für Glioblastomen so charakteristischen „frühen Venen" können vorkommen (s. Abb. 13 *b*, S. 115) (SCHIEFER 1955). Andererseits kommen gerade bei den angiographisch am intensivsten angefärbten Tumormetastasen Bilder vor, die von einem Meningeomangiogramm praktisch nicht zu unterscheiden sind (s. Abb. 17 *a—b* und vergleiche dazu Abb. 26 *a—b*, S. 179!) (ETHELBERG 1953, SCHIEFER 1955, PAILLAS 1956). Wer sich die Vielfalt der pathologisch-anatomischen Erscheinungsformen maligner Tumormetastasen im Gehirn stets vor Augen hält, wird von der ebenso großen Verschiedenartig-

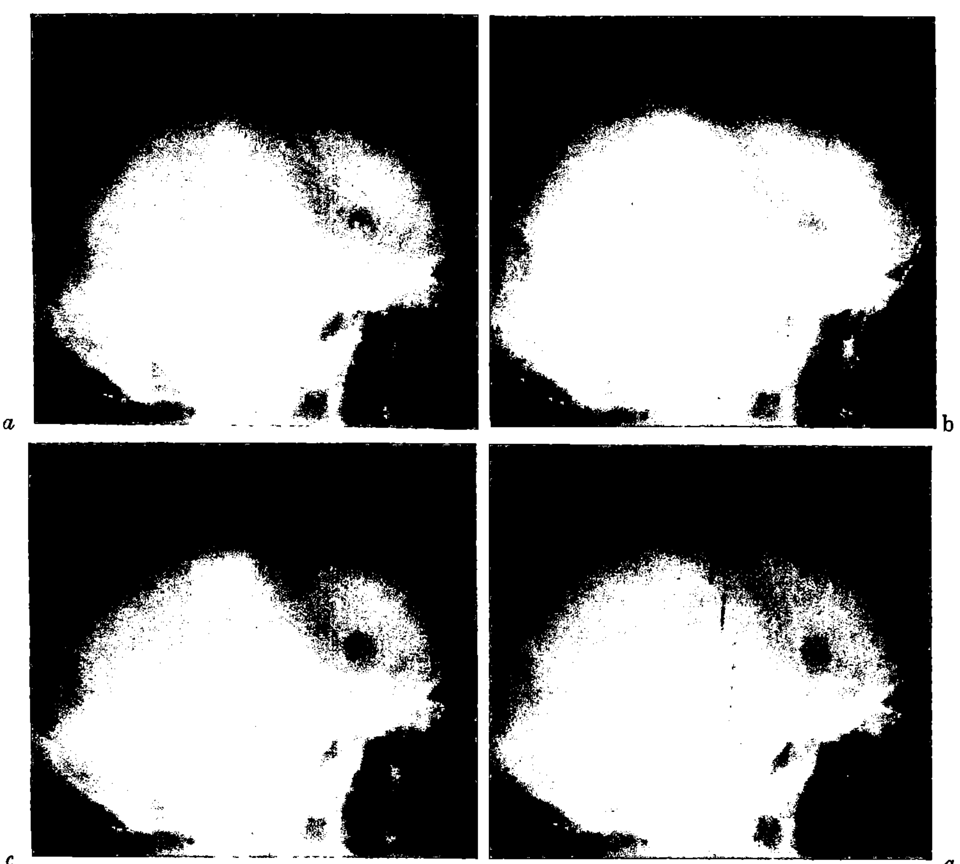

Abb. 15 *a* bis *d*. Walnußgroße, im Angiogramm nur ganz zart angefärbte Solitärmetastase links parietal eines Bronchialkarzinoms

keit ihrer angiographischen Bilder nicht überrascht sein. Man wird gut daran tun, bei der Deutung angiographischer Bilder mit einer Tumoranfärbung stets auch an die Möglichkeit einer Metastase zu denken.

Bemerkenswert erscheint, daß die Mehrzahl der intensiv angefärbten Tumormetastasen, in unserem Krankengut 7 = 64% der 11 Fälle (Tab. 40!), Hypernephrommetastasen waren. Diese angiographisch intensiv angefärbten Hypernephrommetastasen nehmen

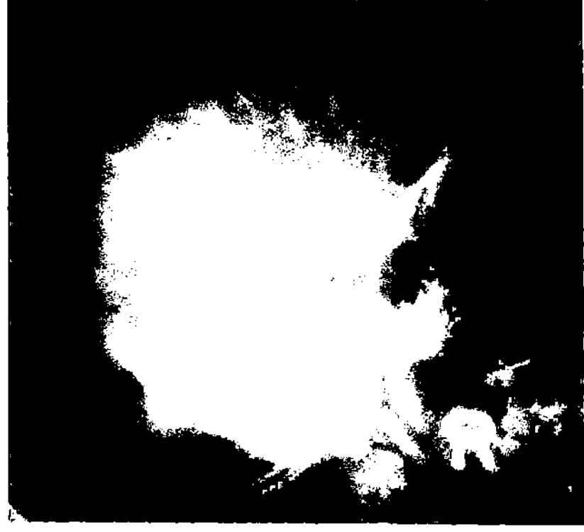

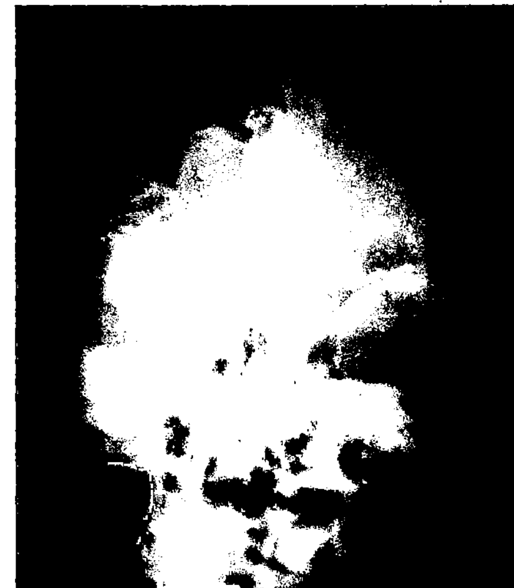

Abb. 16 *a* bis *c*. Mandarinengroße, etwas unscharf begrenzte, grobfleckige, „glioblastomartige" Hirnmetastase rechts parietookzipital. Solitärmetastase eines erst 2 Jahre nach der Hirnoperation entdeckten Rektumkarzinoms (Fall 16, S. 140)

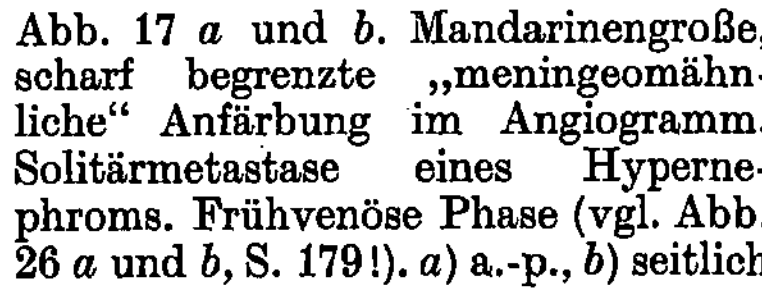

Abb. 17 *a* und *b*. Mandarinengroße, scharf begrenzte „meningeomähnliche" Anfärbung im Angiogramm. Solitärmetastase eines Hypernephroms. Frühvenöse Phase (vgl. Abb. 26 *a* und *b*, S. 179!). *a*) a.-p., *b*) seitlich

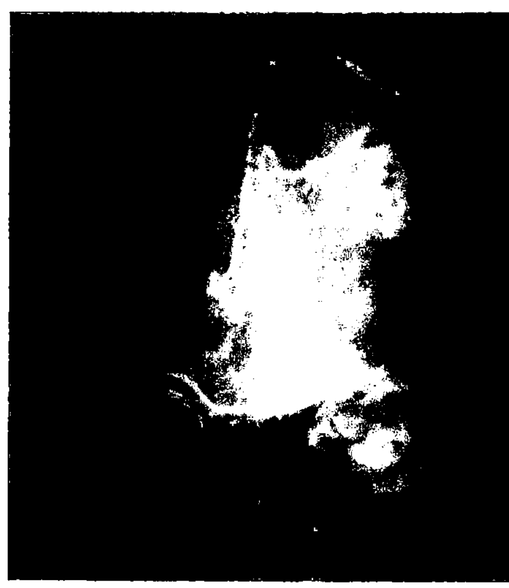

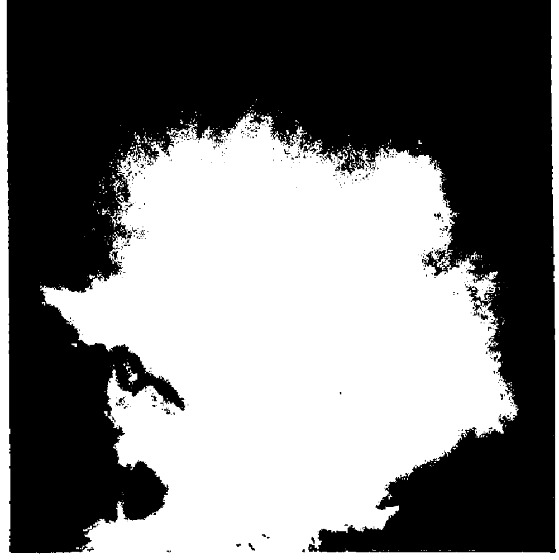

auch noch in anderer Hinsicht eine Sonderstellung ein: Sie sind es
nämlich, die im Serienangiogramm meist außergewöhnlich früh erscheinen und ebenso ungewöhnlich lange sichtbar bleiben. Leider
ist die Zahl unserer Fälle noch zu klein, um für eine größere Zahl

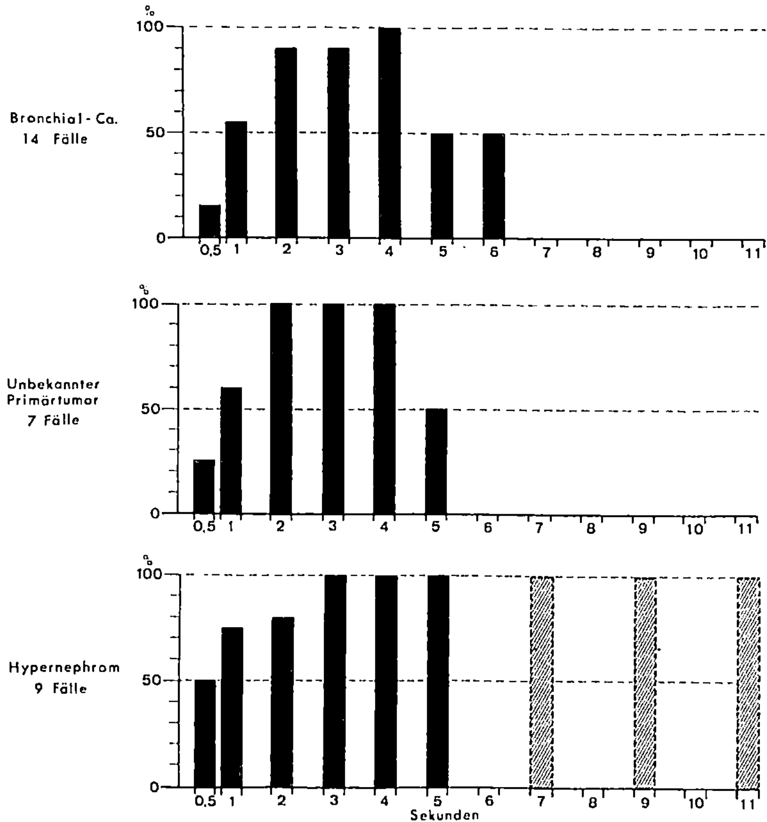


Abb. 18. Zeitdauer der Kontrastmittelanfärbung von Hirnmetastasen im Angiogramm (Erläuterungen s. im Text S. 120 bis 121)

verschiedener Primärtumoren Aussagen über die *Anfärbungsdauer
intrakranieller Metastasen* machen zu können. Bis zu einem gewissen
Grade ist uns dies nur für das Bronchialkarzinom, die Metastasen
unbekannter Primärtumoren und für das Hypernephrom möglich.
Auf Abb. 18 wurden die Ergebnisse für diese drei Tumorarten graphisch aufgezeichnet. Die Höhe der Säulen gibt an, in wieviel Prozent
der Fälle zu einem bestimmten Zeitpunkt des Serienangiogramms
zum Beispiel 0,5 Sekunden, 1 Sekunde, 2 Sekunden usw. nach der
Injektion eine Kontrastmittelanfärbung erkennbar war. Man er-

sieht daraus, daß bei den angefärbten Metastasen der *Bronchialkarzinome* (14 Fälle) bei 0,5 Sekunden nach der Injektion nur ausnahmsweise schon eine angefärbte Metastase erkennbar war und daß der Anteil der sichtbaren Metastasen bis 2 Sekunden steil anstieg, um bei 4 Sekunden, das heißt im Beginn der frühen venösen Phase, mit 100% aller Fälle den Gipfel zu erreichen und schon bei 5 Sekunden wieder auf 50% abzufallen. Bei 7 Sekunden — wir verfügen in dieser Phase nur über 4 Bilder — war in keinem Falle mehr eine Metastasenanfärbung zu erkennen.

Ganz ähnlich verlief die Anfärbungskurve von Metastasen im Serienangiogramm bei unseren 7 Fällen mit *unbekannten Primärtumoren*. Es ist nicht unwahrscheinlich, daß diese Metastasen zu einem erheblichen Teil einem klinisch oder sogar autoptisch nicht nachgewiesenen Bronchialkarzinom entstammten.

Deutlich anders verlief dagegen die „Anfärbungskurve" bei den *Hypernephrom*metastasen. Schon in der ersten Phase, 0,5 Sekunden nach der Injektion, waren 50% röntgenologisch sichtbar, und schon bei 3 Sekunden waren es 100%. Diese angiographische Sichtbarkeit blieb dann 100%ig bis zur letzten Phase unserer Routineangiogramme, die im allgemeinen bei 5 Sekunden endeten, erhalten. Leider verfügen wir nur in einem Falle über eine längere Serie, in welcher die angefärbte Metastase auch noch bei 7, 9 und 11 Sekunden sichtbar war (vgl. auch Abb. 10 *a—e*, S. 91). Da es sich hier aber nur um einen einzelnen Fall handelte, konnten wir diese Werte in unserem Schema nur schraffiert einzeichnen.

In Tab. 41 sind die verschiedenen Ergebnisse der Karotisangiographie in ihrer Bedeutung für die *Art-* und *Lokaldiagnose* von *Hirnmetastasen* zusammengefaßt worden.

Was zunächst die Artdiagnose der Hirnmetastasen anbetrifft, so ergibt sich, daß in unserem Material von 119 Fällen die Diagnose Hirnmetastase angiographisch mit Sicherheit nur in 19 Fällen (= 16%), mit einem hohen Grade von Wahrscheinlichkeit jedoch in weiteren 36 Fällen (= 30%) gestellt werden konnte. Insgesamt also in 55 = 46% der Fälle ließ das Angiogramm zusammen mit dem klinischen Bild sicher oder wenigstens sehr wahrscheinlich die richtige Artdiagnose zu. Wenn man außerdem noch die 17 Fälle (= 14%) mitberücksichtigt, in denen das Angiogramm besonders im Zusammenhang mit einem klinisch bekannten Primärtumor die Diagnose Hirnmetastase wenigstens etwas wahrscheinlich machte, so ergibt sich eine Gesamtzahl von 72 Fällen = 60% unseres Gesamtmaterials, in denen das Karotisangiogramm für die Diagnose von Wichtigkeit oder beweisend war. In den restlichen 47 Fällen = 40% konnte das Angiogramm jedoch zur Artdiagnose intrakranieller

Tabelle 41. *Die Bedeutung der Karotisangiographie für die Art- und Lokaldiagnose von Hirnmetastasen*

| | Diagnose Hirn-metastasen mit Sicherheit möglich | Diagnose Hirnmetastasen mit hoher Wahrscheinlichkeit möglich | | Diagnose Hirn-metastasen mit mäßiger Wahr-scheinlichkeit möglich, insbeson-dere durch klinisch bekannten Primärtumor | Diagnose Hirn-metastasen angio-graphisch nicht möglich (oder sogar unwahrscheinlich!) | Summe |
|---|---|---|---|---|---|---|
| | | durch fehlende oder paradoxe Massen-verschiebung | durch Kombination mit klinisch bekanntem Primärtumor | | | |
| a) Normales Gefäßbild ........ | 0 | 23 | 0 | 0 | 8 | 31 |
| b) Verdacht auf Hydrozephalus | 0 | 0 | 5 (5)[1] | 0 | 5 | 10 (5) |
| c) Gefäßverdrängung ohne An-färbung .................. | 0 | 3 (1) | 0 | 17 (12) | 21 | 41 (13) |
| d) Solitäre Tumoranfärbung .... | 10 (10) | 1 (1) | 4 (4) | 0 | 13 (13) | 28 (28) |
| e) Multiple Tumoranfärbungen . | 9 (9) | 0 | 0 | 0 | 0 | 9 (9) |
| | 19 (19) | 27 (2) | 9 (9) | 17 (12) | 47 (13) | 119 (55) (=46%) |
| | 19=16% | 36=30% | | 17=14% | 47=40% | 119 |

[1] Die eingeklammerten Zahlen geben an, wie oft das Angiogramm die Lokaldiagnose der Hirnmetastasen ermöglichte.

Metastasen nichts Positives beitragen. In einem Teil dieser
Fälle führte das Angiogramm sogar auf falsche Fährten, indem
es zu Verwechslungen mit Glioblastomen oder Meningeomen Anlaß gab.

Auch für die Lokaldiagnose intrazerebraler Metastasen leistet die
Karotisangiographie Erhebliches. Wie oft das Angiogramm die Lokaldiagnose von Hirnmetastasen ermöglichte, ist in Tab. 41 in den
jeweiligen Spalten in Klammern mit eingetragen worden. Wenn man
diese Zahlen zusammenrechnet, ergibt sich, daß in $55 = 46\%$ unserer 119 Karotisangiogramme die Lokaldiagnose möglich war. Auch
in dieser Hinsicht ist also das Karotisangiogramm von unschätzbarem
Wert und in dieser Treffsicherheit wahrscheinlich von keiner anderen
Untersuchungsmethode so leicht zu überbieten.

## 6. Das Pneumenzephalogramm bzw. Ventrikulogramm

Das Pneumenzephalogramm ist zwar die ältere neuroradiologi-
sche Kontrastmittelmethode als das Angiogramm, sie ist aber von
diesem in der radiologischen Diagnostik der Hirnmetastasen von
ihrem ersten Platz verdrängt worden und soll deshalb auch hier erst
an zweiter Stelle besprochen werden. Die pneumenzephalographi-
schen Methoden haben gegenüber der Angiographie den Nachteil
der größeren Unannehmlichkeiten und Schmerzbelästigungen für
den Patienten und des größeren Zeit- und Materialaufwandes für
den Arzt. Die Gefährlichkeit dieser Methode dürfte bei sachgemäßer
Ausführung und Indikation genau so niedrig sein wie bei der Angiographie und fällt praktisch nicht ins Gewicht.

Im allgemeinen Sprachgebrauch hat es sich eingebürgert, von
einem Pneumenzephalogramm (PEG) immer dann zu sprechen,
wenn das gasförmige Kontrastmittel — im allgemeinen Luft —
von den spinalen Liquorräumen aus lumbal oder subokzipital ein-
geführt wird. Von einer Ventrikulographie pflegt man dann zu
sprechen, wenn die Luftfüllung der Hirnventrikel vermittels
direkter Punktion der Seitenventrikel vorgenommen wird.
Diese Methode kommt vor allem in den Fällen zur Anwendung,
in denen der Sitz der Raumbeschränkung infratentoriell zu vermuten ist.

In unserem Krankengut von 158 Fällen haben wir Luftdarstel-
lungen der intrakraniellen Liquorräume in *72 Fällen* durchgeführt
bzw. versucht. Es handelte sich dabei um 36 Pneumenzephalogramme und 36 Ventrikulogramme. Die erzielten Befunde lassen
sich in die folgenden 6 Hauptgruppen unterteilen:

1. Das Luftbild entspricht dem eines gut lokalisierbaren supratentoriellen Tumors     19 Fälle = 26%

2. Das Luftbild spricht für eine supratentorielle Raumbeschränkung, es läßt aber nur eine uncharakteristische Massenverschiebung der Seitenventrikel im sagittalen Strahlengang ohne genauere Lokalisationsmöglichkeit erkennen     12 Fälle = 17%

3. Normale Luftbilder     5 Fälle = 7%

4. Es besteht ein symmetrischer Hydrozephalus der supratentoriellen Liquorräume als Ausdruck einer Liquorabflußstauung im infratentoriellen Raum     21 Fälle = 29%

5. Das Luftbild spricht für multiple Tumoren     4 Fälle = 6%

6. Fehlende oder unzureichende Luftfüllungen     11 Fälle = 15%

         72 Fälle

Daß in unserem Material die Gruppe 4 der Fälle mit Stauungshydrozephalus die zahlenmäßig größte ist, liegt einfach daran, daß wir praktisch in allen Fällen, die auf eine Raumbeschränkung im infratentoriellen Raum verdächtig waren, die Luftfüllung der Ventrikel, und zwar fast ausschließlich in Form der Ventrikulographie, zur Anwendung brachten. Die Luftfüllung vermag in diesen Fällen viel sicherer als das Angiogramm das Vorliegen eines Stauungshydrozephalus zu beweisen und damit die Voraussetzungen für ein gezieltes operatives Vorgehen zu geben. Nur das Ventrikulogramm kann klären, ob der Liquorblock an den Foramina Monroi, im 3. Ventrikel, im Aquädukt oder infratentoriell gelegen ist. Die Kenntnis dieser Tatsache ist für den Neurochirurgen von größter Wichtigkeit.

Im Falle der Hirnmetastasen ist das ventrikulographische Bild eines infratentoriellen Tumors in erstaunlich hohem Umfange mit dem Begriff einer Solitärmetastase in der hinteren Schädelgrube identisch:

In 14 = 66% unserer 21 Fälle traf dies zu. Der größere Teil dieser Solitärmetastasen der hinteren Schädelgrube ist operativ günstig gelegen. Erneut stoßen wir hier auf die Regel, daß die infratentoriellen Solitärmetastasen eines bösartigen Gewächses noch zu den neurochirurgisch günstigsten Fällen dieses sonst so hoffnungslosen Teilgebiets der Neurochirurgie gehören (vgl. S. 50, 98, 111!). Beachten muß man allerdings, daß immerhin noch ein Drittel (7) unserer Fälle mit Stauungshydrozephalus durch infratentoriellen Liquorblock multiple Hirnmetastasen hatten, 3 davon nur im Kleinhirn, 4 aber auch im Großhirn. Die Großhirnmetastasen waren in diesen

4 Fällen durch das Luftbild auch nicht andeutungsweise zur Darstellung gekommen.

Die nächstwichtige Gruppe ist die derjenigen Luftbilder (Gruppe 1), die für das Vorliegen eines gut lokalisierbaren supratentoriellen Tumors sprachen (19 = 26%). Leider entsprechen diese oft so eindeutig erscheinenden Luftbilder nur in etwa der Hälfte der Fälle (10 Fälle) wirklich einem solitären Tumor. In der anderen Hälfte sind auch diese Bilder durch multiple Metastasen ausgelöst. Das Luftbild läßt dann nur einen besonders großen oder mit besonders ausgeprägtem kollateralem Ödem versehenen Tumor erkennen, während die anderen Metastasen nicht erkennbar bleiben. In einem unserer Fälle, in welchem neben einer größeren supratentoriellen noch eine kleinere infratentorielle Metastase vorhanden war, war pneumenzephalographisch nur die erstere erkennbar.

Noch weniger vermag das Luftbild weiterzuhelfen, wenn dieses nur eine Massenverschiebung der Seitenventrikel ohne genauere Lokalisationsmöglichkeiten erkennen läßt (Gruppe 2: 12 Fälle = 17%). Die praktische Bedeutung solcher Bilder liegt vor allem darin, daß sie beweisen, daß in einem gegebenen Falle ein raumbeschränkender intrakranieller Prozeß die Ursache eines neurologischen Krankheitsbildes ist. Vielfach können nämlich durch Hirnmetastasen lange Zeit andere, nichttumoröse Krankheitsbilder, zum Beispiel Gefäßprozesse und ähnliches, vorgetäuscht werden. Von unseren 12 Fällen, die nur Massenverschiebungen im Luftbild erkennen ließen, hatten nur ein Drittel (4 Fälle) solitäre und zwei Drittel (8 Fälle) multiple Hirnmetastasen.

Wenn das Luftbild völlig normal erscheint (Gruppe 3: 5 Fälle = 7%), so kann gerade dieser Befund beim Verdacht auf Hirnmetastasen für die Beurteilung von besonderer Bedeutung sein. Steht nämlich dieser Befund im Widerspruch zum klinischen Bild, so kann er sehr für die Diagnose „multiple Hirnmetastasen" sprechen.

Nur in 4 = 6% unserer 72 Fälle (Gruppe 5) mußte man allein auf Grund des Luftbildes an multiple, intrakranielle Tumoren denken. Nur in diesen 4 Fällen — es handelte sich durchweg um Ventrikulogramme — waren mehrfache Eindellungen der Seitenventrikel zu erkennen, die nur durch multiple Tumoren erklärt werden konnten.

Wenn man diese Befunde überblickt und ihre Bedeutung für die Art- und Lokaldiagnose von Hirnmetastasen herauszuarbeiten versucht, so ergeben sich etwa die folgenden Richtlinien: Wesentliche Hinweise für das Vorliegen multipler Hirntumoren, was praktisch der Artdiagnose „Hirnmetastasen" gleichzusetzen ist, vermochte das Luftbild in unserem Material nur in 8 von 72 Fällen = 11% zu und Ventrikulogramms für die Lokaldiagnose intrakranieller Metastasen. Aus 44 = 61% unserer Luftbilder ließen sich ziemlich sichere lokaldiagnostische Hinweise entnehmen. Allerdings handelte es sich nur etwa in der Hälfte dieser Fälle um Solitärmetastasen (24 Fälle), während in der knappen anderen Hälfte auch noch andere im Luftbild nicht erkennbare Metastasen vorhanden waren. Hinweise darauf, daß überhaupt eine Raumbeschränkung im intrakraniellen Raum vorliegt, ergaben sich in 56 = 78% der Fälle.

Diese Zahlen und Prozentsätze fallen für die Methode der Luftdarstellung der Liquorräume nicht so günstig aus, wie sie von anderen Autoren, insbesondere von Petit-Dutaillis (1956) und Simionescu (1960) berichtet wurden. So konnte Petit-Dutaillis bei 50 Ventrikulographien von 107 Fällen mit Hirnmetastasen in 47 = 94% der Fälle exakt den Hauptsitz der Läsionen nachweisen, allerdings ohne Hinweis auf eventuelle Multiplizität. Die wichtigste Indikation für die Ventrikulographie möchten wir mit Petit-Dutaillis in den Fällen erblicken, die auf eine infratentoriell gelegene Metastase verdächtig sind. Aber auch zur exakteren Lokalisation mancher supratentoriell gelegenen Raumbeschränkung kann das Pneumenzephalogramm eine wichtige Ergänzung des Angiogramms darstellen, was man als Neurochirurg nie vergessen sollte.

### 7. Der Liquorbefund

Dem Liquorbefund kommt bei der klinischen Beurteilung von Fällen mit Hirnmetastasen nur eine geringere Bedeutung zu. In der Mehrzahl dieser Fälle verbietet sich eine Untersuchung des spinalen Liquors — um diesen kann es sich ja nur handeln — wegen des bestehenden Hirndrucks. Deshalb verfügen die meisten Autoren nur über eine relativ geringe Anzahl spinaler Liquorbefunde. Die meisten Autoren erwähnen als Besonderheit dieses Liquors lediglich mäßige Zell- und Eiweißvermehrungen, wie sie ähnlich aber auch bei anderen primären Hirntumoren vorkommen können. In einer Gegenüberstellung fanden Müller und Wochnik (1961) häufiger Zellvermehrungen über 15/3 bei malignen Gliomen (in 40,8%) als bei Hirnmetastasen (in 17,4%). Im Gegensatz hierzu fanden sie bei Hirnmetastasen häufiger pathologische Eiweißvermehrungen (in 65,2%) als bei malignen Gliomen (nur in 59,2%).

Wir selbst verfügen in 52 unserer 158 Fälle über Liquorbefunde (Tab. 42). Eine Zellvermehrung auf über 5/3 fanden wir in 34 = 65% der Fälle. Dieser Prozentsatz entspricht etwa den Angaben anderer Autoren (Leitholf und Kuhlendahl 1957). Eine Aufgliederung auf die verschiedenen Karzinomarten läßt erkennen, daß aus dem

Tabelle 42. *Der Liquorbefund bei Hirnmetastasen (Eigenes Krankengut: 52 untersuchte Fälle)*

| | Zahl der unter- suchten Fälle | Zellzahl im Liquor | | | Eiweißmenge im Liquor | | | Blutiger Liquor (bzw. xantho- chrom1) | Tumor- zellen im Liquor nachge- wiesen |
|---|---|---|---|---|---|---|---|---|---|
| | | 0—5/3 | 5/3 bis 50/3 | über 50/3 | normal bis 25 mg% | leicht erhöht 25–50 mg% | stark erhöht über 50 mg% | | |
| Bronchialkarzinom .............. | 23 | 8 | 12 | 3 | 6 | 11 | 6 | | |
| Mammakarzinom ................ | 9 | 3 | 6 | 0 | 3 | 3 | 3 | | |
| Melanom ...................... | 2 | 1 | 1 | 0 | 2 | 0 | 0 | 2 (!) | 1 |
| Intestinalkarzinom .............. | 4 | 2 | 2 | 0 | 1 | 3 | 0 | | |
| Hypernephrom ................. | 3 | 1 | 1 | 1 | 0 | 0 | 3 | | |
| Karzinom der Thyreoidea ......... | 2 | 1 | 1 | 0 | 1 | 1 | 0 | | |
| Sonstige Karzinome ............. | 4 | 1 | 2 | 1 | 4 | 0 | 0 | | |
| Unbekannter Primärtumor ........ | 5 | 1 | 3 | 1 | 3 | 1 | 1 | | |
| | 52 | 18=35% | 28=53% | 6=12% | 20=38% | 19=37% | 13=25% | 2 | |
| Davon hatten: | | | | | | | | | |
| Multiple Hirnmetastasen ....... | | 7=39% | 17=61% | 5=83% | 15=75% | 7=37% | 7=54% | | |
| Solitäre Hirnmetastasen ........ | | 11=61% | 11=39% | 1=17% | 5=25% | 12=63% | 6=46% | | |

geben. Viel wichtiger ist die Bedeutung des Pneumenzephalogramms Grad der Zellvermehrung im Liquor offenbar keine besonderen Rückschlüsse auf den jeweils vorliegenden Primärtumor gezogen werden können. Interessanter sind dagegen die Ergebnisse, wenn man die verschiedenen Grade von Zellvermehrungen im Liquor nach dem Vorliegen multipler oder solitärer Hirnmetastasen unterteilt (unterste beiden Zeilen der Tab. 42). Es zeigt sich nämlich dabei, daß der prozentuelle Anteil der Fälle mit multiplen Hirnmetastasen von der Gruppe mit normalen Liquorzellzahlen (bis 5/3 Zellen) über die Gruppe der mäßigen Zellvermehrung (5 bis 50/3 Zellen) bis zur Gruppe der starken Zellvermehrungen (über 50/3 Zellen) kontinuierlich, und zwar ziemlich steil, von 39% bis 83% ansteigt. Trotz der relativ kleinen Zahl unserer Untersuchungen spricht dieses Ergebnis dafür, daß der Nachweis von hohen Zellzahlen im Liquor (über 50/3) mit ziemlicher Wahrscheinlichkeit für das Vorliegen multipler Hirnmetastasen sprechen dürfte.

Auch bei der Eiweißbestimmung im Liquor fanden wir etwa ähnliche Ergebnisse wie andere Autoren: Leichte Eiweißerhöhungen waren bei unseren 52 Fällen in 19 = 37%, starke Eiweißerhöhungen in 15 = 25%. Im Gegensatz zu den Zellwerten im Liquor lassen die verschiedenen Grade der Eiweißerhöhungen anscheinend keinen Rückschluß auf das Vorliegen multipler oder solitärer Hirnmetastasen zu. Einen interessanten Befund ergab aber die Aufgliederung der gefundenen Eiweißwerte auf die verschiedenen Primärtumorarten. In allen 3 Fällen von Hypernephrommetastasen, in denen wir über einen Liquorbefund verfügen, fanden wir stets stark erhöhte Eiweißwerte auf über 50 mg%. Bei der kleinen Zahl dieser Fälle könnte dies natürlich ein Zufall sein. Der Befund steht aber in auffälligem Widerspruch zu allen anderen metastasierenden Karzinomarten, am wenigsten noch zum Mammakarzinom, welches wenigstens in drei der untersuchten 9 Fälle = 33% ähnlich starke Eiweißerhöhungen im Liquor aufwies. Auch in diesem Befund könnte sich vielleicht wieder die schon in so vielen Punkten festgestellte Sonderstellung des Hypernephroms — und in geringem Maße vielleicht auch des Mammakarzinoms — ausdrücken.

Interessant ist, daß es sich in den einzigen zwei Fällen, in denen wir *Blut im Liquor* bzw. *Xanthochromie* fanden, um *Melanommetastasen* handelte (s. Fall 4, S. 16). Dies scheint kein Zufall zu sein. Auf diese Besonderheit der Melanommetastasen im Zentralnervensystem hat schon GROSS und ROILGEN 1956 hingewiesen: In 26 von 56 Fällen der Literatur sei der Liquor bei primären oder sekundären Melanomen des Zentralnervensystems blutig oder xanthochrom gewesen. Bei anderen Tumormetastasen sei dieser Befund selten.

Ein besonders interessanter Punkt der Liquoruntersuchungen bei Tumormetastasen ist der Nachweis von Tumorzellen im Liquor. Die Bedeutung dieses Befundes liegt natürlich darin, daß er das Vorliegen eines Karzinoms im Zentralnervensystem beweisen kann. Allerdings ist es offenbar sehr schwierig, diesen Beweis zu führen, da er meist wohl nur gelingt, wenn man ausdrücklich danach sucht und geeignete Untersuchungsmethoden anwendet. Im allgemeinen wird eine derartig spezielle Untersuchung unterbleiben, zumeist wohl, weil der Kliniker im entscheidenden Augenblick gar nicht an die Möglichkeit des Vorliegens bösartiger Tumormetastasen denkt. Auch in unserem Material fand eine derartige gezielte Suche nach Tumorzellen in der Regel nicht statt. (Ein Großteil der Liquorbefunde stammt übrigens nicht aus unserer eigenen, sondern aus den jeweils überweisenden Kliniken.) Nur in einem unserer Fälle, es handelt sich um jene in den Liquorraum blutende Solitärmetastase eines Melanoms im Seitenventrikel, die schon wiederholt erwähnt wurde (Fall 4, S. 16) konnten im Liquor Melanomzellen gefunden werden. Schon seit langer Zeit ist von verschiedenen Autoren auf die Möglichkeit des Tumorzellnachweises im Liquor besonders bei Meningealkarzinosen hingewiesen worden (WIDAL und ABRAMI 1908, PETTE 1930, RUDZKI 1941 usw.). Eine besonders differenzierte Technik der Liquoruntersuchung auf Tumorzellen haben DAUM und GRUNER 1956 veröffentlicht. Ihnen gelang in 5 von 38 Metastasenfällen der Tumorzellnachweis: Einem Lymphosarkom, einem Melanom, einem Magenkarzinom und 2 unbekannten Primärtumoren. Auch sie betonen, daß das Vorhandensein von Tumorzellen im Liquor meist für einen diffusen Befall der Hirnhäute und damit für absolute Inoperabilität des Falles spräche. Ein Tumorzellnachweis sei allerdings im Liquor auch denkbar, wenn ein solitärer Karzinomknoten den Cortex oder die Ventrikelwand durchbrochen und an einer umschriebenen Stelle die Meningen erreicht hätte. Die bisher in der Literatur veröffentlichten Fälle seien aber alle inoperabel gewesen (dies traf übrigens auch für unseren Fall 4, S. 16, zu!). Den Nachweis von Tumorzellen im Liquor könne man also wohl ziemlich sicher als Gegenindikation gegen eine Operation ansehen. Wahrscheinlich sollte man von diesen speziellen Untersuchungsmethoden in diesen Fällen noch öfters als bisher Gebrauch machen.

## 8. Die Isotopendiagnostik

### (Gammaenzephalogramm)

Die Isotopendiagnostik der Hirntumoren ist eine Errungenschaft der allerneuesten Zeit. Ihr Prinzip beruht darauf, daß Hirntumoren in die Blutbahn injizierte strahlende Substanzen vorübergehend speichern, was sich dann mit geeigneten Meßmethoden nachweisen läßt. Aus der Lokalisation dieser Speicherung kann man dann vielfach sehr exakt den Sitz eines intrakraniellen Tumors ablesen. Darüber hinaus ermöglichen Verlaufsuntersuchungen oft auch wichtige Hinweise auf die Artdiagnose des raumbeschränkenden Prozesses. Die Methode hat den großen Vorteil, daß sie praktisch ohne nennenswerte Schmerzbelästigung des Patienten durchführbar ist, daß sie öfters wiederholt werden kann und daß sie mit keinem besonderen Risiko verbunden ist. Sie kann sogar ambulant durchgeführt werden.

Zu den Ergebnissen dieser Untersuchungsmethode kann hier nicht Stellung genommen werden, da sie in dem dieser Arbeit zugrunde liegenden Krankengut erst ganz vereinzelt zur Anwendung kam. Es wäre vorstellbar, daß diese Methode eine besondere Bedeutung für den Nachweis multipler Metastasen bekommen könnte.

### 9. Andere spezielle neurologische Untersuchungsmethoden

In jüngster Zeit sind auch eine Reihe weiterer spezieller Untersuchungsmethoden für die Beurteilung des intrakraniellen Raumes ausgearbeitet worden. Von diesen dürfte der *Echoenzephalographie* vielleicht eine gewisse Bedeutung auch für unser Thema zukommen. Das Prinzip beruht auf der Reflexion von Ultraschallwellen an Grenzflächen. Die Methode erlaubt also ohne Belästigung und Gefährdung des Patienten in erster Linie die Feststellung einer Seitenverschiebung der Mittellinienstrukturen im supratentoriellen Raum und ermöglicht so wahrscheinlich schon frühzeitig die Unterscheidung eines supratentoriell gelegenen raumbeschränkenden Prozesses von einem andersartigen Krankheitsprozeß, zum Beispiel vaskulärer Art. Ob diese Methode gerade in Fällen von Hirnmetastasen noch weitere wichtige Aussagen machen kann, ist meines Wissens bisher noch nicht ausreichend erforscht.

## IV. Das allgemein-klinische (internistische) Bild bei Hirnmetastasen

Nach dieser Besprechung der *neurologischen* Symptomatik und der speziellen neurologischen Untersuchungsmethoden muß nun noch auf das *allgemein-klinische* Bild eingegangen werden. Gerade in diesem speziellen Falle maligner Tumormetastasen im Zentralnervensystem wird am allermeisten deutlich, daß auch der spezialistisch tätige Arzt über die Betrachtung und Untersuchung seines speziellen Organsystems nicht die Untersuchung der anderen Organe und die Beurteilung des Patienten als Ganzes verabsäumen oder vernachlässigen darf. Am Anfang einer jeden spezialärztlichen Untersuchung, ganz besonders aber einer neurologischen, sollte immer eine exakte Allgemeinuntersuchung mit einer genauen Anamneseerhebung stehen. Ein hoher Prozentsatz von Patienten mit Hirnmetastasen, die in eine neurochirurgische Klinik unter der Allgemeindiagnose Hirntumor eingewiesen werden, lassen oft erst nach einer sehr gründlichen allgemeinärztlichen oder internistischen Untersuchung Anzeichen eines malignen Körpertumors erkennen. Damit ist aber erst der entscheidende Schritt zur Klärung des ganzen Falles getan.

## 1. Die allgemeinärztliche Anamnese

*a) Wie oft ist ein maligner Primärtumor bereits anamnestisch bekannt?*

Wie schwer der Nachweis eines malignen Primärtumors in denjenigen Fällen ist, die mit Hirnmetastasen einer neurochirurgischen Klinik überwiesen werden, ist aus Tab. 43 zu ersehen. In dieser Tabelle wurden die eigenen 158 Fälle unter dem Gesichtswinkel der Diagnostik des Primärtumors in verschiedene Gruppen eingeteilt. Aus der ersten Spalte ist ersichtlich, daß das Vorliegen eines malignen Primärtumors vor der Aufnahme in die neurochirurgische Klinik nur in $63 = 39\%$ der Fälle bekannt war. In 33 weiteren Fällen $= 21\%$ konnte erst bei der klinischen Durchuntersuchung, aber noch vor erfolgter Hirnoperation, ein Karzinom im Körper nachgewiesen werden. In 12 Fällen $= 8\%$ gelang der klinische Nachweis eines Körpermalignoms erst nach erfolgter Hirnoperation. In den restlichen 50 Fällen $= 32\%$ war der klinische Nachweis eines Karzinoms nicht möglich. Ja sogar bei erfolgter Sektion war in 2 Fällen der Nachweis eines Primärtumors nicht zu erbringen.

Hinsichtlich der Anamnese liegen die Verhältnisse im allgemeinen beim Mammakarzinom am einfachsten, welches in allen 22 Fällen, die mit Symptomen einer Hirnmetastasierung zur Aufnahme kamen, bereits von früher her bekannt war: Alle diese Patientinnen hatten eine Mammaamputation hinter sich. Fast ebenso klar liegen die Verhältnisse meist beim Melanom: In $10 = 83\%$ unserer 12 Fälle war das Vorhandensein auch dieses Tumors schon bekannt. Als nächstes folgt das Hypernephrom, welches allerdings vor der Aufnahme in unsere Klinik nur in $8 = 67\%$ der 12 Fälle diagnostiziert oder operiert worden war. Bei weitem am ungünstigsten steht es mit dem

Tabelle 43. *Der Nachweis des malignen Primärtumors bei 158 eigenen Patienten mit Hirnmetastasen*

| | Gesamt-zahl | Maligner Primär-tumor schon vor Aufnahme in der neurochirurgischen Klinik bekannt | Maligner Primär-tumor erst in der Klinik, aber noch vor Operation der Hirnmetastasen erkannt | Maligner Primär-tumor erst in der Klinik nach Operation der Hirnmetastasen erkannt | Maligner Tumor wurde klinisch nicht erkannt | | |
|---|---|---|---|---|---|---|---|
| | | | | | Primärtumor erst durch Sektion nachgewiesen | Primärtumor auch bei Sektion nicht nachgewiesen | Sektions-befund liegt nicht vor |
| Bronchialkarzinom ........ | 73 | 12= 17% ( 7) | 29=40% | 8=11% | 20=27% | 0 | 4= 5% |
| Mammakarzinom ......... | 22 | 22=100% (22) | | | | | |
| Unbekannter Primärtumor | 16 | 0 ( 0) | | | | 1=6% | 15=94% |
| Hypernephrom .......... | 12 | 8= 67% ( 6) | 1= 8% | 2=17% | 1= 8% | | |
| Melanom ............... | 12 | 10= 84% ( 7) | | | | 1=8% | 1= 8% |
| Intestinaltrakt ......... | 9 | 3= 33% ( 3) | 2=22% | 2=22% | 2=22% | | |
| Thyreoideakarzinom .... | 4 | 2= 50% ( 2) | | | 2=50% | | |
| Sonstige Karzinome ...... | 10 | 6= 60% ( 6) | 1=10% | | 3=30% | | |
| | 158 | 63= 39% (53) | 33=21% | 12= 8% | 28=18% | 2=1% | 20=13% |

96=60%

108=68%          50=32%

[1] Die eingeklammerten Zahlen geben an, in wieviel Fällen der Primärtumor früher operiert worden war.

Tabelle 44. *A. Wie oft ist ein maligner Primärtumor bei Patienten mit Hirnmetastasen bekannt? (Literaturzusammenstellung)*
*B. Wie lang ist das Intervall zwischen Operation bzw. Nachweis des Primärtumors und Operation bzw. Nachweis der Hirnmetastasen*

| | A | | B | | | | |
|---|---|---|---|---|---|---|---|
| | Gesamt-zahl der Fälle | Primärtumor vor klinischer Aufnahme bekannt | Bis 1 Jahr | 1–2 Jahre | 2–4 Jahre | 4–8 Jahre | Länger als 8 Jahre |
| *a) Bronchialkarzinom* | | | | | | | |
| CHRISTENSEN (1949) ............................. | 24 | 6 | 6 | | | | |
| PETIT-DUTAILLIS (1956) .......................... | 51 | 3 | 2 | 1 | | | |
| PAPO u. a. (1957) ................................. | 58 | 2 | 1 | | 1 | | |
| SIMIONESCU (1960) ............................... | 75 | 12 | 9 | 2 | 1 | | |
| PENZHOLZ (1967) ................................. | 73 | 12 | 8 | 4 | | | |
| | 281 | 35=12% | 26 | 7 | 2 | | |

| | A | | B | | | | |
|---|---|---|---|---|---|---|---|
| | Gesamtzahl der Fälle | Primärtumor vor klinischer Aufnahme bekannt | Bis 1 Jahr | 1–2 Jahre | 2–4 Jahre | 4–8 Jahre | Länger als 8 Jahre |
| *b) Mammakarzinom* | | | | | | | |
| Shelden (1926) | 3 | 3 | | | 3 | | |
| Meagher und Eisenhardt (1931) | 10 | 10 | 4 | 1 | 2 | 2 | 1 (9 J.) |
| Ernst (1934) | 2 | 2 | | | 1 | 1 | |
| German (1938) | 3 | 3 | | 1 | 1 | 1 | |
| Christensen (1949) | 13 | 12 | 2 | 2 | 6 | 2 | |
| Fischer (1951) | 5 | 5 | 2 | 2 | 1 | | |
| Barbizet (1956) | 4 | 4 | | 1 | 2 | 1 | |
| Petit-Dutaillis (1956) | 11 | 8 | 4 | 1 | 2 | 1 | |
| Penzholz (1967) | 22 | 22 | 0 | 5 | 9 | 6 | 1 (9 J.) |
| | 73 | 69=95% | 12 | 13 | 27 | 14 | 2 |
| *c) Hypernephrom* | | | | | | | |
| Shelden (1926) | 5 | 1 | | | | 1 | |
| Christensen (1949) | 6 | 3 | | 1 | | 1 | 1 (9 J.) |
| Petit-Dutaillis (1956) | 3 | 1 | | | | 1 | |
| Simionescu (1960) | 17 | 8 | 2 | | 3 | 3 | |
| Penzholz (1967) | 12 | 8 | 1 | 2 | 4 | | 1 (16 J.) |
| | 43 | 21=49% | 3 | 3 | 7 | 6 | 2 |
| *d) Melanom* | | | | | | | |
| Shelden (1926) | 1 | 1 | | 1 | | | |
| Christensen (1949) | 4 | 4 | | 2 | | 2 | |
| Störtebecker (1954) | 14 | 5 | | | | 4 | 1 (8 J.) |
| Gross und Roilgen (1956) | 3 | 2 | | 1 | | 1 | |
| Dalsgaard-Nielsen (1957) | 2 | 2 | | | 2 | | |
| Papo (1957) | 4 | 4 | 3 | | | | 1 (8 J.) |
| Simionescu (1960) | 13 | 13 | 7 | | 4 | 2 | |
| Penzholz (1967) | 12 | 10 | 2 | 2 | 3 | 1 | |
| | 53 | 41=77% | 12 | 6 | 9 | 10 | 2 |

Tabelle 44 (Fortsetzung)

| | A | | B | | | | |
|---|---|---|---|---|---|---|---|
| | Gesamtzahl der Fälle | Primärtumor vor klinischer Aufnahme bekannt | Bis 1 Jahr | 1–2 Jahre | 2–4 Jahre | 4–8 Jahre | Länger als 8 Jahre |
| *e) Karzinom des Intestinaltrakts* | | | | | | | |
| SHELDÉN (1926) | 1 | 1 | | | 1 | | |
| GERMAN (1938) | 2 | 1 | | | | 1 | |
| CHRISTENSEN (1949) | 5 | 2 | | 2 | | | |
| PETIT-DUTAILLIS (1956) | 9 | 7 | 3 | | 2 | 2 | |
| PAPO (1957) | 3 | 2 | | 1 | | 1 | |
| SIMIONESCU (1960) | 7 | 3 | | 1 | 1 | 1 | |
| PENZHOLZ (1967) | 9 | 3 | | 1 | 2 | | |
| | 36 | 19=53% | 3 | 5 | 6 | 5 | |
| *f) Karzinom der Thyreoidea* | | | | | | | |
| CHRISTENSEN (1949) | 2 | 2 | | 1 | | 1 | |
| PETIT-DUTAILLIS (1956) | 1 | 1 | 1 | | | | |
| PENZHOLZ (1967) | 4 | 2 | 1 | | 1 | | |
| | 7 | 5=71% | 2 | 1 | 1 | 1 | |
| *g) Karzinom des Uterus und Ovars* | | | | | | | |
| CHRISTENSEN (1949) | 4 | 3 | 2 | 1 | | | |
| PETIT-DUTAILLIS (1956) | 5 | 3 | | | 2 | 1 | |
| PAPO (1957) | 4 | 3 | | | 2 | 1 | |
| PENZHOLZ (1967) | 1 | 1 | | | | 1 | |
| | 14 | 10=71% | 2 | 1 | 4 | 3 | |

Nachweis des Bronchialkarzinoms: Von diesen 73 Fällen war sein Vorhandensein nur in 12 = 17% bekannt.

Wenn man die Zahlen des eigenen Krankengutes und der Literatur zusammen betrachtet (s. Tab. 44, Spalte I und II), so zeigt es sich, daß die oben mitgeteilten Ergebnisse weitgehend mit denen anderer Autoren übereinstimmen. So ist sicher das Mammakarzinom, dessen Existenz am allerhäufigsten, ja fast immer bekannt ist, wenn das spätere Auftreten neurologischer Zeichen die Einweisung in eine neurologische oder neurochirurgische Klinik erforderlich macht: Von den 73 Literaturfällen war dies in 69 = 95% der Fall. An zweiter Stelle steht das Melanom mit 41 = 77% von 53 Fällen. Es folgen dann die Karzinome der Thyreoidea und der weiblichen Geschlechtsorgane mit je 71% und danach die Karzinome des Intestinaltraktes mit 53%, erst jetzt das Hypernephrom mit 49%. Die größten Schwierigkeiten hinsichtlich seiner klinischen Erkennbarkeit beim Eintreten einer Hirnmetastasierung — darin stimmen alle Autoren überein — pflegt das Bronchialkarzinom zu bereiten. Von 281 in der Literatur beschriebenen Fällen war es bei der Aufnahme in eine neurologische Klinik nur in 35 = 12% bekannt. Auf die großen Schwierigkeiten, die dieses Karzinom hinsichtlich seiner Erkennung auch bei noch so gründlicher klinischer Durchuntersuchung bereitet, muß noch eingegangen werden.

*b) Die Länge des Intervalls zwischen Diagnose des Primärtumors und Beginn der Hirnmetastasierung*

Wie lange nach Erkennung des Primärtumors Hirnmetastasen aufzutreten pflegen, ist gleichfalls aus Tab. 44 zu ersehen. Sehr deutlich ist daraus ein ganz unterschiedliches Verhalten des Bronchialkarzinoms auf der einen Seite und des Mammakarzinoms und Hypernephroms auf der anderen Seite abzulesen: Während dieses Intervall beim Bronchialkarzinom in der überwiegenden Mehrzahl der Fälle kurz ist und meist weniger als ein Jahr beträgt — nur in 2 der 35 Fälle war es länger als 2 Jahre —, treten beim Mammakarzinom und Hypernephrom die Hirnmetastasen gewöhnlich viel später, zu allermeist 2 bis 4 Jahre, in vielen Fällen sogar erst 4 bis 8 Jahre nach der Operation des Primärtumors in Erscheinung. Bei den anderen Tumorarten, speziell beim Melanom, kommen ebenfalls sehr lange Intervalle vor, aber nicht in dieser Regelmäßigkeit wie gerade beim Mammakarzinom und Hypernephrom. In unserem eigenen Krankengut waren die eindrucksvollsten Fälle mit erstaunlich langen Latenzzeiten ein Patient mit einem Hypernephrom, welcher 16 Jahre nach der Operation des Primärtumors (Fall 15, S. 107!) und eine Patientin mit einem Parotiskarzinom, welche

20 Jahre nach Operation des Primärtumors mit den Zeichen einer Hirnmetastasierung erkrankte. Fast alle Autoren, die sich mit dem Problem der Spätmetastasierung befaßt haben, konnten feststellen, daß es in erster Linie das Mammakarzinom ist, welches zu Spätmetastasen neigt. Von den 92 Fällen mit Karzinomrezidiven bzw. Spätmetastasierungen nach über 10 Jahren, die BLUNCK 1940 aus der Literatur zusammengestellt hat, handelte es sich 52mal um Mammakarzinome, 13mal um Karzinome der weiblichen Geschlechtsorgane, 9mal um Melanome und in den übrigen Fällen um Karzinome verschiedener Art. Über ähnliche Zahlen berichtete SCHMIDT (1954) und DICK (1958). Auch die auffällige Neigung der Hypernephrome zur Spätmetastasierung ist wiederholt betont worden (ALBRECHT 1905, SACHS 1955). FISCHER-WASELS hat über die Spätmetastasierung eines Melanosarkoms nach 24 (!) Jahren berichtet (zit. nach KATZ).

Wo die verschleppten Karzinomzellen in derartigen Fällen von Spätmetastasierungen so lange latent liegen bleiben, ist bisher nicht bekannt und vielleicht auch von Fall zu Fall verschieden. In unserem Falle einer Spätmetastase eines vor 16 Jahren operierten Hypernephroms, der auf S. 107 näher geschildert wurde, fanden sich bei der Sektion in der Lunge „einige kleine, stark fibrös durchsetzte, also sicher schon seit Jahren latent vorhandene Hypernephromherde". Es ist naheliegend, zu vermuten, daß in diesem Falle verschleppte Hypernephromzellen in einem Zustand der Latenz in der Lunge liegengeblieben und von diesem Organ in Schach gehalten worden waren, bis es einem Keim dieser Geschwulst gelang, wieder in die Blutbahn zu kommen und im Gehirn Fuß zu fassen. Auf die starke Reaktionsfähigkeit des Lungengewebes gegen Karzinomzellen ist ja wiederholt hingewiesen worden (vgl. S. 6, SCHMIDT!). Ob Karzinomzellen auch in anderen Organen und, wenn ja, in welchen über so lange Zeiträume hin latent und abgeriegelt liegen bleiben können, ist bisher nicht bekannt. Insbesondere scheint bisher nichts darüber bekannt zu sein, ob und inwieweit auch das Gehirn selbst solche Fähigkeiten besitzt. In jedem Falle steht das Problem der langen Latenz metastatisch verschleppter Karzinomzellen aufs engste im Zusammenhang mit dem Problem der allgemeinen „Krebsbereitschaft" bzw. den „präsumptiven Abwehrkräften" gegen den Krebs. Zur Zeit der Einwanderung der Karzinomzellen müssen von seiten des Organismus oder des Organs die Bedingungen für das Auswachsen der Metastase nicht gegeben gewesen sein. Andererseits muß aber eine gewisse neutrale Reaktionslage angenommen werden, so daß die Zellen nicht vernichtet wurden (KATZ 1951).

## 2. Die klinische Diagnostik anamnestisch unbekannter Primärtumoren

### a) Das Bronchialkarzinom

#### α) Der klinische Nachweis eines bei der Aufnahme in eine neurochirurgische Klinik unbekannten Bronchialkarzinoms bei Patienten mit Hirnmetastasen

Von allen Karzinomarten, welche in das Zentralnervensystem zu metastasieren pflegen, ist das Bronchialkarzinom dasjenige, welches uns vor die schwersten diagnostischen Aufgaben stellt. Da es sich hierbei um diejenige Karzinomart handelt, die in jeder neurologischen und neurochirurgischen Statistik am häufigsten vertreten ist, ist es berechtigt, die diagnostischen Probleme dieses Tumors besonders zu besprechen. Wie aus Tab. 43 ersichtlich ist, konnte in unserem eigenen Krankengut von 73 Bronchialkarzinomfällen das Grundleiden 37mal (= 51%) erst bei der eingehenden klinischen Durchuntersuchung gefunden werden, davon 8mal sozusagen „nachträglich", nachdem bereits unter der irrtümlichen Annahme eines primären Hirntumors operiert worden war. In 24 Fällen = 32% blieb das Bronchialkarzinom klinisch unerkannt und wurde erst bei der Sektion erkannt, wenn eine solche stattfand. Daß andere Autoren mit diesem Tumor ganz ähnliche Erfahrungen machen mußten, geht aus Tab. 45 hervor.

Tabelle 45. *Häufigkeit des klinischen Nachweises eines Bronchialkarzinoms bei Patienten mit Hirnmetastasen*

|  | Anzahl der Fälle | Das Bronchialkarzinom war klinisch erkannt worden |
|---|---|---|
| SIMPSON (1929) .............. | 13 | 6=46% |
| FERGUSON und REES (1930) ... | 9 | 1=11% |
| MEAGHER u. EISENHARDT (1931) | 14 | 4=29% |
| ERNST (1934) ............... | 5 | 1=20% |
| BRUNNER (1936) ............. | 28 | 12=43% |
| KING und FORD (1942) ....... | 100 | 64=64% |
| PENZHOLZ (1967) ............ | 73 | 49=68% |
| Summe .................... | 242 | 137=57% |

Die Hauptschwierigkeit für den Neurochirurgen, diese Tumorart zu erkennen, beruht darauf, daß offenbar gerade diejenigen Bronchialkarzinome, welche frühzeitig in das Hirn metastasieren, besonders blande und symptomlos verlaufen. So hatten von unseren 61 Patienten, bei denen das Bronchialkarzinom erst bei der klinischen Durchuntersuchung (37 Fälle) oder gar erst pathologisch-anatomisch erkannt wurde (24 Fälle) nur $10 = 17\%$ pulmonale Vorkrankheiten: chronische Bronchitis (2 Fälle), Pneumonie, Pleuritis oder Lungenabszeß (4 Fälle), Lungentuberkulose (3 Fälle) und Asthma bronchiale (1 Fall). Zum Teil hatten sich die Karzinome in den Narben dieser früher abgelaufenen Krankheit entwickelt. Es ist klar, daß sie bei dieser Lokalisation der röntgenologischen Erkennbarkeit besondere Schwierigkeiten bereiten mußten. Sonst waren es eigentlich nur unspezifische Allgemeinsymptome, die an die Möglichkeit eines bösartigen Grundleidens, nicht aber speziell eines Bronchialkarzinoms, denken lassen konnten, wie eine deutliche Beschleunigung der Blutsenkungsreaktion über 20 mm nach 2 Stunden ($58$ Fälle $= 95\%$) oder ein auffälliger körperlicher Verfall (15 Fälle $= 25\%$). Spezifische, auf eine Erkrankung der Lungen hinweisende Symptome (Husten, Auswurf, Atemnot usw.) waren ausgesprochen selten (nur 2 Fälle!), und nur einer unserer Patienten hatte Blutbeimengungen beim Sputum bemerkt! Diese Beobachtungen stehen in einem auffälligen Gegensatz zu den Angaben von Internisten: FRENZEL berichtete 1961 bei 608 Fällen von Bronchialkarzinomen über das Vorkommen von Husten in $78\%$, Auswurf in $63\%$, Dyspnoe in $42\%$, Hämoptoe in $32\%$, Fieber in $22\%$ seiner Fälle usw. Beschwerdefrei seien nur $6\%$ seiner Patienten gewesen. Mag es auch sein, daß von nervenärztlichen Untersuchern Symptome von seiten der Lungen nicht so genau erfragt und notiert werden wie von einem Internisten, so kann man sich doch des Eindrucks nicht erwehren, daß es vorwiegend eine ganz besondere Art von Bronchialkarzinomen ist, die Neurologen oder Neurochirurgen zu sehen bekommen. Natürlich wird auch hier wieder der Faktor der „Selektion" eine ganz entscheidende Rolle spielen: Patienten mit einwandfreien Symptomen eines Bronchialkarzinoms, bei denen sich zusätzlich neurologische Symptome einstellen, werden wohl nur ausnahmsweise einer neurochirurgischen Klinik überwiesen werden! Vielleicht ist es aber tatsächlich so, daß gerade die pulmonal „stummen" Bronchialkarzinome besonders gern und frühzeitig in das Zentralnervensystem metastasieren. Wie dem auch sei, der Neurochirurg muß diese Tatsache kennen und mit ihr rechnen. Er darf sich mit der Feststellung, daß von seiten der Lunge keine besonderen Beschwerden und Symptome bestehen, nicht zufrieden geben, sondern muß in jedem Fall, in dem auch nur entfernt mit der Möglichkeit eines Bronchialkarzinoms zu rechnen ist, eine röntgenologische Untersuchung der Lunge veranlassen.

β) Der röntgenologische Nachweis eines anamnestisch unbekannten Bronchialkarzinoms bei Patienten mit Hirnmetastasen

Aus dem eben Gesagten geht hervor, daß praktisch bei jedem neurologischen Fall, besonders aber bei jedem Fall von „Hirntumor" die röntgenologische Lungendiagnostik als erstrangig behandelt werden sollte. Auf diese Notwendigkeit, die immer wieder übersehen wird, ist von Neurologen und Neurochirurgen schon sehr lange und bis in die jüngste Zeit immer wieder mit Nachdruck hingewiesen worden (SEYFARTH 1924, PARKER 1927, FERGUSON und REES 1930, FRIED und BUCKLEY 1930, MEAGHER und EISENHARDT 1931, ELKINGTON 1935, DICKSON und WORSTER-DROUGHT 1936, HARE und SCHWARZ 1939, KING und FORD 1942, RUPP 1948, LEITHOLF und KUHLENDAHL 1957, SIMIONESCU 1960). Wenn eine röntgenologische Untersuchung der Lungen bei solchen Patienten mit anamnestisch und klinisch unbekanntem Bronchialkarzinom unterbleibt, so meist deshalb, weil sie sich bereits in einem so schlechten Zustand befinden, daß ihnen eine solche Untersuchung, geschweige denn eine Hirnoperation, nicht mehr zugemutet werden kann. Es kommt aber auch vor, daß die zerebralen Symptome eine so akute Lebensbedrohung darstellen, daß zu einer genaueren Durchuntersuchung keine Zeit mehr ist und deshalb ohne diese operiert werden muß. Aus diesen Gründen unterblieb in unserem Krankengut von 61 anamnestisch nicht bekannten Bronchialkarzinomen mit Hirnmetastasen die präoperative radiologische Lungenuntersuchung in 20 Fällen = 33%. Nur in vier dieser Fälle gelang wenigstens postoperativ, noch vor Eintritt des Todes der nachträgliche röntgenologische Nachweis des primären Lungentumors. Von den restlichen 41 Fällen, die einer regelrechten Röntgenuntersuchung der Lungen unterzogen wurden, konnten wir aber nur in 29 Fällen = 70% die korrekte Diagnose „Bronchialkarzinom" stellen. In den restlichen 12 Fällen = 30% versagte auch das Röntgenbild: In 5 Fällen, weil der Tumor durch andere pathologische Prozesse (Pleuraschwarten, Pleuritiden, alte Lungenindurationen) verdeckt war, in 4 Fällen, weil das Karzinom noch zu klein war, und in 3 Fällen, weil es mit andersartigen pathologischen Lungenprozessen (2mal Lungenabszeß, 1mal „Wabenlunge") verwechselt wurde. Die großen Schwierigkeiten des röntgenologischen Nachweises eines primären Bronchialkarzinoms bei diesen neurologisch-neurochirurgischen Fällen sind schon lange bekannt (BRUNNER 1936, KING und FORD 1942, RUPP 1948, SCHIEFER 1955). Vielleicht würde sich ein Teil der Fehldiagnosen durch eine Intensivierung der Röntgendiagnostik, insbesondere durch Anwendung des Schichtverfahrens (Tomographie) oder Anfertigung von Lungenaufnahmen in verschiedenen Ebenen vermeiden lassen (SCHIEFER). Ein gewisser Teil dieser Karzinome wird sich aber dem röntgenologischen und damit wahrscheinlich überhaupt jedem klinischen Nachweis immer entziehen, speziell wenn sie von anderen pathologischen Prozessen „maskiert" oder wenn sie einfach zu klein sind. Oft gelingt dem Pathologen nur mit dem Mikroskop der Nachweis eines Bronchialkarzinoms (ein Fall unseres eigenen Krankengutes sowie Fälle anderer Autoren: KING und FORD 1942, RUPP 1948, SCHIEFER 1955). Als Neurochirurg muß man im Auge behalten, daß auch ein negativer Ausfall der Röntgenuntersuchung der Lungen das Vorliegen eines Bronchialkarzinoms nicht sicher ausschließen kann.

*b) Die klinische Diagnostik anamnestisch unbekannter Karzinome (außer Bronchialkarzinom) bei Patienten mit Hirnmetastasen*

Es muß nun noch auf die Frage eingegangen werden, inwieweit *andere* Karzinome — das Bronchialkarzinom ausgenommen — mit unseren klinischen Möglichkeiten erkannt werden können, wenn Patienten mit derartig unbekannten Primärtumoren mit unspezifischer Hirntumorsymptomatik in eine neurochirurgische Klinik eingewiesen werden. Wie aus Tab. 43 ersichtlich ist, wurden vier derartige Fälle bei der klinischen Durchuntersuchung richtig erkannt, noch ehe eine (in allen 4 Fällen kontraindizierte!) Hirnoperation durchgeführt wurde.

Im einzelnen handelte es sich um 2 Karzinome des Intestinaltraktes (ein Ösophaguskarzinom, welches röntgenologisch und ein Rektumkarzinom, das durch digitale rektale Untersuchung erkannt werden konnte) sowie um ein Hypernephrom und ein Pleuramesotheliom, welche durch den röntgenologischen Nachweis von multiplen Metastasen bzw. des Primärtumors im Thorax entdeckt wurden.

4 Fälle konnten erst nach erfolgter Hirnoperation, sozusagen „nachträglich", diagnostiziert werden. Auch bei dieser Gruppe befanden sich wieder zwei Karzinome des Intestinaltraktes: ein Magenkarzinom und ein Rektumkarzinom. Letzteres, welches erst 2 Jahre nach erfolgreich operierter Hirnmetastase Symptome machte, sei wegen seiner Kuriosität hier besonders zitiert:

*Fall 16:* G., Walter, Krbl.-Nr. 3520/52. Bei dem 40jährigen Mann war etwa 1½ Jahre vor der Aufnahme ein kleiner Tumor aus der Achselhöhle entfernt worden, der histologisch karzinomverdächtig gewesen sein soll. Jetzt litt er seit 3 Monaten an Kopfschmerzen und seit einem Monat an Erbrechen, Schwindelgefühl und Schwäche. Bei der Aufnahme am 13. 8. 1952 befand sich der Patient in gutem Allgemeinzustand, Blutsenkungsreaktion 9/23, Stauungspapille beidseits 3 Dioptrien, angedeutete Halbseitensymptomatik links. Psychisch verlangsamt, Rö-Schädel: Drucksella, Liquor: Eiweißvermehrung. Elektroenzephalogramm: Herdbefund rechts parietal, retrozentral. Karotisangiogramm am 16. 8. 1952: Pflaumengroßer „glioblastomartig" angefärbter Tumor rechts parieto-okzipital

(Abb. 16, S. 119!). Bei der Operation am 17. 7. 1952 (Prof. Dr. STENDER) wurde ein pflaumengroßer, gut abgrenzbarer, sehr gefäßreicher Tumor aus der Tiefe des Marklagers rechts parieto-okzipital entfernt. Histologisch handelte es sich um ein Plattenepithelkarzinom mit zentraler Nekrose. Der Patient hat dann noch etwa 1 Jahr als Musiker voll gearbeitet. Erst im April 1954 mußte der Patient erneut in ein Krankenhaus aufgenommen werden, wo ein Rektumkarzinom erkannt wurde, an dem er einige Monate später verstarb.

In 8 Fällen konnte der Primärtumor erst bei der Sektion gefunden werden:

2 Karzinome des Intestinaltraktes, die beide keinerlei Beschwerden gemacht hatten: 1 Dünndarmsarkom und 1 kleinzellig infiltrierendes Magenkarzinom („Linitis plastica") — in beiden Fällen hatte eine röntgenologische Untersuchung des Magen-Darm-Traktes nicht stattgefunden!

2 Karzinome der Glandula Thyreoidea: Nur in einem dieser Fälle, die beide als „Hirntumoren" operiert worden waren, war präoperativ eine „miliare Aussaat" in den Lungen aufgefallen, die nicht richtig (tuberkulös?) gedeutet werden konnte.

2 Karzinome der Gallengänge — beide asymptomatisch!

1 Hypernephrom. Dieser Patient war erst terminal in unsere Klinik gekommen. Er hatte vorher über 1 Jahr als inoperables malignes Gliom in einer anderen Klinik gelegen, ohne daß der Primärtumor sich bemerkbar gemacht hätte oder erkannt worden wäre (Fall 11, S. 90).

1 Karzinom der Glandula pinealis.

Aus dieser Zusammenstellung ergibt sich, daß in der Reihe der „maskierten" Primärtumoren, die zunächst ausschließlich mit den neurologischen Symptomen einer Hirnmetastase erkranken, ganz vorn, abgesehen von den schon besprochenen Bronchialkarzinomen, die Karzinome des Intestinaltraktes (6 Fälle) und die Hypernephrome (4 Fälle) stehen. Es folgen dann die Karzinome der Thyreoidea (2 Fälle), der Gallengänge (2 Fälle) und schließlich noch 2 Raritäten (1 Pleuramesotheliom und 1 Karzinom der Pinealis). Auch SIMIONESCU hat auf die besonderen diagnostischen Schwierigkeiten hingewiesen, welche die Hypernephrome und die Karzinome der Gallenwege in einer neurochirurgischen Klinik bereiten können. Unseres Erachtens sollte man auch noch besonders auf die Karzinome des Intestinaltraktes achten (Magen!, Sigma!, Rektum), die zwar selten, aber doch immer wieder einmal in das Zentralnervensystem metastasieren können. Bei jedem Verdacht auf das Vorliegen einer metastatischen Erkrankung des Zentralnervensystems darf man sich also nicht nur mit der oben geforderten röntgenologischen Untersuchung des Thorax begnügen, sondern man sollte immer auch an die Nieren (Pyelogramm!) und an den Magen- und Darmkanal

(Breipassage!, Kontrasteinlauf!, Rektoskopie!) denken. Die Hauptschwierigkeit, die sich dieser Forderung entgegenstellt, ist gewöhnlich die ausgesprochene Dringlichkeit dieser Fälle, die auf rasche Hilfe rechnen und denen man langwierige Voruntersuchungen oft gar nicht mehr zumuten kann. In der Praxis kann es besser sein, eine vielleicht aussichtslose, aber nicht sicher erkennbare Karzinommetastase kurz entschlossen neurochirurgisch anzugehen, als etwa einen gutartigen intrakraniellen Prozeß (zum Beispiel ein Meningeom

Tabelle 46. *Der klinische Nachweis von Lungen- und anderen Körpermetastasen bei karzi-*

| | Gesamt-zahl der Fälle | Primär-tumor, früher schon operiert | Lokales Rezidiv nachweis-bar | Röntgen-untersuchung der Lungen erfolgt |
|---|---|---|---|---|
| 1. Mammakarzinom ........... | 21 | 21 | 2 | 11=100% |
| 2. Unbekannter Primärtumor .. | 16 | 0 | 0 | 11=100% |
| 3. Hypernephrom ............. | 12 | 6 | 0 | 10=100% |
| 4. Melanom ................. | 12 | 7 | 0 | 6=100% |
| 5. Karzinom des Intestinaltrakts | 9 | 3 | 0 | 4=100% |
| 6. Sonstige Karzinome ........ | 14 | 8 | 2 | 7 |
| | 84 | 45=54% | 4=5% | 49=58% |
| | | | | 49=100% |

oder ein subdurales Hämatom) einer langwierigen klinischen Durchuntersuchung zu unterziehen und damit den günstigsten Zeitpunkt zur Operation zu verspielen. Dies ist auch der Grund, weswegen wir so oft und trotz aller theoretischer Bedenken den neuroradiologischen Untersuchungen gegenüber denen der anderen Organsysteme den Vorrang gegeben haben und auch heute noch geben.

### 3. Die klinische Diagnostik anderweitiger Körpermetastasen bei Patienten mit Hirnmetastasen eines Karzinoms

Ebenso wichtig für die neurochirurgische und die gesamte prognostische Beurteilung eines „Hirnmetastasenfalles" wie die Feststellung des Primärtumors ist natürlich auch die Frage, ob, wo und wie viele anderweitige Organmetastasen bereits bestehen. Diese Fragen führen bereits tief in das eigentliche ärztliche Hauptproblem dieser Fälle hinein, dem Problem nämlich der *Wachstums-* und *Streuungsbereitschaft,* kurz des *Malignitätsgrades* des jeweils bestehenden Grundleidens.

Für das Bronchialkarzinom decken sich diese Fragen weitgehend mit der Problematik der Diagnostik des Grundleidens. Von größter Wichtigkeit sind sie aber bei allen anderen Karzinomen, besonders bei denjenigen, die bereits früher operiert worden sind und nun mit neurologischen Symptomen erkranken. Wieder ist es die röntgeno-

*Patienten mit Hirnmetastasen aller Karzinomarten mit Ausnahme des Bronchialnoms*

| Lungenmetastasen röntgenologisch | | | Klinischer Nachweis oder Verdacht weiterer Karzinomherde im Körper | | | | |
|---|---|---|---|---|---|---|---|
| sicher oder wahrscheinlich | Verdacht | nicht nachweisbar | Lymphdrüsen, auch regionales Rezidiv! | in der Leber | pathologischer Urinbefund | im Skelett | Kombination von radikulären und zerebralen Symptomen |
| 1= 9% | 1= 9% | 9= 82% | 4 | 1 | 0 | 2 | 2 |
| 3=27% | 0= 0% | 8= 73% | 2 | 2 | 0 | 0 | 0 |
| 3=33% | 0= 0% | 7= 67% | 0 | 0 | 3 | 0 | 1 |
| 0 | 1=17% | 5= 83% | 2 | 0 | 1 | 0 | 3 |
| 0 | 0 | 4=100% | 0 | 0 | 0 | 0 | 0 |
| 2 | 2 | 3 | 3 | 0 | 0 | 0 | 0 |
| 9=11% | 4= 5% | 36= 42% | 11=13% | 3=4% | 4=5% | 2=2% | 6=7% |
| 9=18% | 4= 8% | 36= 74% | | | | | |
| 13=26% | | | | | | | |

logische *Lungendiagnostik,* deren Bedeutung hier an erster Stelle steht.

Wenn wir vom Bronchialkarzinom absehen, welches ja von der Lunge selbst seinen Ausgang nimmt, stellt die Lunge das größte Sammel- und Verteilerorgan dar, welches praktisch alle Krebszellen passieren müssen, ehe sie mit in den intrakraniellen Raum gelangen können. Diese Frage wurde schon auf S. 4 bis 9 eingehend erörtert. Dort wurde auch schon ausführlich auf die Widersprüche eingegangen, die zwischen den auf gezielten pathologisch-anatomischen Untersuchungen beruhenden hämatogenen Metastasierungsgesetzen (WALTHER!) und den Erfahrungen der Klinik immer wieder laut werden. In der Tat gelingt es nur recht selten, bei den Patienten einer neurochirurgischen Klinik Karzinomabsiedlungen im Thorakalraum klinisch, das heißt röntgenologisch nachzuweisen. Unsere eigenen Ergebnisse sind aus Tab. 46 ersichtlich. Zunächst ist festzustellen, daß ähnlich wie bei den Patienten mit Bronchialkarzinom auch hier eine Röntgenuntersuchung der Lunge oft unterlassen wurde (42% der Fälle), meist aus den gleichen Gründen, wie sie beim Bronchialkarzinom dargestellt wurden: weil zum Beispiel eine derartige Untersuchung erst vor kurzem andernorts stattgefunden hatte oder weil kein Anlaß dazu vorzuliegen schien, oder schließlich weil wegen

Tabelle 47. *Der autoptische Nachweis von Lungen- und anderen Körpermetastasen bei*

| | Gesamtzahl der Ganzkörpersektionen | Metastasen im Thorakalraum (Lunge, Pleura usw.) | Metastasen im Abdominal- | | | |
| --- | --- | --- | --- | --- | --- | --- |
| | | | Leber-Gallen-Wege | Niere | Nebenniere | Peritoneum, Magen-Darm, Pankreas |
| 1. Bronchialkarzinom ..... | 32 | 24= 75% | 4=13% | 5=16% | 14=44% | 4=13% |
| 2. Mammakarzinom ..... | 8 | 3= 38% | 4=50% | 1=13% | | 1=13% |
| 3. Hypernephrom | 3 | 3=100% | 1=33% | | | |
| 4. Melanom ..... | 7 | 2= 29% | 3=43% | 1=14% | 1=14% | 4=57% |
| 5. Karzinom des Intestinaltrakts | 2 | 0 | | | | 1 |
| 6. Alle übrigen Karzinome ... | 9 | 3 | 0 | 2 | 2 | 1 |
| Summe .. | 61=100% | 35=58% | 12=19% | 9=15% | 17=29% | 11=18% |
| *Nur* Bronchialkarzinom ........ | 32=100% | 24=75% | 4=13% | 5=16% | 14=44% | 4=13% |
| Alle anderen Karzinome (ohne Bronchialkarzinome) .. | 29=100% | 11= 36% | 8=27% | 4=13% | 4=13% | 7=23% |

des bedrohlichen oder terminalen Zustandes des Patienten keine Möglichkeit oder keine Zeit mehr dazu war. Aber auch in den 49 Fällen, von denen wir über eigene röntgenologische Untersuchungen des Thorakalraumes verfügen, waren positive Befunde überraschend spärlich: Nur in 13 = 26% dieser Fälle konnten wir sichere (9 Fälle) oder wenigstens verdächtige (4 Fälle) Anzeichen einer pulmonalen Metastasierung nachweisen. Am häufigsten war dies noch beim Hypernephrom der Fall, wo der pulmonale Metastasennachweis wenigstens in 3 = 33% der 10 untersuchten Fälle gelang. Überhaupt scheint das Hypernephrom dasjenige Malignom zu sein, welches am häufigsten deutlich erkennbare Lungenmetastasen setzt, auch wenn Hirnmetastasen im Vordergrund stehen. Dieser Schluß liegt nahe, wenn man die Sektionsergebnisse unserer Fälle, soweit wir über solche verfügen, mit betrachtet (Tab. 47). Auch hier ist es das Hypernephrom, bei dem der Pathologe am häufigsten — in allen 3 der 3 sezierten Fälle — Lungenmetastasen nachweisen konnte. Bei den Patienten mit anderen Primärtumoren gelang uns der röntgenologisch-klinische Nachweis von Lungenmetastasen auch in den Fällen, in denen wir Röntgenuntersuchungen durchführen ließen, noch seltener, ja, man muß sagen, ganz auffallend selten.

*Patienten mit Hirnmetastasen (alle Karzinomarten einschließlich des Bronchialkarzinoms)*

| raum | | Lymphknoten-metastasen (außer Körperhöhle) | Skelett-metastasen | Schild-drüsen-metastasen | Weitere Primär-karzinome | Überhaupt keine Körper-metastasen |
| Ovarien | Milz | | | | | |
| --- | --- | --- | --- | --- | --- | --- |
| 2=25% | 1=3% | 1= 3% | 5=16% | 1= 3% | 1 (Cardia-Ca.) | 3=38% |
| | | 1=13% | 5=63% | | 1 (Ovarial-Ca.) | |
| | | 2=29% | 2=29% | 1=33% 1=14% | | 2=29% |
| | | 1 | 1 | | | |
| 0 | 0 | 4 | 0 | 0 | 0 | 2 |
| 2= 3% | 1=2% | 9=15% | 13=21% | 3= 5% | 2=3% | 7=11% |
| 0 | 1=3% | 1= 3% | 5=16% | 1= 3% | 1=3% | 0 |
| 2= 7% | 0 | 8=27% | 8=27% | 2=7% | 1=3% | 7=23% |

So konnten wir nur in 2 = 18% unserer 11 radiologisch untersuchten Mammakarzinompatientinnen Lungenmetastasen (oder wenigstens den Verdacht auf solche) nachweisen. In neurologischen Kliniken liegt dieser Prozentsatz wesentlich höher. So konnten HARE und SCHWARZ 1939 bei 20 Patientinnen mit Mammakarzinom, deren Lungen röntgenologisch untersucht worden waren, in 14 = 70% sichere Metastasen im Thorakalraum nachweisen. Es scheint sicher, daß diese Diskrepanz in erster Linie auf dem Fehler der Selektion beruht. Hirnmetastasenpatienten mit sicheren Lungenmetastasen werden nur ausnahmsweise oder irrtümlich in eine neurochirurgische Klinik gelangen. Ähnliches gilt natürlich auch für die anderen Primärtumoren.

Beachtlich und aus theoretischen Gründen besonders interessant ist es aber, daß auch bei Sektionen von Hirnmetastasenpatienten so auffällig selten Lungenmetastasen gefunden werden: Bei unseren 29 sezierten Fällen mit Karzinomen aller Art mit Ausnahme des Bronchialkarzinoms war dies nur 11mal, also in 36% der Fall (s. Tab. 47, unterste Zeile). Dieser Anteil ist also auch nicht viel höher als der des röntgenologischen Nachweises solcher Herde (26%, s. oben!).

Diese Zahlen geben zu ähnlichen Überlegungen Anlaß, wie sie schon beim Bronchialkarzinom angestellt wurden (S. 138!): Der Fehler der Selektion — Patienten mit sicheren Lungenmetastasen werden nur ausnahmsweise einem Neurochirurgen überwiesen — wurde schon erwähnt. Die Möglichkeit muß aber auch in Erwägung gezogen werden, daß Karzinomarten, die in das Zentralnervensystem metastasieren, nur eine auffällig geringe Tendenz haben, im Lungengewebe „anzugehen", jedenfalls in einer klinisch und autoptisch leicht nachweisbaren Form. So ist der prozentuelle Anteil der Fälle mit klinisch nachweisbaren Lungenmetastasen auch in den Statistiken vieler anderer Neurologen und Neurochirurgen, die dieses Thema bearbeitet haben, auffällig niedrig (GERMAN 1938: 3 = 21%, HARE und SCHWARZ 1939: 19 = 45%, GLOBUS und MELTZER 1942: 12 = 60%, STÖRTEBECKER 1955: 16 = 22%, PAILLAS 1956: 31 = 54%). Diese Fragen können hier aber nur am Rande gestreift werden. Ihre Klärung muß gezielten pathologisch-anatomischen Untersuchungen überlassen werden.

Der klinische Nachweis anderer Organmetastasen (Tab. 46) ist bei Hirnmetastasenträgern einer neurochirurgischen Klinik gewöhnlich noch spärlicher als der der eben besprochenen Lungenmetastasen. Am häufigsten gelang uns noch der palpatorische Nachweis karzinomatöser Drüsen (11 = 13%) oder lokaler Rezidive früher operierter Primärtumoren (4 = 5%). Mitunter weist eine schwer zu deutende Kombination peripherer Nervensymptome (radikuläre Schmerzen!, Rekurrensparese!) mit zerebralen Symptomen auf die multilokuläre Natur des Grundleidens hin (6 = 7%). Noch seltener gelingt der klinische Nachweis von abdominellen oder Skelettmetastasen in diesen Fällen.

Wie es mit dem Nachweis derartiger „anderweitiger" Organmetastasen auf dem Sektionstisch steht, ist aus Tab. 47 ersichtlich. Auch hier wiederum sticht das Mammakarzinom in vielerlei Hinsicht von den anderen Karzinomarten ab: Wesentlich häufiger als bei allen anderen Karzinomen konnten bei ihm Skelett- (5 = 63%) und Lebermetastasen (4 = 50%) nachgewiesen werden. Überdies stellte das Mammakarzinom den höchsten Prozentsatz derjenigen Fälle (3 = 38%), bei denen außer der Metastasierung im Zentralnervensystem *keinerlei andere Metastasen* im Körper gefunden werden konnten. Eine fast identische Mitteilung machten HARE und SCHWARZ 1939: Bei 9 sezierten Fällen von Mammakarzinom mit Hirnmetastasen fanden sich in 3 Fällen = 33% keine weiteren Krebsherde mehr im Körper! Merkwürdigerweise beobachteten wir ein gleiches isoliertes Auftreten von Tochtergewächsen ausschließlich im Zentralnervensystem an zweiter Stelle beim Melanom (2 = 29% dieser Fälle), einem Tumor, der sonst gerade zu besonders multipler Aussaat in allen Organen des Körpers neigt.

Bemerkenswert ist ferner noch die auffällige Häufigkeit von Nebennierenmetastasen beim Bronchialkarzinom, die unsere Pathologen in 14 = 44% nachweisen konnten. Diese Besonderheit des Bronchialkarzinoms ist auch von anderen Autoren beschrieben worden (KRASTING 1906, DOSQUET 1921: 23 Fälle = 22%, DICKSON, WORSTER-DROUGHT 1936, HARE und SCHWARZ 1939, KING und FORD 1942: 50 Fälle = 50%, GLOBUS und MELTZER 1942: 14 Fälle = 36%). Anscheind sind es gerade die Fälle mit Hirnmetastasen, die besonders häufig gleichzeitig in die Nebenniere metastasieren. So fand MOLL 1949 bei einem nicht ausgewählten Krankengut von 114 Fällen mit Bronchialkarzinom Nebennierenmetastasen in 32 Fällen = 28%, während er bei 23 ausgesuchten Fällen von Bronchialkarzinom mit Hirnmetastasen Tochterherde in den Nebennieren in 11 = 48% fand. Die Vermutung liegt nahe, daß der verwandte Aufbau des Nebennieren- und des Nervengewebes bestimmten Karzinomarten ähnlich günstige Vorbedingungen zum Angehen und Wachsen von Metastasen bietet.

Für den Neurochirurgen dürfte das Wissen über diese Dinge auch von praktischer Bedeutung sein. Es wäre denkbar, daß die metastasenbedingte Störung der Nebennierenfunktion nicht unwesentlich zur Schwächung des Gesamtorganismus beiträgt und so mitverantwortlich sein könnte für manchen auffällig schlechten postoperativen Verlauf. Mit Recht fürchtet der Neurochirurg die meist unter anderer Diagnose erfolgte Operation der Hirnmetastase eines Bronchialkarzinoms ganz besonders.

### 4. Sonstige allgemein-klinische Symptomatik<br>bei Hirnmetastasen bösartiger Tumoren

#### a) Die Blutsenkungsreaktion

Es ist seit langem bekannt, daß eine Erhöhung der Blutsenkungsreaktion ein wichtiges Zeichen für das Vorliegen eines bösartigen Geschwulstleidens im Körper ist. Trotz aller Fortschritte in der Diagnostik hat dieses bei allen Patienten leicht bestimmbare Symptom seine Bedeutung noch immer nicht verloren. Im Gegenteil, es scheint gerade für die klinische Beurteilung bösartiger Geschwulst- leiden nach wie vor von großem praktischem Wert zu sein.

Dies gilt schon für die Feststellung, ob es sich in einem gegebenen Falle einer ungeklärten Hirntumorsymptomatik um Hirnmetastasen eines Karzinoms oder um ein anderweitiges primäres Hirntumor- leiden handelt. Fast alle Autoren, die sich mit dieser Frage be- schäftigen, haben das ziemlich konstante Vorkommen einer mehr oder weniger deutlichen Beschleunigung der Blutsenkungsreak- tion bei Patienten mit Hirnmetastasen maligner Tumoren festgestellt und dieses Symptom als ein wichtiges Differential- diagnostikum gegenüber anderen primären Hirntumoren, auch sol- chen malignen Charakters (Glioblastrom) bezeichnet (Tab. 48). Wenn

Tabelle 48. *Blutsenkungsreaktion bei Patienten mit Hirnmetastasen maligner Tumoren*

| Autor | Zahl der Fälle | Weniger als 10 mm in der 1. Stunde | 10–20 mm | 20–40 mm | Über 40 mm |
|---|---|---|---|---|---|
| Pass (1938) .............. | 21 | 4=19% | | 17=81% | |
| Elsässer (1949) ......... | 70 | 28=40% | | 42=60% | |
| Störtebecker (1954) .... | 132 | 38=29% | 38=29% | 25=19% | 31=23% |
| Leitholf und Kuhlen-dahl (1957) ............. | 100 | 10=10% | 14=14% | 61=61% | |
| Simionescu (1960) ....... | 195 | | | [>30 mm:] 145=75 | |
| Müller (1961) ........... | 65 | 16% | 34% | 50% | |
| Penzholz (1967) ........ | 151 | 29=19% | 43=28% | 42=28% | 37=25% |
| | | | | 79=53% | |

man die Grenze der normalen Blutsenkungsreaktion bei 10 mm nach der ersten Stunde zieht, so finden sich derartige normale Senkungsgeschwindigkeiten in Hirnmetastasenfällen nur in etwa 10 bis 20% der Fälle, während sich stark erhöhte Senkungsgeschwin- digkeiten von über 20 mm nach der ersten Stunde mindestens in 50 bis 60% dieser Fälle nachweisen lassen. Demgegenüber verhält sich die Blutsenkungsreaktion bei Patienten mit primären Hirn- tumoren ganz anders. So beträgt bei Patienten mit Glioblastomen (Tab. 49) der Prozentsatz der Fälle mit einer normalen Blutsen- kungsreaktion, das heißt unter 10 mm in der ersten Stunde, 50 bis 80%. Allein daraus ergibt sich die große diagnostische Bedeutung dieser Untersuchungsmethode. Wir sind auch der Frage nachge- gangen, ob die Höhe der Senkungsbeschleunigung Rückschlüsse auf die Art des jeweils vorliegenden Primärtumors zuläßt (Tab. 50). In der Literatur findet sich verschiedentlich die Angabe, daß die Blutsenkungsreaktion beim Vorliegen eines Bronchialkarzinoms besonders stark beschleunigt sei (STÖRTEBECKER 1954, LEITHOLF und KUHLENDAHL 1957). In unserem Krankengut konnten wir diese Feststellung nicht bestätigen. Bei uns lag der Prozentsatz der Patienten mit normaler Blutsenkungsreaktion beim Bronchialkarzi-

Tabelle 49. *Blutsenkungsreaktion bei Patienten mit Glioblastomen*

| Autor | Zahl der Fälle | Weniger als 10 mm in der 1. Stunde | 10–20 mm | 20–40 mm | Über 40 mm |
|---|---|---|---|---|---|
| PASS (1938) .............. | 30 | 24=80% | | 6=20% | |
| ELSÄSSER (1949) ......... | 70 | 66=94% | | 4=6% | |
| GÜNTHER (1956) ......... | 100 | 47% | 17% | 36% | |
| MÜLLER (1961) .......... | ? | 50% | 30% | 20% | |

nom mit 13% sogar noch etwas höher als beim Mammakarzinom und Hypernephrom (je 9%). Andere Autoren, die ihr Material nach gleichen Gesichtspunkten untersuchten, kamen in diesem Punkt zu ähnlichen Ergebnissen wie wir (MOLL 1949, MÜLLER 1961). Auffällig war in unserem Material der hohe Prozentsatz stark und stärkst beschleunigter Blutsenkungsreaktion beim Hypernephrom auf der einen Seite und auffällig gering beschleunigter Blutsenkungsreaktion beim Melanom auf der anderen Seite.

Tabelle 50. *Blutsenkungsreaktion in 1 Std. bei Patienten mit Hirnmetastasen, geordnet nach verschiedenen Primärtumoren (Eigene Fälle)*

| | Zahl der Fälle | Unter 10 mm in 1 Stunde | 10–20 mm | 20–40 mm | Über 40 mm |
|---|---|---|---|---|---|
| Bronchialkarzinom ........ | 73 | 10=13% | 25=34% | 23=32% | 15=21% |
| Mammakarzinom .......... | 21 | 2= 9% | 6=29% | 6=29% | 7=33% |
| Hypernephrom ........... | 11 | 1= 9% | 0 | 3=28% | 7=63% |
| Melanom ................ | 10 | 5=50% | 2=20% | 3=30% | 0 |
| Alle übrigen Karzinome .... | 22 | 7=32% | 7=32% | 5=23% | 3=13% |
| Unbekannter Primärtumor .. | 14 | 4=29% | 3=21% | 2=14% | 5=36% |
| Summe ................ | 151 | 29=19% | 43=28% | 42=28% | 37=25% |

Verschiedene Autoren haben darauf hingewiesen, daß sich besonders starke Beschleunigungen der Blutsenkungsreaktion bei Fällen mit multiplen Metastasen finden (STÖRTEBECKER 1954, LEITHOLF und KUHLENDAHL 1957, MONTANINI 1960). Auch wir konnten diese Feststellung bestätigen (Tab. 51). Während sich bei unseren 61 Fällen mit *solitären* Hirnmetastasen eine normale Blutsenkungsreaktion (unter 10 mm in der ersten Stunde) in 18 Fällen = 30% nachweisen ließ, fand sich eine solche bei unseren 90 Patienten mit

multiplen Hirnmetastasen nur in 11 Fällen = 12%. Die Chance für
den Operateur, eine solitäre Hirnmetastase anzutreffen, ist also bei
einer normalen Blutsenkungsreaktion sicherlich wesentlich höher
als bei einer auch nur leicht oder sogar stark erhöhten.

Tabelle 51. *Blutsenkungsreaktion in 1 Std. bei solitären und multiplen Hirnmetastasen*
*(Eigene Fälle)*

| | Zahl der Fälle | Unter 10 mm in 1 Stunde | 10–20 mm | 20–40 mm | Über 40 mm |
|---|---|---|---|---|---|
| Multiple Hirnmetastasen ... | 90 | 11=12% | 29=32% | 23=26% | 27=30% |
| | | 40=44% | | 50=56% | |
| Solitäre Hirnmetastasen ... | 61 | 18=30% | 14=23% | 19=31% | 10=16% |
| | | 32=53% | | 29=47% | |

### b) Der körperliche Allgemeinzustand

Es ist nicht verwunderlich, daß Patienten mit Hirnmetastasen
bösartiger Geschwülste zu einem großen Teil körperlich stark redu-
ziert sind. Obwohl in eine neurochirurgische Klinik bereits körperlich sehr weit heruntergekommene Kranke nur selten eingewiesen
werden, befanden sich doch von unseren 158 Patienten weit über
die Hälfte (62%) in reduziertem oder sogar stark reduziertem
Allgemeinzustand. Rückschlüsse auf das solitäre oder multiple
Vorhandensein von Hirnmetastasen lassen sich aber aus dem körper-
lichen Allgemeinzustand nicht ziehen.

# V. Therapie und Prognose

## 1. Die operative Behandlung

### a) Beurteilung der Operationsergebnisse nach der Überlebenszeit

Nach dieser Darstellung der komplizierten pathologisch-anatomischen und klinischen Verhältnisse, wie sie bei der Metastasierung
bösartiger Geschwülste ins Zentralnervensystem vorliegen, können
wir nunmehr darangehen, die Fragen zu beantworten, die den klinisch tätigen Neurochirurgen am brennendsten interessieren und die
den eigentlichen Ausgangspunkt dieser Arbeit darstellten. Vor allem
sei dabei das Problem der operativen Behandlung zur Diskussion
gestellt.

Es ist naheliegend, als wichtigsten Maßstab einer operativen
Therapie die *Länge* der postoperativen *Überlebenszeit* anzuwenden
und diese mit der Überlebenszeit der nichtoperierten Patienten zu

vergleichen, letztere gemessen vom Zeitpunkt der klinischen Aufnahme. Diese Gegenüberstellungen unseres Patientengutes zeigen die Tab. 52 und die Abb. 19 und 20. Nur bei 140 unserer 158 sta-

Tabelle 52. *Durchschnittliche Überlebenszeiten 62 operierter und 78 nichtoperierter Patienten: 1. gerechnet vom Tage der Operation bzw. der stationären Aufnahme und 2. gerechnet vom Beginn der zerebralen Anamnese (Eigene Fälle)*

| | Zahl der operierten Patienten | 62 operierte Patienten | |
| | | durchschnittliche Überlebenszeit | |
| | | gerechnet vom Tage der Operation | gerechnet vom Beginn der zerebralen Anamnese |
|---|---|---|---|
| a) Bronchialkarzinom .... | 22 | 129 Tg.= 4,3 Mon. | 228 Tg.= 7,6 Mon. |
| b) Mammakarzinom ...... | 12 | 168 Tg.= 5,6 Mon. | 353 Tg.=11,8 Mon. |
| c) Hypernephrom ........ | 7 | 665 Tg.=22,0 Mon. | 835 Tg.=27,5 Mon. |
| d) Melanom ............ | 5 | 177 Tg.= 6,0 Mon. | 253 Tg.= 8,4 Mon. |
| e) Karzinom des Intestinaltrakts ..... | 3 | 326 Tg.=11,0 Mon. | 417 Tg.=13,9 Mon. |
| f) Karzinom der Thyreoidea | 3 | 9 Tg.= 0,3 Mon. | 155 Tg.= 5,2 Mon. |
| g) Übrige Karzinome ..... | 4 | 83 Tg.= 2,8 Mon. | 178 Tg.= 5,9 Mon. |
| h) Unbekannter Primärtumor ............ | 6 | 485 Tg.=16,0 Mon. | 932 Tg.=31,1 Mon. |
| Summe ........... | 62 | 237 Tg.= 7,8 Mon. | 395 Tg.=13,2 Mon. |

| | Zahl der nicht-operierten Patienten | 78 nichtoperierte Patienten | |
| | | durchschnittliche Überlebenszeit | |
| | | gerechnet vom Tage der klinischen Aufnahme | gerechnet vom Beginn der zerebralen Anamnese |
|---|---|---|---|
| a) Bronchialkarzinom .... | 43 | 69 Tg.=2,3 Mon. | 146 Tg.= 5,0 Mon. |
| b) Mammakarzinom ...... | 8 | 55 Tg.=1,5 Mon. | 196 Tg.= 6,5 Mon. |
| c) Hypernephrom ........ | 4 | 48 Tg.=1,6 Mon. | 305 Tg.=10,1 Mon. |
| d) Melanom ............ | 6 | 43 Tg.=1,3 Mon. | 82 Tg.= 2,6 Mon. |
| e) Karzinom des Intestinaltrakts ..... | 6 | 63 Tg.=2,1 Mon. | 104 Tg.= 3,5 Mon. |
| f) Karzinom der Thyreoidea | 1 | 63 Tg.=2,1 Mon. | 93 Tg.= 3,1 Mon. |
| g) Übrige Karzinome ..... | 5 | 40 Tg.=1,3 Mon. | 94 Tg.= 3,2 Mon. |
| h) Unbekannter Primärtumor ............ | 5 | 77 Tg.=2,5 Mon. | 203 Tg.= 6,7 Mon. |
| Summe ........... | 78 | 63 Tg.=2,1 Mon. | 151 Tg.= 5 Mon. |

tionär Behandelten konnten wir den weiteren Verlauf der Krankheit verfolgen. Nur 3 dieser 140 Patienten waren zum Stichtag der Nachuntersuchung (Juli 1961) noch am Leben. Sie sind auf den Abb. 19 und 20 sowie den folgenden entsprechenden Diagrammen mit einem kleinen Pfeil am Ende der „Überlebenslinien" gekennzeichnet.

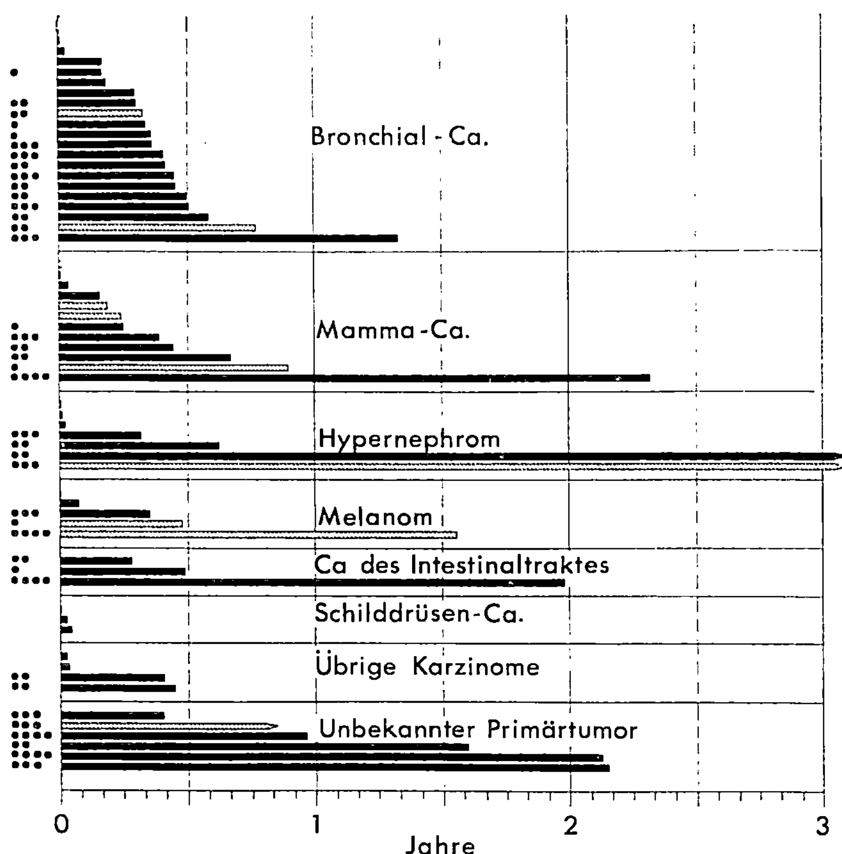


Abb. 19. Überlebensdauer 62 operierter Patienten mit Hirnmetastasen, geordnet nach den verschiedenen Primärtumoren (Schraffiert: Fälle, die außerdem bestrahlt wurden)

Punktsymbole:
Kein Punkt:   Operationserfolg schlecht
Ein   Punkt:   Operationserfolg gering
Zwei Punkte:  Operationserfolg gut
Drei Punkte:  Operationserfolg sehr gut
Vier  Punkte:  Operationserfolg sehr gut, Patient arbeitsfähig

Zu den Operierten wurden alle diejenigen Patienten gerechnet, bei denen eine, in vereinzelten Fällen sogar mehrere Hirnmetastasen total oder wenigstens teilweise entfernt wurden (54 Fälle) oder bei denen eine Entlastungstrepanation ausgeführt wurde (8 Fälle). Patienten, bei denen nur eine Probepunktion (Biopsie) vorgenommen wurde (6 Fälle) zählten wir als nichtoperiert.

Aus Tab. 52 ist ersichtlich, daß die durchschnittliche Überlebenszeit unserer 62 operierten Patienten 7,8 Monate, die der 78 nicht-

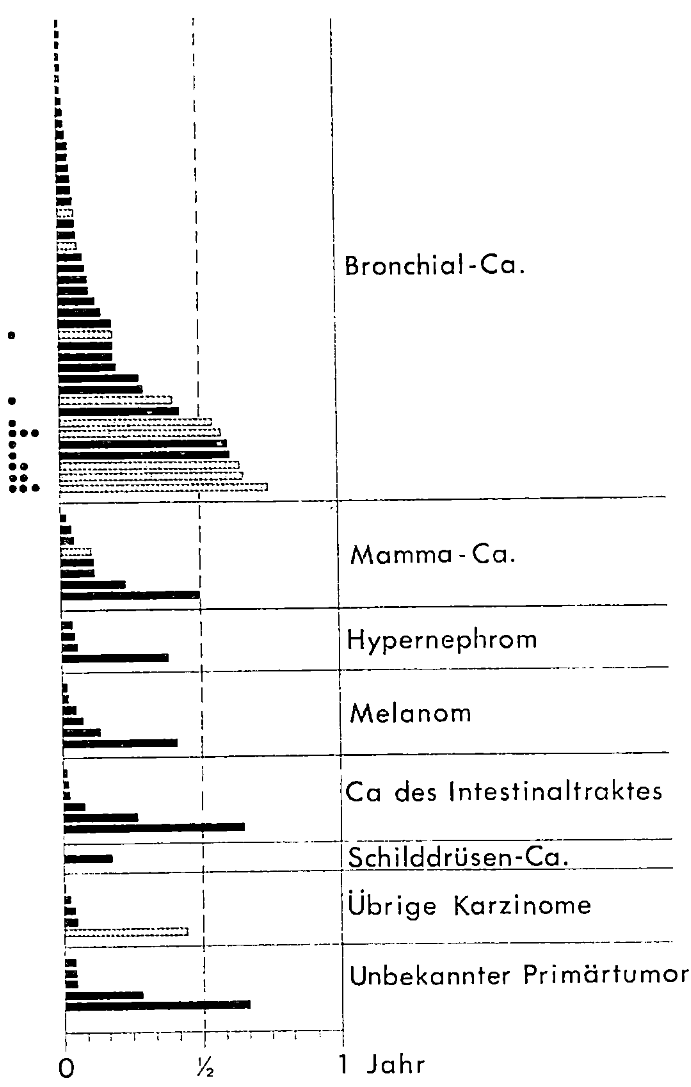


Abb. 20. Überlebenszeiten 78 *nicht*operierter Patienten mit Hirnmetastasen, geordnet nach den verschiedenen Primärtumoren (Schraffiert: Fälle, die bestrahlt wurden)

Punktsymbole:
Kein Punkt:    Behandlungserfolg schlecht
Ein  Punkt:    Behandlungserfolg gering
Zwei Punkte:    Behandlungserfolg gut
Drei Punkte:    Behandlungserfolg sehr gut
Vier Punkte:    Behandlungserfolg sehr gut, Patient arbeitsfähig

operierten dagegen nur 2,1 Monate betrug. Es ist klar, daß damit nicht die Überlegenheit der operativen Therapie bewiesen ist, da es sich bei diesen beiden Patientengruppen um ein ganz heterogenes und keineswegs vergleichbares Krankengut handelt. Wir werden darauf noch zu sprechen kommen.

Zuvor seien einige auffällige Besonderheiten im Verlauf operierter Hirnmetastasen bei verschiedenen Primärtumoren besprochen. So ist aus Tab. 52 zu entnehmen, daß die durchschnittliche Überlebenszeit unserer 7 Patienten mit zerebralen Hypernephrommetastasen mit 22 Monaten, das heißt fast 2 Jahren, alle anderen Karzinomarten weit übertrifft, gefolgt von den 6 Patienten mit unbekanntem Primärtumor (16 Monate) und an dritter Stelle von denen mit Karzinomen des Intestinaltraktes (3 Fälle: durchschnittliche Überlebenszeit = 11 Monate). Erst in weitem Abstand folgen mit etwa gleichen durchschnittlichen postoperativen Überlebenszeiten die Patienten mit Melanomen (5 Patienten: 6 Monate), Mammakarzinomen (12 Patienten: 5,6 Monate) und Bronchialkarzinomen (22 Patienten: 4,3 Monate). Sehr schlecht waren unsere Operationsergebnisse bei Metastasen von Karzinomen der Thyreoidea (3 Patienten: 0,3 Monate) und der übrigen Karzinomarten (2,8 Monate). Im Gegensatz zu diesen nach verschiedenen Primärtumoren deutlich gestaffelten Operationsergebnissen waren die Überlebenszeiten unserer nichtoperierten Patienten, gerechnet vom Tage der stationären Aufnahme, bei allen Karzinomarten gleichermaßen schlecht und variierten zwischen 1,5 und 2,5 Monaten.

Diese Bewertung der Behandlungserfolge nach Durchschnittsüberlebenszeiten läßt aber einige Besonderheiten bestimmter Karzinomarten nicht erkennen, die deutlich werden, wenn man die Überlebenszeiten der einzelnen Patienten getrennt für sich betrachtet, wie dies aus den Abb. 19 und 20 ersichtlich ist. Auf Abb. 19 wurden die Überlebenszeiten der 62 *operierten*, auf Abb. 20 die der 78 *nichtoperierten* Patienten als verschieden lange horizontale Striche eingetragen, geordnet nach den gleichen 8 Tumorarten wie in Tab. 52.

Das auffallendste Verhalten zeigt bei einer solchen Betrachtung der Einzelfälle das Hypernephrom (Abb. 19). Die verschiedenen „Überlebenslinien" dieser 7 operierten Patienten weisen eine ganz extreme und sonst bei keiner anderen Karzinomart so kraß zu beobachtende Inhomogenität auf: Während 3 dieser 7 Patienten sofort oder wenige Tage nach der Operation verstarben, überlebten 2 ganz außergewöhnlich lange. Beide waren zum Zeitpunkt der Nachuntersuchung noch am Leben, der eine 5, der andere bereits fast 7 Jahre nach der Operation! Wegen ihrer prinzipiellen Wichtigkeit seien diese beiden Fälle geschildert.

*Fall 17:* B., Rudolf, Krbl.-Nr. 8662/57. 63jähriger Mann, der 2 Jahre vor der Aufnahme wegen eines Hypernephroms operiert worden war. Seit 2 Monaten langsam progrediente Hemiparese rechts, Stauungspapille. Angiographisch oberflächlich gelegene, in allen Phasen erkennbare kirschgroße Tumoranfärbung links parietookzipital (Abb. 21 *a*). Bei der Operation am 9. 7. 1956 (Prof. STENDER) fand sich an dieser Stelle eine kleinwalnußgroße, ziemlich weiche, gut abgrenzbare Ge-

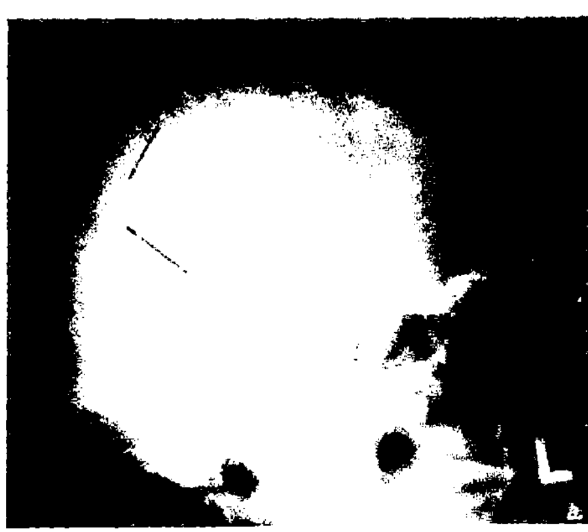
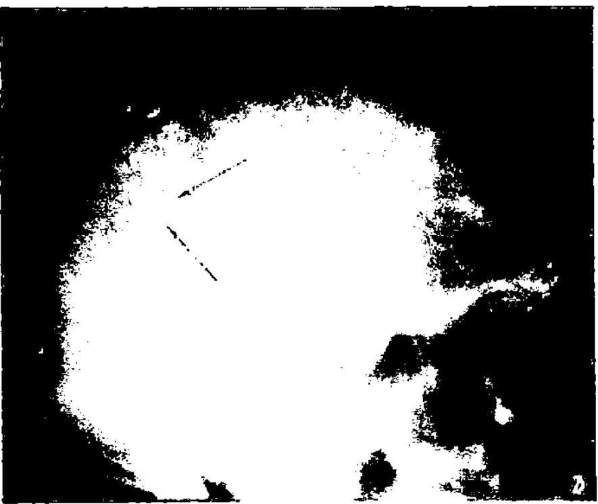


Abb. 21 *a*) Kirschgroße, in allen Phasen schwach angefärbte Solitärmetastase eines Hypernephroms vor der ersten Operation (Fall 17, S. 155)
*b*) Derselbe Fall, 5 Monate später vor der Rezidivoperation. Die Tumoranfärbung ist kleiner geworden und liegt etwas weiter vorn

schwulst, die von einem Saum bröcklig erweichten Hirngewebes umgeben war und die sich relativ leicht entfernen ließ. Nach anfänglicher Besserung später erneut verstärkte Beschwerden. Eine Kontrollangiographie 5 Monate später ließ ein nicht mehr ganz kirschgroßes Tumorrezidiv im alten Operationsbereich, nur etwas weiter vorn gelegen, erkennen (Abb. 21 *b*). Bei der Rezidivoperation am 10. 12. 1956 (Prof. STENDER) fand sich an der alten Operationsstelle eine mandarinengroße Zyste und in der vorderen Wand derselben ein kirschgroßer Rezidivtumor, der wieder entfernt wurde. Danach blieb der Zustand des Patienten bis zur letzten Nachuntersuchung, 5 Jahre nach der 1. Operation, erträglich, wenn auch nicht optimal. Es bestanden zwar keine nennenswerten neurologischen Ausfälle, wohl aber immer wieder mäßige Kopfschmerzen und eine Neigung zu depressiven Verstimmungen. Eine 3. Angiographie, 1 Jahr später, ließ ein erneutes Rezidiv nicht mehr erkennen. (Vgl. den ganz ähnlichen Verlauf des nichtoperierten Falles 12, S. 92.)

*Fall 18:* L., Johanna, Aufnahme 2. 11. 1954. Bei dieser 61jährigen Patientin war ebenfalls vor 2 Jahren ein Hypernephrom operiert worden. Jetzt klagte sie seit 5 Monaten über langsam zunehmende und schließlich unerträgliche Schmerzen an der rechten Kopf- und Gesichtsseite. Es bestand eine Hypästhesie aller Trigeminusäste rechts und eine rechtsseitige Abduzensparese. Bei der Operation fand sich eine walnußgroße, derbe Hypernephrommetastase im Bereich des Ganglion Gasseri rechts, welche offenbar von der Dura des Cavum Meckeli ausging und radikal entfernt werden konnte. Die Patientin war nach dieser Operation für 2 Jahre wesentlich gebessert und vor allem von ihren Schmerzen befreit. Erst später stellten sich ganz langsam neue Beschwerden, vor allem Gangunsicherheit und Kopfschmerzen, ein, so daß die Patientin 2 Jahre nach der Operation nicht mehr zu Hause bleiben konnte, sondern in ein Hospital eingewiesen werden mußte, wo sie unter ganz allmählicher Verschlechterung ihres Zustandes 1961 — 7 Jahre nach der Operation — noch lebte. Im letzteren Falle war also zumindest für die ersten 2 Jahre ein sehr guter Erfolg erzielt worden.

Es ist klar, daß die außergewöhnlich langen Überlebenszeiten dieser beiden Fälle nicht oder jedenfalls nicht allein als ein Verdienst des neurochirurgischen Handelns zu bewerten, sondern in viel stärkerem Maße der Eigenart eben gerade dieser individuellen Tumoren zuzuschreiben war. Ausschließlich diesen beiden Fällen verdankt aber in unserem Material das Hypernephrom die ungewöhnlich lange Durchschnittsüberlebenszeit nach der Metastasenoperation. Diese Neigung mancher Hirnmetastasen eines Hypernephroms zu nur langsamem Wachstum wurde ja bereits eingehend gewürdigt (S. 90)!

An dieser Stelle muß noch besonders darauf hingewiesen werden, daß gerade bei den intrakraniellen Metastasen des Hypernephroms sehr leicht *Verwechslungen mit* einem relativ gutartigen Hirntumor, nämlich *den epithelialen Typen der Angioblastome* vorkommen können. Wir selbst hatten einen derartigen Fall anfangs für ein Hypernephrom gehalten und ihn statistisch in diese Gruppe eingereiht, ihn später aber auf Anraten unseres Pathologen, Herrn Prof. MASSHOFF, wieder daraus entfernt, da diese Zuordnung offensichtlich irrtümlich erfolgt war.

*Fall 19:* H., Erna, Aufnahme 27. 10. 1956. Diese 49jährige Frau war seit 5 Monaten an progredienten Symptomen eines Kleinhirntumors erkrankt. Bei der Operation am 19. 11. 1956 (Dr. PENZHOLZ) fanden sich im Kleinhirn 2 räumlich voneinander getrennte, oberflächlich liegende, außerordentlich blutreiche, kirsch- bis pflaumengroße, gut abgrenzbare Tumoren ohne Zyste, die sich relativ leicht exstirpieren ließen. Zu einem dieser beiden Tumoren sah man über die Kleinhirnoberfläche ein auffällig dickes, mit hellrotem Blut gefülltes, pathologisches Gefäß hinziehen. Histologisch erschienen beide Tumoren einem Hypernephrom täuschend ähnlich. Der Hirndruck bildete sich postoperativ restlos, die Kleinhirnsymptomatik weitgehend zurück, so daß die Patientin in den folgenden Jahren bis auf geringgradige Gleichgewichtsstörungen beschwerdefrei war und ihren Pflichten als Hausfrau voll nachkommen konnte. Wiederholte urologische Untersuchungen vermochten keinerlei Anhaltspunkte für das Vorliegen eines Hypernephroms zu erbringen. Erst 5 Jahre später erkrankte die Patientin erneut unter den Anzeichen eines langsam progredienten zerebellären Rezidivwachstums, welchem sie schließlich trotz Reoperation am 22. 2. 1963 erlag. Wie die Sektion bestätigte, hatte es sich nicht um ein Hypernephrom, sondern um die „epitheliale Form" eines multilokulären Kleinhirnangioblastoms (Lindausche Krankheit!) gehandelt.

ZÜLCH berichtete über einen ähnlichen Fall und sprach die Vermutung aus, daß die übermäßig langen postoperativen Überlebenszeiten mancher Patienten mit intrakraniellen Hypernephrommetastasen in neurochirurgischen Statistiken auf dieser Verwechslung beruhen könnten. Ich hoffe, daß die von uns ausgewertete Serie dieser Kritik standhält.

Den ausgesprochen benignen Verlaufsformen von Tochtergewächsen des Hypernephroms stehen ganz andere, offenbar besonders maligne diametral gegenüber. Es ist also sicher nicht so, daß man beim Vorliegen einer intrakraniellen Hypernephrommetastase die operative Prognose von vornherein nur günstig stellen könnte, sondern man muß als Neurochirurg gerade auch bei dieser Tumorart besonders sorgfältig nach Merkmalen suchen, die vielleicht eine spezielle Malignität befürchten lassen, zum Beispiel alarmierende EEG-Befunde oder außergewöhnlicher Blutreichtum im Angiogramm (Fall 15, S. 107!)!

Ähnliche Verhältnisse wie beim Hypernephrom sollte man eigentlich auch beim Mammakarzinom erwarten. Auch von diesem Tumor sind ja außergewöhnlich chronische Wachstumsverläufe zerebraler Metastasen bekannt (Fall 9, S. 89, Fall 10 und Abb. 8 und 9, S. 90). Wir selbst hatten allerdings mit dieser Tumorart, neurochirurgisch gesehen, nicht das Glück, wie man es eigentlich erhoffen könnte (Tab. 52 *b* und Abb. 19!). Nur eine unserer 12 operierten Patientinnen überlebte die Einjahresgrenze und verstarb erst über 2 Jahre nach der Hirnoperation (Fall 14, S. 98!). Von vielen anderen Autoren wird auf die besonders günstigen Erfolgsaussichten von Hirnmetastasenoperationen beim Mammakarzinom hingewiesen: So lebten von 16 operierten Patientinnen RICHARDS und McKISSOCKS (1963) nach einer Hirnmetastasenoperation 5 = 38% länger als 1 Jahr!

Eine besonders wichtige Gruppe für den Neurochirurgen stellen die Patienten mit unbekannten Primärtumoren dar. Unsere 6 zu dieser Gruppe gehörenden Patienten erbrachten mit einer durchschnittlichen Überlebenszeit von 16 Monaten mit die besten postoperativen Resultate (Tab. 52 *h*, Abb. 19). Im Gegensatz zum Hypernephrom beruht dieses günstige Durchschnittsergebnis aber nicht auf einer Minderheit weit aus dem Rahmen fallender Ausnahmeerfolge, sondern auf ziemlich einheitlich guten Ergebnissen aller einzelnen Fälle (Abb. 19!). Zwei dieser Fälle waren 2 Jahre (vgl. Fall 2, S. 15!) und einer 1½ Jahre bei ziemlichem Wohlbefinden am Leben geblieben. Ein weiterer, dessen Operation inzwischen ebenfalls fast 1 Jahr zurücklag, lebte zum Zeitpunkt der Nachuntersuchung in gutem Zustand und fast beschwerdefrei.

Es ist leicht erklärlich, daß diese Gruppe ein besonders dankbares Objekt neurochirurgischer Therapie darstellt, da ja bei ihr das Grundleiden so „geringfügig" ist, daß es sich sowohl dem klinischen als auch sogar dem autoptischen Nachweis entzieht. Zu allermeist werden diese Fälle wohl unter der irrtümlichen Annahme eines primären Hirntumors operiert.

Tabelle 53. *Überlebenszeiten operierter Patienten mit Hirnmetastasen maligner*

| Autor | Zahl der Fälle | Weniger als 30 Tage | 1—3 Monate | 3—6 Monate |
|---|---|---|---|---|
| **a) Bronchialkarzinom** | | | | |
| FRIED und BUCKLEY (1930) | 11 | 5= 46% | | 3=27% |
| GERMAN (1938) | 2 | | | 1=50% |
| KING und FORD (1942) | 3 | 3=100% | | |
| STÖRTEBECKER (1954) | 15 | 7= 47% | 4=27% | 2=13% |
| BAKAY (1958) | 27 | 12= 45% | 13=45% | |
| PENZHOLZ (1961) | 22 | 4= 18% | 3=14% | 12=55% |
| RICHARDS und McKISSOK (1963) | 101 | 43= 42% | 40=40% | |
| Summe | 181 | 74= 41% | 78=43% | |
| **b) Mammakarzinom** | | | | |
| MEAGHER und EISENHARDT (1931) | 7 | 3= 43% | 1=14% | 2=29% |
| GERMAN (1938) | 3 | | 1=33% | 1=33% |
| STÖRTEBECKER (1954) | 7 | 2= 29% | 1=14% | |
| RICHARDS und McKISSOK (1963) | 16 | 2= 13% | 4=25% | |
| PENZHOLZ (1961) | 12 | 3= 25% | 4=33% | 2=17% |
| Summe | | 10= 22% | 16=36% | |
| **c) Hypernephrom** | | | | |
| STÖRTEBECKER (1954) | 27 | 5= 19% | 4=15% | 2= 7% |
| RICHARDS und McKISSOK (1963) | 6 | 0 | 4=66% | |
| PENZHOLZ (1961) | 7 | 3= 43% | 0 | 1=14% |
| Summe | 40 | 8= 20% | 11=27% | |
| **d) Melanom** | | | | |
| STÖRTEBECKER (1954) | 11 | 2= 18% | 4=37% | 2=18% |
| PENZHOLZ (1961) | 5 | 2= 40% | | 2=40% |
| Summe | 16 | 4= 25% | 4=25% | 4=25% |
| **e) Karzinom des Intestinaltrakts** | | | | |
| GERMAN (1938) | 3 | 1= 33% | 1=33% | |
| STÖRTEBECKER (1954) | 12 | 2= 17% | 5=42% | 2=17% |
| PENZHOLZ (1961) | 3 | 0 | 0 | 2=67% |
| Summe | 18 | 3= 17% | 6=33% | 4=22% |
| **f) Karzinom der Thyreoidea** | | | | |
| STÖRTEBECKER (1954) | 1 | | | |
| PENZHOLZ (1961) | 3 | 3=100% | | |
| Summe | 4 | 3= 75% | | |
| **g) Alle übrigen Karzinome** | | | | |
| PENZHOLZ (1961) | 4 | 2= 50% | 0 | 2=50% |
| **h) Unbekannte Primärtumoren** | | | | |
| STÖRTEBECKER (1954) | 43 | 9= 21% | 2= 5% | 13=30% |
| RICHARDS und McKISSOK (1963) | 41 | 13= 32% | 18=44% | |
| PENZHOLZ (1961) | 6 | 0 | 0 | 1=17% |
| Summe | 90 | 22= 24% | 34=39% | |

*Tumoren (Literaturangaben!) — geordnet nach verschiedenen Primärtumoren*

| 6—12 Monate | 1—2 Jahre | 2—3 Jahre | 3—4 Jahre | 4—5 Jahre | Über 5 Jahre | Verlauf unbekannt | Durchschnittliche Überlebenszeit |
|---|---|---|---|---|---|---|---|
| | | 1= 9% | 1= 9% | | 1= 9% | | |
| 1=50% | | | | | | | |
| 2=13% | | | | | | | 2,6 Monate |
| 1= 5% | | | | | 1= 5% | | |
| 2= 9% | 1= 4% | | | | | | 4,3 Monate |
| 6= 6% | 7= 7% | 3= 3% | | | | 2=2% | |
| 12= 7% | 8= 4% | 4= 2% | 1= 1% | | 2= 1% | 2=1% | |
| | | | 15=8% | | | | |
| | | | 1=14% | | | | |
| | | | 1=33% | | | | |
| 3=43% | 1=14% | | | | | | 7 Monate |
| 4=25% | 2=13% | 3=19% | | | | 1=6% | |
| 2=17% | | 1= 8% | | | | | 5,6 Monate |
| 9=20% | 3= 7% | 4= 9% | 2= 4% | | | 1=2% | |
| | | | 9=20% | | | | |
| 7=26% | 5=19% | 2= 7% | | 1=3,5% | 1=3,5% (17 J). | | 17,2 Monate |
| 1=17% | | | 1=17% | | | | |
| | 1=14% | | | | 2=29% | | 22 Monate |
| 8=20% | 6=15% | 2= 5% | 1= 3% | 1= 3% | 3= 7% | | |
| | | | 13=32% | | | | |
| 3=27% | | | | | | | 4 Monate |
| 0 | 1=20% | | | | | | 6 Monate |
| 3=18% | 1= 7% | | | | | | |
| 1=33% | | | | | | | |
| 1= 8% | 2=17% | | | | | | 4,6 Monate |
| | 1=33% | | | | | | 4,5 Monate |
| 2=11% | 3=17% | | | | | | |
| | | 1 | | | | | |
| | | | | | | | 0,3 Monate |
| | | 1=25% | | | | | |
| | | | | | | | |
| 6=14% | 11=26% | 1= 2% | | | 1= 2% | | 11,5 Monate |
| 6=15% | 1= 2% | 2= 5% | | | 1= 2% | | |
| 2=33% | 1=17% | 2=33% | | | | | 16 Monate |
| 14=16% | 13=14% | 5= 5% | | | 2= 2% | | |
| | | | 20=22% | | | | |

Als ganz besonders schlecht gilt im allgemeinen die Prognose der Hirnmetastasenoperation beim *Bronchialkarzinom*. Besonders gefürchtet ist dieser Tumor bei den Neurochirurgen deshalb, weil er gerade in jüngster Zeit immer häufiger geworden und klinisch so außerordentlich schwer nachweisbar ist. Auf diesem Hintergrund möchten uns unsere operativ erzielten Ergebnisse fast günstiger erscheinen, als man·befürchten konnte. Mit einer Durchschnittsüberlebenszeit von 4,3 Monaten stellt diese Tumorart durchaus noch nicht die ungünstigste aller·metastasierenden Karzinomarten dar (Tab. 52 a). Von unseren 22 — zumeist unfreiwillig! — operierten Fällen überlebten immerhin 10 die Dreimonatsgrenze, 4 die Halbjahresgrenze und einer sogar die Jahresgrenze (Abb. 19). Von den 101 Patienten RICHARDs und McKISSOCKs lebten 10 = 10% länger als 1 Jahr, und es sind sogar ganz vereinzelte postoperative Überlebenszeiten von 2, 3 und mehr als 5 Jahren berichtet worden (FRIED und BUCKLEY, BAKAY, s. Tab. 53 *a*!). Über langanhaltende „Heilungen" nach Operation von Hirnmetastasen eines Bronchialkarzinoms liegen in der Literatur noch die folgenden Einzelmitteilungen vor: SIMIONESCU 1960: 6½ Jahre, OLDBERG 1933: 2½ Jahre, ZAAIJER 1938: 1. Fall: 20 Monate, 2. Fall: 12 Monate, RISER und LAZORTHES 1956: 18 Monate, FLAVELL 1949: 18 Monate.

Bei den übrigen Karzinomarten werden die zur Auswertung zur Verfügung stehenden Fallzahlen immer kleiner. Überraschend günstig erscheint eine durchschnittliche Überlebenszeit von 6 Monaten bei unseren 5 operierten Patienten mit *primären Melanomen* (Tab. 52 und 53 sowie Abb. 19). Entscheidend beeinflußt wird diese günstige Durchschnittszahl durch einen bereits zitierten Fall (Fall 5, S. 17), der über 1½ Jahre überlebte. Bei allen die Dreimonatsgrenze überlebenden Fällen dieser Tumorart scheint es sich um sogenannte *Leukoformen* gehandelt zu haben. Die ausgesprochen melanotischen, schon makroskopisch dunkel gefärbten Melanommetastasen scheinen durchweg eine sehr schlechte Prognose zu haben.

Auch unsere 3 operierten Fälle eines primären Karzinoms des *Intestinaltraktes* haben mit 11 Monaten eine außergewöhnlich gute Durchschnittsüberlebenszeit (Tab. 52 und 53 sowie Abb. 19!). Auch hier wiederum wird das gute Ergebnis richtunggebend durch einen weit aus dem Rahmen ragenden Fall beeinflußt, der postoperativ fast 2 Jahre in bester Gesundheit am Leben blieb (Fall 16, S. 140!). In allen 3 Fällen wurde der Primärtumor, zum Teil erst sehr lange nach erfolgter Hirnoperation entdeckt.

Alle unsere 3 operierten Metastasenfälle eines Karzinoms der *Thyreoidea* (Tab. 52 und 53 und Abb. 19) verstarben unmittelbar nach der Operation. Es kann sein, daß es sich bei der kleinen Zahl unserer Fälle hierbei um einen Zufall handelt. Über zerebrale Metastasen dieser Tumorart findet sich in der Literatur nur eine weitere Operationsmitteilung bei STÖRTEBECKER. Sein Fall überlebte die Operation 3 Jahre (Tab. 53 *f*)!

Auch die Einzelfälle aller übrigen Karzinomarten, deren Hirnmetastasen wir — meist unfreiwillig! — operierten (2 Karzinome der *Gallenwege*, eines der *Parotis* und eines des *Uterus*) (Tab. 52 und 53 und Abb. 19), hatten mit einer durchschnittlichen Überlebenszeit von 2,8 Monaten eine ausgesprochen schlechte Prognose. Nur zwei dieser Fälle (Karzinom des Uterus und der Parotis) überlebten die Dreimonatsgrenze.

In Tab. 53 wurden alle nach Primärtumoren aufgegliederten Erfolgstatistiken nach Operation intrakranieller Metastasen der Literatur, soweit uns diese zugänglich waren, zusammengestellt. Wenn man jeweils den Prozentsatz der über 1 Jahr am Leben gebliebenen Patienten zum Maßstab nimmt, so ergibt sich für die verschiedenen Primärtumoren die folgende Reihenfolge mit absteigender Operationsprognose:

| Tumorart | Prozentsatz der über 1 Jahr postoperativ Überlebenden |
|---|---|
| 1. Hypernephrom | 32% |
| 2. Unbekannter Primärtumor | 22% |
| 3. Mammakarzinom | 20% |
| 4. Karzinom des Intestinaltraktes | 17% |
| 5. Bronchialkarzinom | 8% |
| 6. Melanom | 7% |

Die meisten Neurochirurgen, die über ihre Erfahrungen mit der operativen Behandlung der Hirnmetastasen maligner Tumoren berichteten, haben ihre Angaben nicht in so detaillierter Form gemacht, wie dies eben versucht wurde. Meist haben sie auf eine Aufgliederung nach einzelnen Primärtumoren verzichtet und sich auf die Zusammenfassung aller Karzinomarten beschränkt. Einen Überblick über diese in der Literatur veröffentlichten Überlebenszeiten bringt Tab. 54. Sie enthält (einschließlich der eigenen 62) insgesamt 870 operierte Fälle mit genauen postoperativen Verlaufsangaben. Aus der untersten Zeile dieser Tabelle ist zu ersehen, daß die Summe der erzielten Ergebnisse aller Autoren weitgehend, zum Teil sehr auffällig genau, den eigenen entspricht. Demnach muß man nach einer Hirnmetastasenoperation mit einer Mortalität von 36% (eigenes Krankengut 26%) innerhalb des 1. Monats und von 41% im 2. bis 6. Monat nach der Operation (eigenes Krankengut 48%) rechnen. Im zweiten Halbjahr nach der Operation verstarben in der Regel weitere 10%. Die Einjahresgrenze überlebten im allgemeinen

Tabelle 54. *Überlebenszeiten operierter Patienten mit Hirn-*

| Autor | Zahl der Fälle | Post- | | |
|---|---|---|---|---|
| | | weniger als 1 Monat | 1—3 Monate | 3—6 Monate |
| GERMAN (1938) .............. | 14 | 2=14% | 2=14% | 4=29% |
| ZAAIJER (1938) .............. | 37 | 15=40% | 10=27% | |
| MINKOWSKI (1941) ............ | 5 | 3=60% | 2=40% | |
| LILL (1952) ................. | 35 | 18=51% | 9=26% | |
| STÖRTEBECKER (1954) ......... | 125 | 31=25% | 22=18% | 22=18% |
| PETIT-DUTAILLIS (1956) ....... | 83 | 39=47% | 27=33% | 7= 8% |
| RISER und LAZORTHES (1956) .. | (39) | | | |
| SCHEINAR (1956) .............. | 20 | 4=20% | 8=40% | |
| PAILLAS (1956) .............. | 31 | 9=29% | 4=13% | 4=13% |
| LEITHOLF u. KUHLENDAHL (1957) | 48 | 27=56% | 10=21% | 2= 4% |
| PAPO (1957) .................. | 93 | 20=21% | 26=28% | 25=27% |
| BAKAY (1958) ................ | 62 | 24=39% | 25=40% | |
| SIMIONESCU (1960) ............ | 172 | 66=38% | 89=52% | |
| BRIHAYE (1961) .............. | 83 | 37=45% | 18=22% | 15=18% |
| PENZHOLZ (1961) ............. | 62 | 16=26% | 8=13% | 22=35% |
| Summe ................... | 870 | 311=36% | 361=41% | |

nicht mehr als 10% aller Operierten (im eigenen Krankengut 16%!).
Ähnliche exakte Angaben für die Überlebenszeit *nichtoperierter* Hirnmetastasenträger sind in der Literatur wesentlich seltener. In
Tab. 55 sind 4 Statistiken aus neurochirurgischen Kliniken zusammengestellt, in welchen die Überlebenszeit nichtoperierter Patienten

Tabelle 55. *Überlebenszeiten nichtoperierter Patienten mit Hirnmetastasen (alle
Karzinomarten), gerechnet vom Tage der Klinikaufnahme*

| Autor | Zahl der Fälle | Weniger als 30 Tage | 1—3 Monate | 3—6 Monate | 6—12 Monate | 1—2 Jahre | 2—3 Jahre | Durchschnittliche Überlebenszeit |
|---|---|---|---|---|---|---|---|---|
| LEITHOLF und KUHLENDAHL (1957) ..... | 39 | 20= 51% | 15= 39% | 4= 10% | | | | |
| PAPO (1957) ..... | 65 | 46= 71% | 14= 21% | 5= 8% | | | | |
| BRIHAYE (1961) ..... | 34 | 23= 67% | 4= 12% | 5= 15% | 1= 3% | | 1= 3% | 1,5 Mon. |
| PENZHOLZ (1961) ..... | 78 | 36= 46% | 22= 30% | 11= 14% | 8= 10% | | | 2,1 Mon. |
| Summe .... | 216 | 125= 58% | 55= 26% | 25= 11% | 9= 4% | | 1= 1% | |

*metastasen maligner Tumoren (aller Arten zusammen)*

operative Überlebenszeiten

| 6—12 Monate | 1—2 Jahre | 2—3 Jahre | 3—4 Jahre | 4—5 Jahre | über 5 Jahre | davon noch am Leben | Verlauf unbekannt |
|---|---|---|---|---|---|---|---|
| 5=36% | | | | | 1=7% | | |
| 4=11% | 5=13% | 1=3% | | 1=3% | 1=3% | | |
| 6=17% | 2= 6% | | | | | | |
| 23=18% | 20=16% | 3=2% | 1=1% | 1=1% | 2=2% | (1) | |
| 5= 6% | 5=6% | | | | | | |
| (12=31%) | | (3=8%) | | | | | |
| 7=35% | | | | 1=5% | | (8) | |
| 7=23% | 2= 6% | 2=6% | | | | (1) | 3=10% |
| 2= 4% | 2= 4% | | 1=2% | | | 4=8% | |
| 12=13% | 5= 6% | 3=3% | | 1=1% | 1=1% | | |
| 8=13% | | 5=8% | | | | | |
| 2=1,2% | | | 4=2,3% | | | | 11= 6% |
| 5= 6% | 5= 6% | 2=2% | 1=1% | | | | |
| 6=10% | 5= 8% | 3=5% | 0 | 0 | 2=3% | | |
| 92=10% | 88=10% | | | | | 4=1% | 14= 2% |

vom Zeitpunkt der klinischen Aufnahme errechnet wurde. Tab. 56
enthält die Angaben derjenigen Autoren, die die Überlebenszeit
derartiger nichtoperierter Patienten vom Beginn der ersten zerebralen Symptome an errechneten. Eine bildliche Darstellung der Überlebenszeit unserer eigenen 78 nichtoperierten Patienten vom Tage
der klinischen Aufnahme zeigt die Abb. 20, S. 153.

So sehr auch ein Vergleich dieser verschiedenen Tabellen und
Abbildungen für deutlich bessere Überlebenschancen operierter Patienten zu sprechen scheint, so sehr muß man im Auge behalten,
daß ein Beweis für die Richtigkeit dieser Annahme aus diesen Tabellen allein nicht erbracht wird. Es ist nicht zu bezweifeln, daß das
Ausgangsmaterial der Fälle, das man hier zu vergleichen versucht,
ein nicht vergleichbares ist.

*b) Beurteilung des Operationserfolges nach der subjektiven*
*und objektiven Besserung des Leidenszustandes*

Überdies ist ja auch noch zu bedenken, daß eine Lebensverlän-
gerung bei einem Karzinomträger um einige Monate nicht unbedingt
einem echten Gewinn gleichgestellt werden kann. Selbst wenn man
unterstellt, daß man dem Patienten durch therapeutisches Eingreifen
eine bestimmte Frist eines längeren Lebens errungen hätte, so wäre
denkbar, daß diese Zeit nur eine Verlängerung seiner Qualen oder

Tabelle 56. *Durchschnittliche Überlebenszeit nichtoperierter Patienten mit Hirn-metastasen maligner Tumoren, gerechnet vom Beginn der zerebralen Anamnese*

| Autor | Zahl der Fälle | Durchschnittliche Überlebenszeit in Monaten |
|---|---|---|
| *a) Alle Karzinomarten* | | |
| ELKINGTON (1935) .......................... | 17 | 6,3 |
| HARE und SCHWARZ (1939) ............. | 34 (1. Serie) | 3,6 |
| HARE und SCHWARZ (1939) ............. | 40 (2. Serie) | 6,4 |
| MINKOWSKI (1941) ........................ | 18 | 2,7 |
| ELSÄSSER (1949) ........................... | 70 | 3,5 |
| MADAUS (1952) ............................. | 48 | 2,0 |
| STÖRTEBECKER (1954) .................... | 33 | 5,5 |
| PENZHOLZ (1967) .......................... | 78 | 5,0 |
| *b) Nur Bronchialkarzinom* | | |
| FERGUSON und REES (1930) .............. | 9 | 6,0 |
| FRIED und BUCKLEY (1930) .............. | 3 | 3,0 |
| MOLL (1949) ................................ | 23 | 4,0 |
| LESSE und NETSKY (1954) ............... | 50 | 3,0 |
| PENZHOLZ (1967) .......................... | 43 | 5,0 |
| *c) Nur Mammakarzinom* | | |
| LESSE und NETSKY (1954) ............... | 71 | 5,0[1] |
| PENZHOLZ (1967) .......................... | 8 | 6,5 |

[1] In seltenen Ausnahmefällen maximal 4 Jahre!

einer unerträglichen physischen und seelischen Belastung seiner Familie darstellt. Viel wichtiger als die einfache Betrachtung der postoperativen Überlebenszeit dürfte es sein, die Frage zu klären, *ob diese Zeit auch wirklich lebenswert war und ob die Operation eine Besserung oder sogar Beseitigung vorher bestehender Beschwerden und Störungen mit sich brachte.* Dabei dürfte es nicht ausreichen, den Grad von Gesundheit und Wohlbefinden, wie er vom Zeitpunkt der Operation bis zum Tode bestand, zu bewerten und einzustufen. Wenn man sich ernsthaft Rechenschaft darüber geben will, ob man mit der Operation Segen gestiftet hat, muß man auch Anzahl und Ausmaß der vor der Operation vorhanden gewesenen Beschwerden und Ausfälle mit berücksichtigen. Es könnte ja sein, daß ein Patient, dem es nach der Operation noch lange Zeit recht gut ging, auch vor dieser nur geringe Beschwerden gehabt hat, so daß man sich fragen müßte, ob das gute Befinden nach der Operation wirklich nur dieser zu verdanken ist oder ob das anhaltende Wohlbefinden nur auf dem schicksalsmäßig gutartigen Verlauf der Karzinomkrankheit in diesem besonderen Fall beruhte (zum Beispiel Fall 12, S. 92!).

Eine eingehende Durchsicht unserer Krankenblätter nach diesen Gesichtspunkten hat nun gezeigt, daß diese letztere Möglichkeit praktisch kaum in Betracht kommt. Die Patienten, denen man einen intrakraniellen Eingriff vorschlägt und die hierzu auch ihre Einwilligung geben, haben praktisch *alle erhebliche, meist sogar richtig qualvolle Beschwerden* oder schwere und progrediente neurologische Ausfälle. Wenn man also bei solchen Patienten postoperativ mehr oder weniger vollkommene Beschwerde- und Symptomfreiheit und dies eventuell bis kurz vor dem Tod feststellen kann, so ist dies jedenfalls in unserem Krankengut praktisch immer *gleichbedeutend mit einer durch die Operation verursachten schlagartigen Wendung des Krankheitsbildes zum Guten.* Natürlich ist diese Wendung in vielen Fällen nur gering ausgeprägt und der Patient muß sich auch postoperativ noch mit erheblichen Beschwerden oder neurologischen Ausfällen abfinden. In anderen Fällen kann man den postoperativen Zustand schon als gut, jedenfalls durchaus als erträglich bezeichnen, sowohl hinsichtlich der subjektiven Beschwerden als auch der objektiven Ausfallserscheinungen, zumindest im Vergleich zu dem präoperativen Befinden. Es gibt aber auch Fälle, in denen der postoperative Zustand, insbesondere auch im Vergleich zum präoperativen, als *sehr gut* bezeichnet werden kann, Fälle, die nach der Operation praktisch wieder völlig beschwerdefrei und gesund, ja zum Teil sogar längere Zeit wieder *voll arbeitsfähig* waren. Eine derartige *qualitative* Beurteilung des Operationserfolges und, was hiermit praktisch identisch ist, des postoperativen Gesundheitszustandes auf längere Sicht ist für die Beantwortung unserer Fragen viel wesentlicher als die einfache *quantitative* Registrierung von Überlebenszeiten. Um einen Überblick über diese Verhältnisse zu bekommen, haben wir auf Abb. 19 und 20, S. 152, vor jedem einzelnen Fall durch Eintragung einer jeweils verschiedenen Anzahl von Punkten gekennzeichnet, wie der durch die Operation erzielte Gewinn für den Kranken und der Grad der postoperativen Beschwerde- und Symptomenfreiheit zu bewerten war.

Es bedeuten:
Ein Punkt:     Operationserfolg *gering*, Patient noch erheblich beeinträchtigt.
Zwei Punkte:   Operationserfolg *gut*, Patient noch mäßig beeinträchtigt.
Drei Punkte:   Operationserfolg *sehr gut*, Patient kaum noch beeinträchtigt.
Vier Punkte:   Operationserfolg *sehr gut*, Patient lange Zeit noch *voll arbeitsfähig*.

Bei den Fällen, bei welchen überhaupt *kein Punkt* eingetragen wurde, konnte die Operation praktisch *keine Besserung* des Krankheitsbildes erzielen. Fälle, bei denen es nach der Operation, gemessen an dem präoperativen Verlauf, zu einer signifikanten Verschlechterung des Krankheitsbildes kam, haben wir praktisch nicht zu beklagen. Diejenigen Fälle, welche bei oder kurz nach der Operation verstarben, waren bereits präoperativ in einem so schlechten Zustand oder zeigten eine so deutliche Progredienz der Erscheinungen, daß mit einem entsprechenden Ausgang auch ohne Operation in Kürze zu rechnen gewesen wäre.

Wie man aus den in Abb. 19 eingezeichneten Punktsymbolen leicht ablesen kann, fehlt vor 23 = 37% dieser 62 von uns operierten Fälle ein Punkt, das heißt, in diesen Fällen kam es entweder unmittelbar bei oder nach der Operation zum Tode oder wenn diese Patienten etwas länger überlebten, bestanden für diese meist nur kurze Frist so starke Beschwerden und Ausfälle, daß man dieses Leben nicht mehr als wirklich lebenswert bezeichnen konnte.

Bei 7 weiteren Fällen (1 Punkt) konnte die durch die Operation erzielte Besserung des Zustandes nur als gering bezeichnet werden und die postoperativ zurückgebliebenen Beschwerden waren noch erheblich und nahmen ständig zu. Man ist geneigt, es fast als Glück zu bezeichnen, daß diese unglücklichen Menschen oft schon bald durch den Tod von ihrem Leid erlöst wurden. Nur einer von ihnen überlebte die Sechsmonatsgrenze. Bei 15 unserer 62 operierten Patienten (= 24%) konnte die durch die Operation erzielte Besserung als gut bezeichnet werden (2 Punkte) und die postoperativen Beschwerden und Ausfälle waren nur noch mäßig. Bei weiteren 17 Fällen war der Operationserfolg, insbesondere wenn man den präoperativen Zustand mit berücksichtigt, sogar sehr gut (Fälle mit 3 und 4 Punkten). Postoperative Beschwerden oder Ausfälle bestanden kaum noch. 5 von ihnen (8% der Gesamtzahl der Operierten) waren sogar längere Zeit wieder voll arbeitsfähig.

Eine Zusammenstellung des Operationserfolges bei unseren 62 Patienten nach den eben geschilderten Gesichtspunkten ergibt somit das folgende Bild:

| | | |
|---|---|---|
| Operationserfolg = Null | 23 Fälle | = 37% |
| „ = gering, Patient noch erheblich beeinträchtigt | 7 „ | = 11% |
| „ = gut, Patient nur noch mäßig beeinträchtigt | 15 „ | = 24% |
| „ = sehr gut, Patient kaum noch beeinträchtigt | 12 „ | = 20% |
| „ = sehr gut, Patient lange Zeit voll arbeitsfähig | 5 „ | = 8% |
| | 62 Fälle | = 100% |

(15 = 24%, 12 = 20%, 5 = 8%) } = 52%

Diese Art der Beurteilung gibt besser als die einfache Registrierung der Überlebenszeiten einen Eindruck von den Erfolgen, die man durch einen neurochirurgischen Eingriff bei intrakraniellen Tumormetastasen erzielen kann und von dem Sinn eines solchen. Könnte man bei der einfachen Betrachtung der Überlebenszeiten ernsthafte Zweifel bekommen, ob der große Aufwand einer intrakraniellen Operation gerechtfertigt ist, um das Leben eines Karzinomträgers um einige wenige Monate zu verlängern, so bekommt dieses Problem einen ganz anderen, positiveren Aspekt, wenn man die Schwere des Krankheitsbildes vor und nach der Operation berücksichtigt. Es ist schon nicht gleichgültig, ob man einem qualvollen Leidenszustand eines Patienten mit meist unerträglichen Kopfschmerzen, gehäuftem Erbrechen, Lähmungen, Sprachstörungen und mitunter völliger Steh- und Gehunfähigkeit tatenlos zusehen muß oder ob es gelingt, diesen Zustand noch einmal zum Guten zu wenden.

Wenn man auf Abb. 19 die das Beschwerdebild bewertenden Punktsymbole mit der Länge der erzielten Überlebenszeiten vergleicht, so ist leicht erkennbar, daß eine Überlebenszeit von über 3 Monaten in der Mehrzahl der Fälle einer Zeit weitgehenden Wohlbefindens und relativen Glücks für den Patienten entspricht (Fälle mit 2, 3 und 4 Punkten!). Diese Patienten und ihre Angehörigen haben in der Regel wirklich Grund, dem Operateur für sein Einschreiten dankbar zu sein, und sie sind dies auch tatsächlich. *Es ist nicht so sehr die Länge der erzielten Überlebenszeit, die den Neurochirurgen für seine Arbeit in solchen Fällen belohnt, sondern das Bewußtsein, vielen Menschen in einem qualvollen Leiden wirkungsvoll geholfen zu haben und wenn auch nur für kurze Zeit.*

### c) Das Problem der Operationsindikation

Daß die Operation von Hirnmetastasen in der Therapie zur Zeit noch immer einen festen Platz beanspruchen kann, oder vielleicht sogar muß, kann nach dem Gesagten und nach der übereinstimmenden Ansicht fast aller modernen neurochirurgischen Autoren, die hierzu Stellung genommen haben, wohl kaum bezweifelt werden. Bedrückend bleibt aber noch immer der hohe Prozentsatz von Operationen, denen jeglicher Erfolg versagt blieb. Gerade bei so zeitraubenden, aufwendigen und anstrengenden Eingriffen, wie es Hirnoperationen notwendigerweise sind, stellt jeder Mißerfolg auf diesem Gebiet eine besonders schwere psychische und physische Belastung für den Arzt und seinen ganzen Mitarbeiterstab dar. Jeder Neurochirurg wird deshalb bemüht sein, den Prozentsatz seiner operativen Mißerfolge so weit wie möglich herabzudrücken. Am wichtigsten ist dabei eine möglichst sorgfältige und präzise Indikationsstellung zur Operation. Dabei dürfte es vor allem darauf ankommen, diejenigen Fälle auszusondern, die für ein operatives Vorgehen sicher oder höchst wahrscheinlich ganz ungeeignet sind. Eine *absolute Gegenindikation* gegen ein operatives Einschreiten dürfte wohl immer dann gegeben sein, wenn das *Vorliegen multipler Hirnmetastasen* sicher ist oder wenigstens im hohen Grade wahrscheinlich gemacht werden kann. Wie schwierig allerdings der sichere Nachweis multipler Hirnmetastasen oft zu erbringen ist, wurde bereits eingehend dargelegt. Alle modernen diagnostischen Hilfsmittel (Angiographie, EEG, Isotopendiagnostik, Pneumenzephalographie usw.), aber auch die subtile Durchführung der traditionellen neurologischen Untersuchung muß zu diesem Zweck eingesetzt werden. Wenn im Liquor der Nachweis von Tumorzellen gelingt, ist dies fast sicher der Beweis für einen schon diffusen Befall des Zentralnervensystems und damit für Inoperabilität (S. 129). Desgleichen sprechen schwere psychische Veränderungen im Sinne von Verwirrtheit und psychotischen Bildern für multiple Metastasen und schlechte Operationsprognose (Ausnahme: solitäre Kleinhirnmetastasen!) (S. 98).

Es liegt auf der Hand, daß die Erfolge einer Operation bei multiplen oder disseminierten Hirnmetastasen wesentlich schlechtere sein müssen als bei solitären. Bei unseren 62 operierten Patienten, deren postoperativen Verlauf wir verfolgen konnten, hatten 36 zum Zeitpunkt der Operation sicher oder wahrscheinlich eine *Solitärmetastase*. Diese 36 Patienten überlebten die Operation im Durchschnitt 352 Tage, das heißt fast ein Jahr, $7 = 19\%$ von ihnen verstarben innerhalb der ersten 30 Tage. Die 26 Patienten, die zum Zeitpunkt der Operation *multiple Hirnmetastasen* aufwiesen, überlebten dagegen die Operation im Durchschnitt nur 79 Tage, das heißt nicht ganz 3 Monate. Von ihnen starben $9 = 34\%$ innerhalb der ersten 30 Tage.

Ebenso dürfte eine absolute Kontraindikation gegen eine Hirnmetastasenoperation dann vorliegen, wenn das primäre Krebsleiden nicht beseitigt und deutlich progredient ist und wenn vereinzelte oder gar zahlreiche Metastasierungen im übrigen Körper mit erheblichen Erscheinungen und deutlicher Progredienz vorhanden sind, das heißt also immer bei diffuser progredienter Karzinose. Wenn jedoch das Krebsleiden am primären Krankheitsherd und an anderen Körperstellen, wo es eventuell bereits Fuß gefaßt hat, nur geringe Erscheinungen verursacht und auch nur geringe Wachstumstendenz zeigt oder sogar schon lange Zeit stationär verharrt, so dürfte dies nicht eine absolute Kontraindikation gegen einen sonst dringenden neurochirurgischen Eingriff darstellen (KRAUSE 1911, FRIED und BUCKLEY 1930, CRAIG 1939, CHEMNITIUS 1951). Oft ist es dann nur gerade die intrakranielle Metastase, die bei einem sonst relativ harmlosen Krebsleiden zu unerträglichen Beschwerden und akuter Lebensbedrohung führt. Als Beispiel hierfür sei der folgende Fall aus unserem Krankengut zitiert:

*Fall 20:* K., Frieda, Krbl.-Nr. 11343/58. Die seit 1 Jahr unter Kopfschmerzen leidende 47jährige Frau hatte seit 2 Monaten vereinzelte Jacksonanfälle im rechten Bein. Seit 1 Monat bestand eine latente Hemiparese rechts, keine Stauungspapille. Seit 4 Monaten war eine *kleinapfelgroße Verschattung* am rechten Lungenhilus bekannt, welche, da sie bei wiederholten Röntgenkontrollen keinerlei Wachstum erkennen ließ, röntgenologisch eher für ein abgekapseltes Exsudat als für ein Karzinom gehalten wurde. Bei der Operation am 5. 3. 1959 (Dr. SCHULZE) wurde eine kleinkirschgroße, blutreiche, gut abgegrenzte Karzinommetastase aus dem linken Parietalhirn radikal entfernt. Eine passagere postoperative Hemiplegie bildete sich weitgehend wieder zurück. Die Patientin wurde hinsichtlich ihrer zerebralen Beschwerden ganz wesentlich gebessert und überlebte über 6 Monate, bis sie einer plötzlich einsetzenden diffusen Metastasierung ihres Bronchialkarzinoms erlag.

Noch eindrucksvoller war das Ergebnis der Hirnmetastasenoperation in unserem Fall 16 (S. 140), bei welchem bereits 1½ Jahre vorher ein Karzinom unbekannten Sitzes durch Probeexzision einer Lymphdrüse nachgewiesen worden war. An Fall 15 (S. 107) sei in diesem Zusammenhang erinnert, bei dem 16½ Jahre lang latente Hypernephromherde in der Lunge geschlummert hatten!

Auch in der Literatur finden sich einige sehr eindrucksvolle Beispiele für gute Erfolge von Hirnmetastasenoperationen trotz sicheren Vorhandenseins anderer Karzinomherde im Körper.

So operierte CUSHING 1925 bei einer 46jährigen Frau eine zystische Karzinommetastase im linken Okzipitallappen. Röntgenologisch war ein Tumor am linken Lungenhilus nachweisbar. Nach 3jähriger Beschwerdefreiheit wurde die Patientin mit den Zeichen eines intrakraniellen Tumorrezidivs wieder aufgenommen. Der Tumor am linken Lungenhilus war inzwischen, wie eine Röntgenkontrolle ergab, „etwas größer" geworden. Die Patientin verstarb nach der zerebralen Reoperation (zitiert bei FRIED und BUCKLEY 1930).

FLAVELL (1949) entfernte bei einem 34jährigen Mann 1948 eine 7 × 4 cm große Durametastase rechts temporal, welche ziemlich akut zu schweren Hirndruckerscheinungen geführt hatte. Röntgenologisch fand sich ein Bronchialkarzinom am linken Lungenhilus, welches 8 Wochen nach der Hirnoperation durch Pneumektomie entfernt werden konnte. Es handelte sich um ein Plattenepithelkarzinom. Der Patient war bei der Nachuntersuchung 18 Monate später noch voll arbeitsfähig und beschwerdefrei.

STÖRTEBECKER (1954) hatte in seinem großen Material von operierten Hirnmetastasen sogar 2 Fälle dieser Art:

1. Ein Patient mit Hypernephrom und sicheren Metastasen in der Lunge und im Gehirn überlebte die Hirnoperation noch 10 Monate.

2. Ein 51jähriger Mann, der vor 4 Jahren wegen eines Schilddrüsen-Adenoms operiert worden war, erkrankte an den Symptomen eines suprasellären Hirntumors, welcher sich bei der Operation als Metastase herausstellte. Obwohl zum Zeitpunkt der Hirnoperation bereits röntgenologisch Lungenmetastasen nachweisbar waren, überlebte der Patient noch 3 Jahre in *guter Gesundheit!*

Sicher sind dies Ausnahmefälle, die aber deshalb Beachtung verdienen, weil sie wieder einmal mehr zeigen, wie unberechenbar der Verlauf einer Krebskrankheit sein kann.

Es erschien deshalb angebracht, nach weiteren Anhaltspunkten zu suchen, die über die Malignität und die Streuungs- und Wachstumsbereitschaft eines Karzinoms Auskunft geben könnten. Es war naheliegend, zu diesem Zweck speziell auf die *Höhe der Blutsenkungsreaktion* zu achten, eine Untersuchung, die praktisch bei jedem stationären Kranken durchgeführt wird. Bei 60 unserer 62 operierten Patienten, deren weiteren Verlauf wir verfolgen konnten, war uns die Höhe der Blutsenkungsreaktion bei der Aufnahme in unserer Klinik bekannt. Auf Abb. 22 wurden ähnlich wie in Abb. 19 die postoperativen Überlebenszeiten der einzelnen Patienten durch die verschiedene Länge der horizontalen Striche wiedergegeben. Die einzelnen Patienten wurden in dieser Abbildung nach der Höhe ihrer Blutsenkungsreaktion geordnet und in 4 Gruppen zusammengefaßt: Die 1. Gruppe von 14 Fällen enthält alle diejenigen Patienten, deren Blutsenkungsreaktion in der ersten Stunde weniger als 10 mm betrug. In der 2. Gruppe stehen die Fälle mit einer Blutsenkungsreaktion von 10 bis 19 mm, in der 3. die mit einer solchen von 20 bis 39 mm und schließlich in der 4. und letzten diejenigen mit einer Senkung von über 40 mm in der ersten Stunde. Auf den ersten Blick erkennt man, daß sich die Mehrzahl der Patienten mit außergewöhnlich langen Überlebenszeiten und optimalsten Operationserfolgen (s. Punktsymbole!) in Gruppe 1 und 2 findet. Alle 4 Patienten, die für längere Zeit wieder voll arbeitsfähig waren, finden sich auch in diesen beiden Gruppen. Bei einer Blutsenkungsreaktion von über 20 mm werden die Fälle mit längerer Überlebenszeit und lohnendem Operationsergebnis immer seltener. Wenn man die Durchschnittsüberlebenszeiten für die aufgestellten 4 Patientengruppen berechnet, so fallen diese von Gruppe 1 bis Gruppe 4 deutlich ab: Gruppe 1: 366 Tage, Gruppe 2: 241 Tage, Gruppe 3: 106 Tage und Gruppe 4: 102 Tage. Man darf aber nicht übersehen, daß von den 12 Fällen der Gruppe 4 mit höchsten Senkungsgeschwindigkeiten $6 = 50\%$ die kritische Überlebenszeit von 3 Monaten überschritten und auch in qualitativer Hinsicht, wie man aus den Punktsymbolen entnehmen kann, einen guten, in 2 Fällen sogar einen sehr guten Operationserfolg darstellten. Es ist interessant, daß 2 von diesen 6 „guten" Fällen mit hoher Blutsenkungsreaktion *Hypernephrom*patienten sind. Es sei in diesem Zusammenhang daran erinnert, daß gerade unsere Hypernephromfälle in der Mehrzahl auffallend hohe Senkungsbeschleunigungen aufwiesen (s. S. 149 und Tab. 50). Mit der Faustregel: — Je höher die Blutsenkungsreaktion, um so schlechter die Operationsprognose — muß man also gerade beim Hypernephrom besonders vorsichtig sein.

Auch finden sich in den Gruppen 2 und 3 3 Fälle von Mammakarzinom und 3 Fälle von Bronchialkarzinom mit gutem, teilweise sogar sehr gutem Operationserfolg.

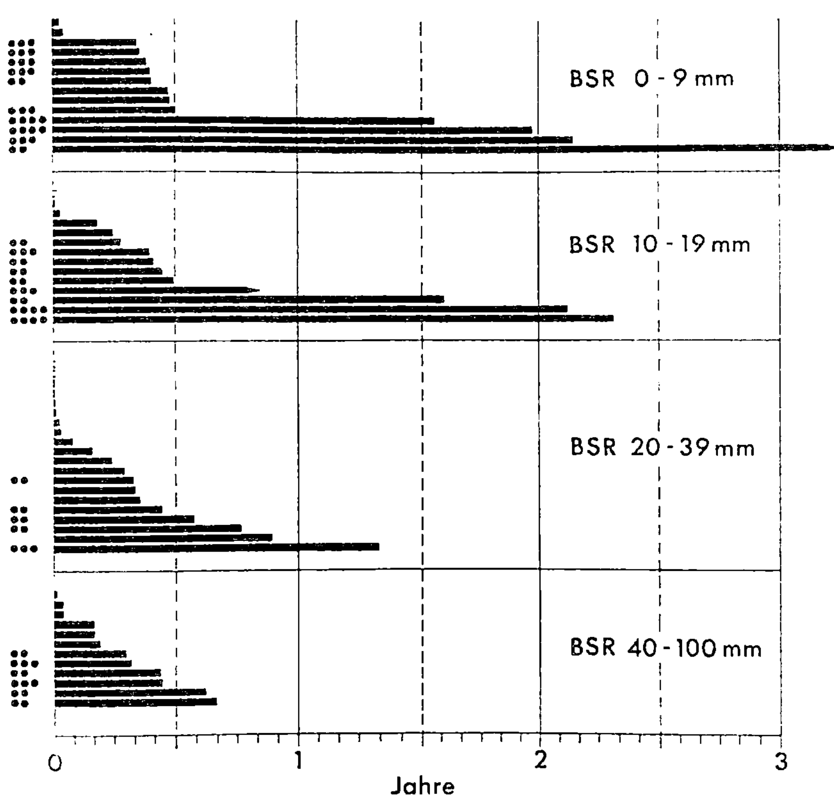


Abb. 22. Postoperative Überlebenszeiten von Hirnmetastasenpatienten bei verschiedener Blutsenkungsreaktion

Punktsymbole:
Kein Punkt:     Operationserfolg schlecht
Ein Punkt:      Operationserfolg gering
Zwei Punkte:    Operationserfolg gut
Drei Punkte:    Operationserfolg sehr gut
Vier Punkte:    Operationserfolg sehr gut, Patient arbeitsfähig

Sicher also ist es nicht möglich, die besondere Höhe der Blutsenkungsreaktion als ein entscheidendes Argument gegen eine sonst vielleicht indiziert erscheinende Operation ins Feld zu führen. Sie verdient es aber, sehr beachtet zu werden.

Sicher wird die Indikation zur Operation einer Hirnmetastase
auch durch deren *Lokalisation* im *Schädelinneren* stark mitbestimmt.
Bei besonders tief oder gar im Hirnstamm gelegenen Metastasen
wird sich der Versuch einer operativen Entfernung derselben meist
von selbst verbieten. Von einigen Autoren ist auch die Lokalisation
in der Nähe funktionell wichtiger Zentren, also vor allem in der linken Temporoparietalregion als Gegenindikation gegen eine Operation genannt worden (PAILLAS 1956). Dieser Ansicht ist von anderen
Autoren widersprochen worden. So konnte RISER und LAZORTHES
1956 über einen erfolgreich operierten Hirnmetastasenfall dieses
Sitzes berichten mit weitgehender Rückbildung aller hemipareti-
schen und aphatischen Symptome nach der Operation und langer
postoperativer Überlebenszeit (2 Jahre). Auch wir möchten meinen,
daß man die Nähe einer Sprachregion mit entsprechenden Funk-
tionsausfällen nicht als absolute Gegenindikation gegen ein operatives Vorgehen hinstellen kann. Kann man doch nie sicher wissen,
ob die funktionell wichtige Region selbst durch Tumorgewebe zerstört ist oder ob sie nur durch Druck aus der Nachbarschaft rever-
sibel beeinträchtigt ist.

Wie sich die Lokalisation operierter Hirnmetastasen nach unseren Erfahrungen auf die postoperative Überlebenszeit auswirkt, ist
aus Abb. 23 ersichtlich. Die einzelnen Gruppen dieser Abbildung
enthalten der Reihe nach die operierten Hirnmetastasen:

1. im Frontalhirn,
2. im Parietalhirn,
3. im Temporalhirn,
4. im Okzipitalhirn,
5. im Kleinhirn.

Als 6. Gruppe sind schließlich noch 10 Fälle operierter Durametastasen supra- und intratentoriellen Sitzes gesondert aufgeführt. Bei
Betrachtung dieser Übersicht fällt die besonders günstige Prognose
der Metastasen frontalen Sitzes auf (Gruppe 1). Keiner dieser Fälle
lebte postoperativ kürzer als 3 Monate und die durchschnittliche
Überlebenszeit lag mit 410 Tagen (weit über ein Jahr) über dem
Durchschnitt. Diese Tatsache überrascht nicht besonders, da man
ja gerade im Bereich des Frontalhirns wesentlich radikaler operieren
kann als in anderen Hirnregionen. Auch die Ergebnisse der Operationen von Kleinhirnmetastasen sind mit einer Durchschnittsüberlebenszeit von 239 Tagen, das heißt etwa 8 Monaten, bei unseren
11 Fällen recht günstig. Fast alle dieser Patienten überlebten die
kritische Dreimonatsgrenze und zählten in der Mehrzahl zu den
dankbarsten Fällen, da ihre Beschwerden (Kopfschmerz, Erbrechen,

Geh- und Stehunfähigkeit!) präoperativ besonders qualvoll waren. Recht lange Überlebenszeiten, verbunden mit erstaunlich guter Resozialisierung dieser Patienten, erlebten wir auch bei Metastasenoperationen aus dem Parietalhirn (Gruppe 2). Diese Gruppe ist aber

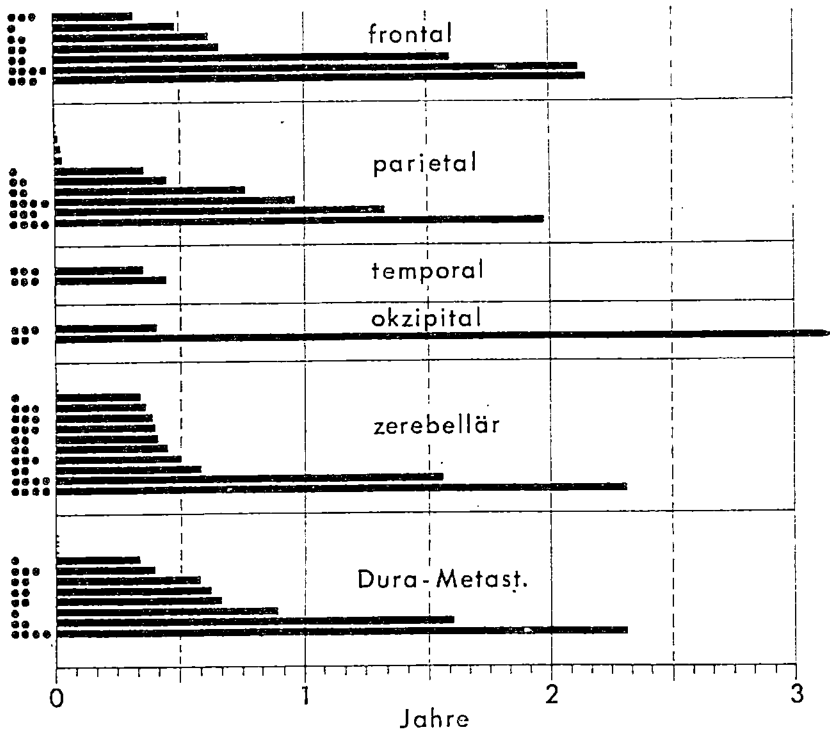


Abb. 23. Postoperative Überlebenszeiten bei verschiedener Lokalisation der Hirnmetastasen

Punktsymbole:
Kein Punkt:    Operationserfolg schlecht
Ein  Punkt:    Operationserfolg gering
Zwei Punkte:   Operationserfolg gut
Drei Punkte:   Operationserfolg sehr gut
Vier Punkte:   Operationserfolg sehr gut, Patient arbeitsfähig

durch einen besonders hohen Prozentsatz von postoperativen Frühtodesfällen belastet, so daß ihre Durchschnittsüberlebenszeit niedriger als die der frontalen und der zerebellären Gruppe ausfiel. Unsere Metastasen temporalen und okzipitalen Sitzes sind zu spärlich, um aus ihnen besondere Schlüsse zu ziehen. Von unseren 10 operierten Durametastasen (Gruppe 6) erreichten nur 2 nicht die Dreimonatsgrenze. Mit einer Durchschnittsüberlebenszeit von

266 Tagen, das heißt fast 9 Monaten, muß die Prognose dieser Fälle als besonders günstig bezeichnet werden.

Es ist naheliegend anzunehmen, daß auch der so verschiedenartige *pathologisch-anatomische Aufbau einer Metastase* verschiedene postoperative Verläufe zur Folge hat. Leider ist mit präoperativen klinischen Untersuchungsmethoden nur selten oder nie mit Sicherheit vorauszusagen, welche Art von Metastase man auf dem Operationstisch vorfinden wird. Mit Hilfe der Angiographie und der Isotopendiagnostik dürfte es allerdings manchmal möglich sein, schon präoperativ wenigstens gewisse Aussagen über besonderen Blutreichtum oder außergewöhnliche Blut- oder Zellarmut solcher Gewächse (zystische oder abszeßartige Formen!) zu machen. Beim Vorliegen eines Mammakarzinoms wird man mit einer gewissen Wahrscheinlichkeit hoffen können, einen derben, gut abgrenzbaren oder vielleicht sogar einen von der Dura ausgehenden Tumor anzutreffen. Es gibt aber auch beim Mammakarzinom ausgesprochen weichnekrotische Formen, ebenso wie wir beim Bronchialkarzinom mitunter harte und gut abgrenzbare finden. Wie sich diese verschiedenen pathologisch-anatomischen Erscheinungsbilder der Metastasen auf den postoperativen Verlauf und das Operationsergebnis auswirken, ist aus Abb. 24 zu ersehen. Die fünf in dieser Tabelle aufgestellten Gruppen bedeuten:

1. harte, granuläre, gelatinöse,
2. weich-nekrotische,
3. zystische,
4. abszeßartige,
5. hämorrhagische,
6. ausgesprochen melanotische Metastasen.

Überraschend ist bei dieser Zusammenstellung, daß die postoperativen Verläufe und Operationserfolge bei den weich-nekrotischen Formen durchaus nicht so wesentlich schlechter sind als bei den harten, wie man dies eigentlich erwarten würde. In der Durchschnittsüberlebenszeit übertreffen die harten Formen mit 272 Tagen (etwas über 9 Monate) die weichen Formen mit 257 Tagen (8½ Monate) nur minimal. Auch ist der Prozentsatz der guten und sehr guten Erfolge (beide Gruppen enthalten je zwei für längere Zeit wieder arbeitsfähig gewordene Patienten!) bei beiden Gruppen etwa der gleiche. Günstig scheint die Prognose bei den zystischen (Durchschnittsüberlebenszeit: 282 Tage = 9½ Monate) und noch mehr bei den abszeßartigen Formen (durchschnittliche Überlebenszeit von 626 Tagen = etwa 21 Monate) zu sein, wenn bei der kleinen Zahl unserer Fälle schon ein solcher Schluß erlaubt ist. Signifikant schlecht waren die Operationsergebnisse bei ausgesprochen hämorrhagischen und melanotischen Formen. Beim Melanom muß allerdings einschränkend gesagt werden, daß die Leukoformen seiner Metastasen eine wesentlich günstigere Prognose zu haben scheinen und daß man

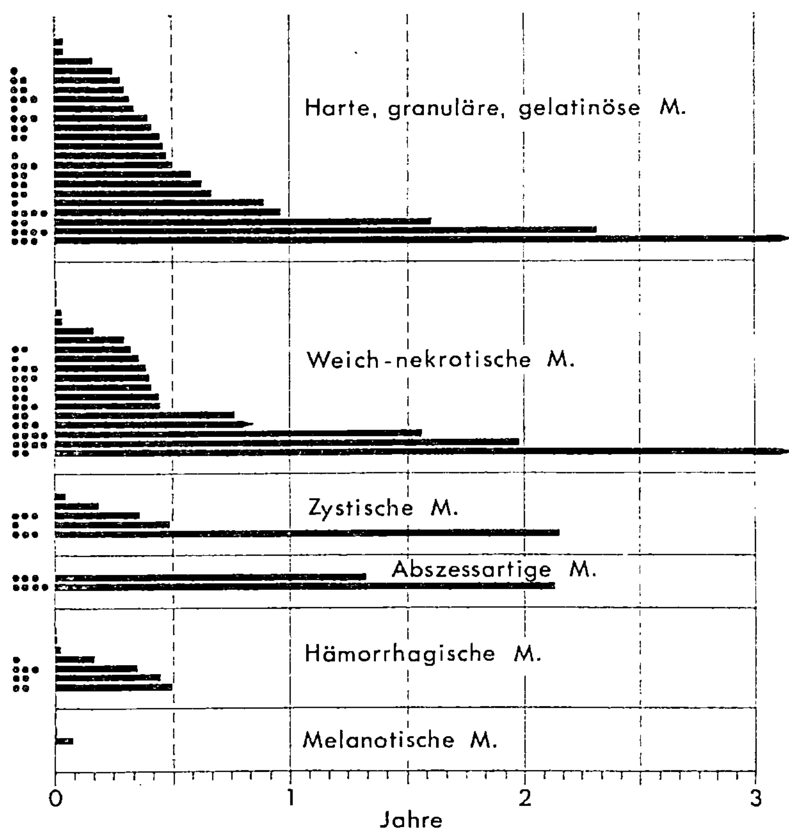


Abb. 24. Postoperative Überlebenszeiten bei verschiedenem pathologisch-anatomischem Aufbau der Hirnmetastasen

Punktsymbole:
Kein Punkt: Operationserfolg schlecht
Ein Punkt: Operationserfolg gering
Zwei Punkte: Operationserfolg gut
Drei Punkte: Operationserfolg sehr gut
Vier Punkte: Operationserfolg sehr gut, Patient arbeitsfähig

offenbar nur schwer präoperativ voraussagen kann, ob man eine Leukoform oder eine melanotische antreffen wird. Ebenso schwer wird es oft sein, mit Sicherheit vorauszusagen, ob man bei der Operation auf eine der zu fürchtenden hämorrhagischen Metastasen stoßen wird. Denn durchaus nicht immer hatten sich in unseren Fällen die Metastasen, die wir erst später als außergewöhnlich hämorrhagisch erkannten, zuvor bei der Angiographie als solche zu erkennen gegeben.

Wenn man versuchen wollte, aus diesen Erkenntnissen eine praktische Schlußfolgerung zu ziehen, so wäre es vielleicht die, daß angiographisch gefäßarme Bezirke, die das Vorliegen eines zystischen oder abszeßartigen Tochtertumors vermuten lassen, eine günstige Prognose erlauben, während bei besonders hämorrhagischen oder melanotischen Tumoren das Umgekehrte zu befürchten ist.

Daß *das Lebensalter der Patienten* einen Faktor darstellt, der bei der Indikationsstellung zur Operation in positivem oder negativem Sinne zu bewerten wäre, ist kaum anzunehmen. Es sei aber an dieser Stelle daran erinnert, daß es Anhaltspunkte dafür gibt, daß Karzinome im höheren Lebensalter weniger maligne verlaufen und eher auch einmal zu Solitärmetastasen führen können (vgl. S. 43 und Tab. 9). So hatten auch von unseren 62 operierten Patienten die 7, die zwischen 60 und 70 Jahre alt waren, besonders lange postoperative Überlebenszeiten. Unsere Zahlen sind aber zu klein, um daraus Schlüsse ziehen zu können. Ein höheres Lebensalter sollte jedenfalls bei der schwierigen Entscheidung der Operationsindikation in solchen Fällen nicht als Negativum in die Waagschale geworfen werden.

Viele Autoren haben sich auch dafür interessiert, ob die Prognose der Operation von Hirnmetastasen davon abhängig ist, *ob der Primärtumor bereits operativ entfernt ist oder nicht.* STÖRTEBECKER (1954) hatte die Ansicht vertreten, daß die Erfolgsaussichten bei vorher operiertem Primärtumor wesentlich günstigere seien. Andere Autoren, zum Beispiel PAPO (1957), BAKAY (1958) ,BRIHAYE (1961), konnten dies nicht bestätigen. In unserem eigenen Material hat es auch den Anschein, als ob die Patienten mit vorher operiertem Primärtumor (22 Fälle: durchschnittliche Überlebenszeit $= 11$ Monate) im großen und ganzen eine bessere Prognose hätten als die, deren Primärtumor noch nicht beseitigt war (34 Fälle: Überlebenszeit $= 4$ Monate). Es ist aber zweifelhaft, ob diesen Zahlen eine große praktische Bedeutung zukommt, da wirklich überzeugend dieser Unterschied zwischen Patienten mit vorher operierten bzw. nicht operierten Primärtumoren nur bei einer Tumorart, nämlich dem Hypernephrom, deutlich ist. Gerade in dieser Gruppe heben aber die beiden auf S. 155 geschilderten Fälle 17 und 18 mit ihrer ganz atypisch langen postoperativen Überlebenszeit von 5 bzw. 7 Jahren das Durchschnittsergebnis der Patienten mit operierten Primärtumoren unverhältnismäßig stark an.

Eine andere Tatsache, die sich bei Bearbeitung dieser Frage ergab, ist überraschender. Während man eigentlich geneigt wäre anzunehmen, daß die Prognose von Hirnmetastasenoperationen bei operiertem Primärtumor um so günstiger sein müßte, je länger die Primärtumoroperation zurückliegt, da man diese Tumoren für besonders gutartig halten sollte, ist in unserem Material gerade das Gegenteil der Fall (s. Tab. 57). Je länger die Operation des Primär-

Tabelle 57. *Durchschnittliche Überlebenszeit nach Hirnmetastasenoperation, geordnet nach dem Intervall zwischen Operation des Primärtumors und Operation der Hirnmetastase*

| | Intervall zwischen Operation des Primärtumors und Operation der Hirnmetastase | | | |
| --- | --- | --- | --- | --- |
| | weniger als 1 Jahr | 1—2 Jahre | 3—5 Jahre | über 6 Jahre |
| Zahl der Fälle .................... | 3 | 9 | 5 | 5 |
| Durchschnittliche Überlebenszeit in Tagen ......................... | 652 | 560 | 155 | 55 |

tumors zurücklag, um so schlechter wurden die Erfolge unserer Operationen! Die Zahl unserer Fälle ist zu klein, um aus dieser Tatsache eine Gesetzmäßigkeit ableiten zu können, sie verdient aber der Beachtung.

Interessant ist es auch, der Frage nachzugehen, ob zwischen der *Länge der zerebralen Anamnese* vor der Operation und der postoperativen Überlebenszeit irgendeine Beziehung besteht. Wie man aus Abb. 25 leicht ablesen kann, scheinen diese beiden Dinge ganz unabhängig voneinander zu sein. Es ist jedenfalls sicher nicht so, daß mit der Länge der zerebralen Anamnese auch die postoperative Lebenszeit anstiege. Auch Fälle mit erst sehr kurz dauernden neurologischen Erscheinungen können überraschend gute operative Erfolge erbringen.

Dieses Untersuchungsergebnis ist insofern von Interesse und etwas enttäuschend, als wir ja oben, S. 94, nachweisen konnten, daß Hirnmetastasenpatienten mit einer langen zerebralen Anamnese in einem hohen Prozentsatz solitäre Absiedlungen im Gehirn hatten. Ein großer Teil dieser Patienten mit solchen intrakraniellen Solitärmetastasen kam aber erst sehr spät, mitunter terminal in unsere Klinik, eben weil man wegen des chronischen Verlaufs des zerebralen Tumorleidens Zweifel an seiner metastatischen Natur bekommen hatte. Auch Solitärmetastasen, die erst am Rande der zerebralen Dekompensation zur Operation kommen, haben eine schlechte Prognose!

Bei der Besprechung der einzelnen Faktoren, die die Operationsindikation beeinflussen, muß noch auf· einen Punkt hingewiesen
werden, der ganz besonders wichtig ist. Immer nämlich dann, wenn
man auch nur im entferntesten den Verdacht haben muß, daß die

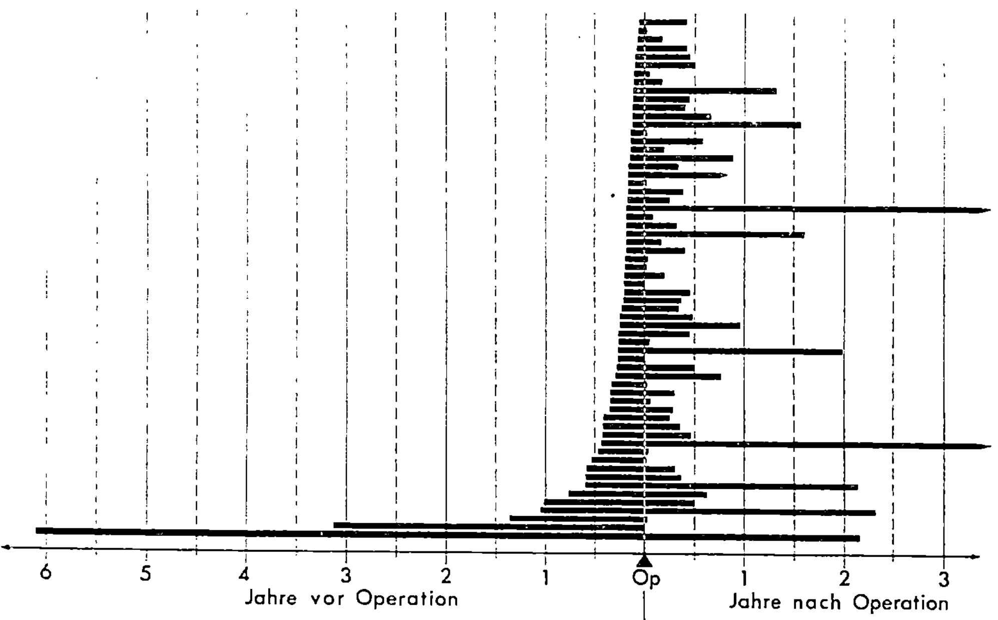



Abb. 25. Beziehungen zwischen der Länge der zerebralen Anamnese und der postoperativen Überlebenszeit bei 62 Hirnmetastasenpatienten

Hirntumorsymptome nicht durch eine Karzinommetastase, sondern
durch einen anderen raumbeschränkenden Prozeß, vielleicht sogar
einen *gutartigen operablen Hirntumor* bedingt sind, ist die operative
Klärung ein dringendes Gebot der Vernunft. Es ist dies vielleicht
die einzige wirklich *absolute Operationsindikation*, die man auf diesem
so problematischen Sektor der Neurochirurgie stellen kann. Es ist
sicher, daß eine sehr große Zahl zerebraler Metastasen nur deshalb
operiert wurden, und weiterhin werden, weil die *Artdiagnose* der
Hirntumoren mit den uns bisher zur Verfügung stehenden Möglichkeiten eben nur selten mit Sicherheit gestellt werden kann. Wir
selbst beobachteten 4 derartige Fälle von Kombination eines Karzinoms im Körper mit einem gutartigen, primären Hirntumor.

Wie verhängnisvoll sich eine Fehldiagnose dann auswirken kann,
zeigt besonders eindrucksvoll der folgende Fall unseres Beobachtungsgutes:

*Fall 21:* H., Marta, Krbl.-Nr. 9550/57. Eine 52jährige Frau, bei welcher einige Jahre zuvor ein *Mammakarzinom* operativ entfernt worden war, erkrankte mit den typischen Zeichen eines Kleinhirnbrückenwinkeltumors ohne sonstige Zeichen einer Karzinomaussaat oder eines lokalen Karzinomrezidivs. Unter der Annahme einer intrakraniellen Karzinommetastase wurde eine Operation unterlassen, zumal die Beschwerden der Patientin auch noch erträglich erschienen. 8 Monate später wurde

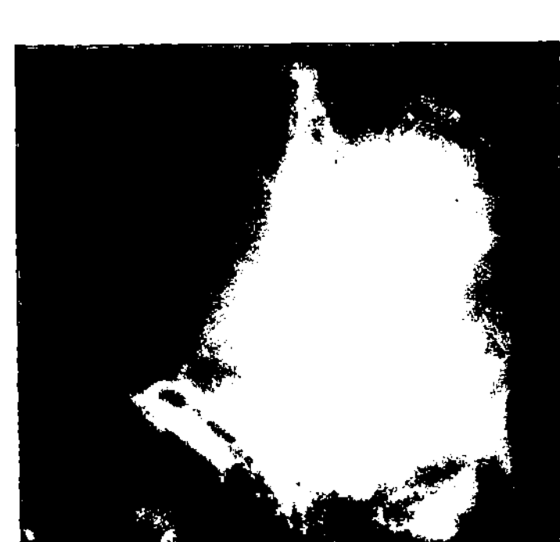
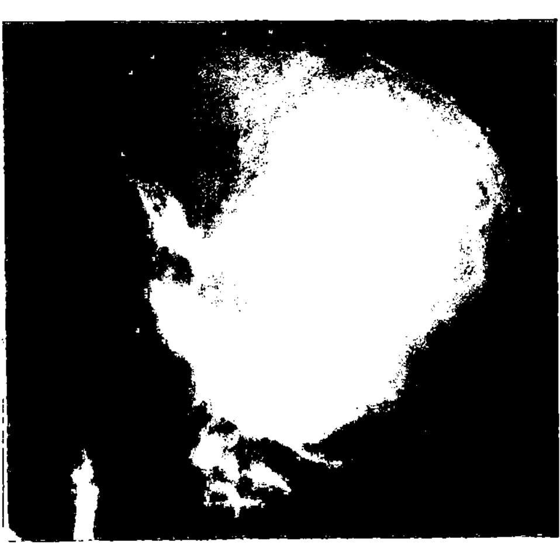

a      b

Abb. 26 *a* und *b*. Mandarinengroßes Meningeom links parietal bei gleichzeitigem Carcinoma colli uteri (Fall 22, S. 179). Karotisangiogramm links, frühvenöse Phase. Vergleiche die große Ähnlichkeit dieser Bilder mit den Angiogrammen der Hypernephrommetastase Abb. 17, S. 119. *a*) a.-p., *b*) seitlich

uns die Patientin erneut überwiesen, weil sich ihre Beschwerden inzwischen zur Unerträglichkeit gesteigert hatten. Die Patientin war inzwischen steh- und gehunfähig geworden, litt unter unerträglichen Kopfschmerzen und anderen quälenden Symptomen stärksten Hirndrucks und bot noch immer sonst ausschließlich eine Kleinhirnbrückenwinkelsymptomatik. Die nunmehr vorgenommene Operation ergab das Vorliegen eines typischen *Akustikusneurinoms*, welches operativ entfernt werden konnte. Die inzwischen eingetretene Hirnschädigung war aber schon so erheblich, daß schwerste Defekte zurückblieben. Anhaltspunkte für eine Karzinomaussaat waren auch bei einer Nachuntersuchung 2 Jahre später nicht in Erscheinung getreten.

In einem anderen Fall ließen wir uns von der Operation eines Meningeoms zum Glück nicht abhalten, obwohl bei der Patientin ein Collum-uteri-Karzinom bekannt war:

*Fall 22:* G., Elisabeth, Krbl.-Nr. 3755/60. Die 65jährige Frau bemerkte seit 2½ Jahren erst seltene sensible und motorische Jacksonanfälle im rechten Arm. Später kam es vereinzelt auch zu generalisierten Krampfanfällen und einer langsam progredienten Parese des rechten Armes. Bei der stationären Durchuntersuchung fiel ein doppelfaustgroßer Tumor im kleinen Becken links auf. Dieser entpuppte sich bei der zuerst durchgeführten gynäkologischen Operation als gutartige Ovarialzyste, die entfernt wurde. Daneben fand der Gynäkologe aber noch ein Carcinoma colli uteri, welches mit Radiumeinlage behandelt wurde. Nach dem Karotisangiogramm (Abb. 26 *a—b*) konnte man mit hoher Wahrscheinlichkeit ein *Meningeom* diagnostizieren, was sich später bei der Operation bestätigte. — Heilung. Es sei aber hier auf die große Ähnlichkeit hingewiesen, die angiographisch zwischen diesen Bildern und der Abb. 17, S. 119, besteht!

In zwei weiteren Fällen war die Kombination eines Körperkarzinoms mit einem primären Hirntumor zwar verwirrend, aber nicht von so entscheidender praktischer Bedeutung.

*Fall 23:* M., Gerhard, Krbl.-Nr. 3573/54. Der 47jährige kräftige Mann litt seit 2 Jahren an anfallsweisen sensiblen Mißempfindungen in der rechten Körperhälfte. Vor 2 Monaten hatten sich Schmerzen und später ein zunehmendes Taubheitsgefühl in der rechten Gesichtshälfte eingestellt. Angiographisch fand sich ein faustgroßes *arteriovenöses Angiom* links-parietal, welches am 5. 8. 1954 total exstirpiert wurde (Prof. Dr. STENDER). Die durch diese Erkrankung eigentlich nicht erklärbaren Schmerzen in der rechten Gesichtshälfte blieben unverändert und wurden sogar immer heftiger. Deshalb wurde schließlich in einer 2. Operation am 21. 10. 1954 (Prof. Dr. STENDER) das rechte Gangliom Gasseri freigelegt, wo sich im Cavum Meckeli eine walnußgroße Metastase eines klinisch unerkannten Karzinoms fand! Bei der späteren Sektion fand sich als Primärtumor ein bis zum Tode verborgen gebliebenes kirschkerngroßes Gallengangs-Karzinom der Leber!

*Fall 24:* F., Trudchen, Aufnahme 17. 1. 1961. Die Patientin war vor 21 Jahren (1940) wegen eines Mammakarzinoms und vor 2 Jahren (1959) wegen eines lokalen Rezidives desselben operiert worden. Jetzt litt sie seit 1½ Jahren unter einer ganz langsam progredienten, aber eigentlich ganz typischen Kleinhirnbrückenwinkel-symptomatik. Seit 3 bis 4 Monaten konnte die Patientin wegen ihrer Gleichgewichts-störungen praktisch nicht mehr laufen und litt unter unerträglichen Hinterkopf-schmerzen. Ein Neurochirurg war bis dahin von dem behandelnden Kliniker nicht zugezogen worden, weil man mit Sicherheit das Vorliegen einer intrakraniellen Karzinommetastasierung angenommen hatte. Kurz bevor die Patientin in unsere Klinik verlegt worden war, war ihr Zustand rapide schlechter geworden, so daß sie bei uns schon 2 Wochen nach ihrer Aufnahme, ohne daß noch eine genauere Diagnostik, geschweige denn eine Operation möglich gewesen wäre, verstarb. Bei der Sektion fand sich ein großes *Akustikusneurinom* und außerdem als wahrscheinlich wesentliche weitere Todesursache eine ausgedehnte Lymphangiosis carcinomatosa beider Lungen als einzige und klinisch nicht erkannte Rezidivmanifestation des früher operierten Mammakarzinoms!

In der Literatur ist eine ganze Reihe ähnlicher Fälle veröffentlicht worden. Wegen ihrer besonderen Wichtigkeit sollen sie an dieser Stelle zitiert werden:

## 1. MEAGHER und EISENHARDT (1939).

48jährige Frau, vor 2 Jahren wegen *Mammakarzinoms* operiert. Jetzt mit akut aufgetretenen Hirndruckzeichen erkrankt. Bei der Operation fand sich ein riesiges, teilweise verkalktes *Meningeom rechts* temporal. Bei der Operation: Letale Blutung. Sektion: Kein Rest-Karzinom.

## 2. OLDBERG (1933).

50jährige Frau, vor 9 Jahren Operation eines *Mammakarzinoms*. Jetzt allmählich fortschreitende Tetraparese. Erst Röntgenbestrahlung der Halswirbelsäule wegen Verdachts auf Wirbelsäulenmetastase. Da erfolglos: Operation. *Meningeom* am Vorderrand des Foramen occipitale magnum. Heilung.

### 3. Kessel (1938).

45jährige Frau, bei welcher 3 Jahre zuvor ein *Hypernephrom* operiert worden war. Bei der Operation fand sich ein *Meningeom* der Fissura Sylvii. Interessanterweise enthielt dieses bei der histologischen Untersuchung innerhalb des Meningeomgewebes *Hypernephrommetastasen!* Die Patientin war nach der Operation noch lange Zeit völlig beschwerdefrei und verstarb erst 10 Monate später an weiteren Hypernephrommetastasen.

### 4. Pass (1938).

Eine Patientin mit einem operierten *Mammakarzinom* und multiplen Hirnmetastasen hatte gleichzeitig ein großes *Meningeom* mit Kleinhirnbrückenwinkel.

### 5. Hare und Schwarz (1939).

Unter den 100 Hirnmetastasenfällen der Verfasser fand sich ein Fall mit einem gleichzeitigen *Cholesteatom* im Kleinhirnbrückenwinkel und ein weiterer Fall eines *Gliablastoma multiforme* bei einem Patienten mit Prostatakarzinom ohne sonstige Metastasierung.

### 6. Lill (1952).

56jähriger Mann, bei welchem vor mehreren Jahren ein *Magenkarzinom* operiert worden war. Seit 6 Monaten Kopfschmerzen, Schwindel und Erbrechen. Da bei der Magendurchleuchtung zunächst der Verdacht auf ein Karzinomrezidiv am Magenstumpf ausgesprochen wurde, wurde eine Hirnoperation abgelehnt. Nach 10 Monaten erneute Aufnahme wegen Zunahme der zerebralen Erscheinungen. Die jetzt durchgeführte Hirnoperation ergab eine solitäre *Zystizerkusblase* in der hinteren Schädelgrube, die radikal entfernt werden konnte.

### 7. und 8. Heppner (1952).

61jähriger Mann mit *Unterkieferkarzinom* und *Meningeom* des rechten Stirnhirnpoles.

74jährige Frau mit *Bronchialkarzinom* und *Falxmeningeom* (in beiden Fällen hatte man irrtümlich eine Hirnmetastase vermutet und deshalb die Operation abgelehnt).

### 9. Huber (1953).

30jährige Frau mit gleichzeitigem *Uteruskarzinom* und *Olfaktoriusmeningeom.*

### 10. Boudin und Barbizet (1955).

Bei einer Patientin mit einem operierten *Mammakarzinom* konnte arteriographisch ein *Meningeom* nachgewiesen und erfolgreich operiert werden.

### 11. bis 20. Müller (1961).

In einem Sektionsgut von 10.697 Sektionen, davon 3239 Malignomen mit insgesamt 317 Hirnmetastasen fand der Verfasser
in *3 Fällen* gleichzeitig je 1 Meningeom und Hirnmetastasen,
in *7 Fällen* anstelle der vermuteten Hirnmetastase das Vorliegen eines *Meningeoms.*
Die Kombination bösartiger primärer Hirntumoren und Karzinome wurde vom Verfasser merkwürdigerweise nicht beobachtet.

Diese 20 Fälle, die wir aus der Literatur sammeln konnten, und die vier eigenen lehren, daß die Kombination von Karzinom und ganz andersartigen, gutartigen Hirntumoren durchaus nicht so selten ist, daß man nicht in jedem Fall diese Möglichkeit in Rechnung stellen müßte. Diese Möglichkeit ist es auch vor allem, die den Neurochirurgen verpflichtet, bei der Ablehnung einer Operation in solchen Fällen ganz besonders vorsichtig zu sein. Ganz besonders wichtig erscheint in diesem Zusammenhang der Hinweis, daß es bevorzugt gutartige Hirntumoren zu sein scheinen, die sich mit Karzinomen kombinieren (zum Beispiel Mammakarzinom mit Meningeomen oder Neurinomen), und nur viel seltener bösartige (zum Beispiel Glioblastome) (vgl. MÜLLER 1961!).

Abschließend sei noch einmal hervorgehoben, daß man von der Operation praktisch nie eine Heilung, wohl aber in einigen Fällen eine zeitlich begrenzte, oft beträchtliche Besserung erhoffen kann. Daraus ergibt sich, daß eine Operation problematisch sein dürfte, solange der Zustand eines solchen Patienten noch als gut bezeichnet werden kann. Wenn aber die Beschwerden erheblich sind oder gar die Grenze des Erträglichen überschreiten, muß zu der Frage einer Operation Stellung genommen werden und dies möglichst nicht erst in einem terminalen Stadium (vgl. Fall 10, S. 89, und Fall 24, S. 180).

### d) Zur Frage der Operationstechnik

Sicher ist, daß der Erfolg neurochirurgischer Eingriffe bei Hirnmetastasen wesentlich von der Art und Technik des operativen Vorgehens abhängt. In den ersten Jahrzehnten dieses Jahrhunderts überwogen die Stimmen, die von einer Operation entweder völlig abrieten (GALLAVARDIN und VAREY 1903, BAILEY, SCHALTENBRANDT 1951) oder welche höchstens eine Entlastungstrepanation für ratsam hielten (GRANT 1926, ERNST 1934, ELKINGTON 1935, HARE und SCHWARZ 1939 und andere). Jedoch schon CUSHING (1925) hatte gezeigt, daß man mit der möglichst *radikalen Entfernung* metastatischer Tumoren (natürlich nur in besonders gelagerten Fällen) überraschend gute und sicher wesentlich *bessere Ergebnisse* erzielen kann als nur mit einer äußeren Entlastung (FRIED und BUCKLEY 1930, OLDBERG 1933, GERMAN 1938). Diese Ansicht wurde von späteren Neurochirurgen immer wieder bestätigt, und man kann es jetzt wohl als erwiesen ansehen, daß die subtemporale Dekompression dem Patienten nur selten auch nur eine geringe Erleichterung zu bringen vermag (ZAAIJER 1938, RUPP 1940, HEPPNER 1952, STÖRTEBECKER 1954, PETIT-DUTAILLIS 1956, RISER und LAZORTHES 1956, LENSHOEK 1956, PAILLAS 1956, LEITHOLF und KUHLENDAHL 1957, PAPO 1957, BAKAY 1958, SIMIONESCU 1960, BRIHAYE 1961, RICHARDS und McKISSOCK 1963). Unsere eigenen Ergebnisse nach

Totalexstirpation einer oder mehrerer Metastasen einerseits (Gruppe 1) und nach subtemporaler Entlastung (Gruppe 2) und diagnostischer Hirnpunktion (Gruppe 3) andererseits wurden auf Abb. 27 graphisch dargestellt. *Die Überlegenheit der Radikaloperation* ist

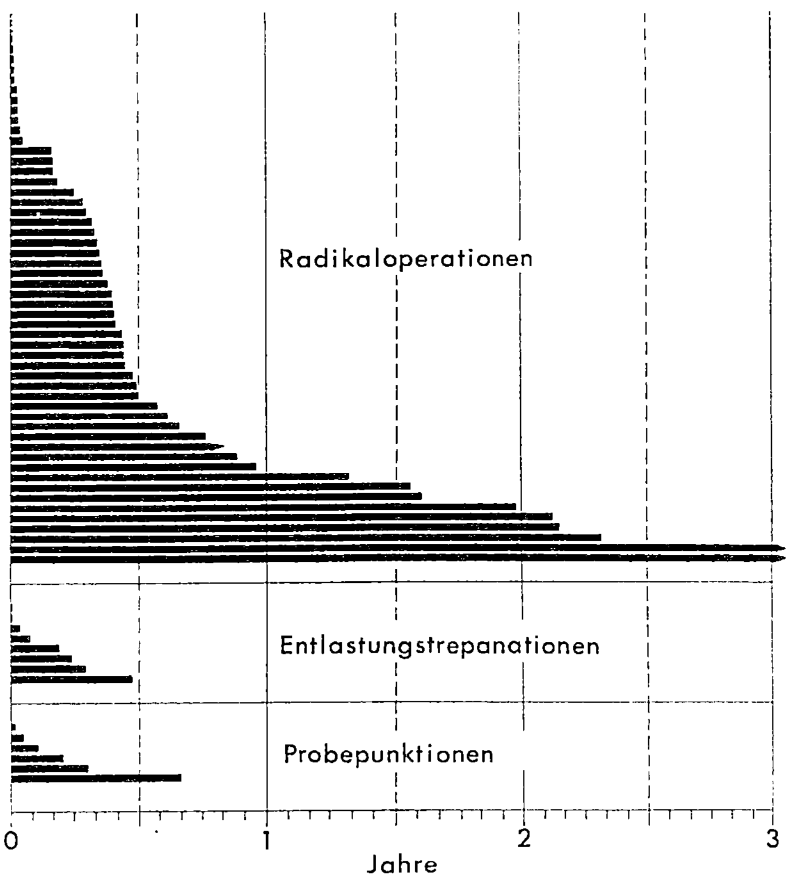


Abb. 27. Postoperative Überlebenszeiten nach Hirnmetastasenoperationen bei verschiedener Operationstechnik

offensichtlich. Einschränkend muß allerdings dazu gesagt werden, daß man sich heute auf eine Entlastungstrepanation nur in besonders ungünstig gelagerten Fällen beschränkt.

Klar muß man sich natürlich darüber sein, daß auch eine sogenannte „Radikaloperation" bei diesen Fällen praktisch nie radikal im strengen Sinne des Wortes sein dürfte, da wir ja wissen, daß fast immer mikroskopisch kleine Streuherde in der Nachbarschaft

karzinomatöser Metastasen im Gehirn vorhanden sind, auch wenn
diese makroskopisch noch so scharf begrenzt erscheinen. Immer
sollte man trotzdem, wenn man sich überhaupt zur Operation ent-
schließt, eine möglichst ausgiebige „innere Entlastung", das heißt
eine möglichst radikale Entfernung des pathologischen Metastasen-
gewebes anstreben, soweit dies ohne das Risiko zusätzlichen Scha-
dens verantwortet werden kann. Von einer „äußeren Entlastung"
allein (subtemporale Dekompression) ist fast nie ein nennenswerter
Erfolg zu erhoffen.

## 2. Nichtoperative Behandlungsmethoden

### a) Die Strahlenbehandlung

Wie auf vielen anderen Sektoren der Krebstherapie ist auch auf
dem Gebiet der Hirnmetastasen die *Strahlenbehandlung* diejenige
Behandlungsmethode, *die am stärksten mit der operativen Behandlung konkurrieren kann.* Da wir selbst als Neurochirurgen natur-
gemäß die Röntgentherapie in der Regel erst dann in Betracht
zogen, wenn sie uns im gegebenen Fall zweckdienlicher erschien als
das operative Vorgehen, sind unsere Erfahrungen mit dieser Methode
viel geringer als die der Röntgenologen, Neurologen oder Internisten.
Auch waren wir nicht in der Lage, die Ergebnisse der Strahlentherapie in unseren Fällen genauso exakt zu verfolgen wie die der operativen Behandlung. Wir können nicht einmal mit Sicherheit sagen,
wie viele unserer Patienten tatsächlich im weiteren Verlauf noch bestrahlt worden sind, da diese nach Abschluß oder Ausschluß einer
neurochirurgischen Behandlung in andere Kliniken oder Institute
verlegt wurden, wo wir ihr weiteres Schicksal nicht mehr mit der
erforderlichen Genauigkeit verfolgen konnten. Auch konnten wir
nicht die Literatur über dieses Thema erschöpfend bearbeiten, da
uns dies mehr Aufgabe eines Röntgenologen oder Neurologen zu sein
schien. Nach den wenigen Arbeiten aus der Literatur hierüber, die
uns zugänglich waren, mußten wir aber den Eindruck gewinnen,
daß die Strahlentherapie wahrscheinlich die Methode ist, die in
vielen Fällen ähnliche, vielleicht mitunter sogar bessere Ergebnisse
erzielen kann als eine Operation. Allerdings ist die Diskussion darüber, mit welchen Strahlendosen die optimalsten Ergebnisse erzielt
werden können, noch nicht abgeschlossen. Bei sehr hohen Dosie-
rungen muß auch mit der Möglichkeit gerechnet werden, daß nicht
nur das Tumorgewebe, sondern auch noch funktionsfähige Hirnsubstanz in der Nachbarschaft geschädigt wird (vgl. Fall 12, S. 92).
Die beiden gründlichsten Arbeiten über die Strahlenbehandlung
intrakranieller Tumormetastasen, die uns zugänglich waren, sind

die von Rüsken und Brosowski (Charité Berlin 1940) und Zaunbauer (Erste Chirurgische Universitätsklinik Wien 1956) (s. Tab. 58). Die von diesen Autoren mitgeteilten Ergebnisse sind erstaunlich gut und scheinen sogar — rein an der mitgeteilten Überlebenszeit ge-

Tabelle 58. *Überlebenszeiten von Patienten mit Hirnmetastasen nach Röntgenbestrahlung*

| | Zahl der Fälle | Es verstarben während der Bestrahlung | Es überlebten bis zu 1 Jahr | Es überlebten länger als 1 Jahr |
|---|---|---|---|---|
| Rüsken und Brosowski (1940) .... | 64 | 15=24% | 43=67% | 6= 9% (davon 1 Pat. 4 Jahre, 1 Pat. 9,5 Jahre) |
| Zaunbauer (1956) .... | 24 | 14=58% | | 10=42% (davon 1 Pat. 3 Jahre, 1 Pat. 4 Jahre) |
| Summe .......... | 88 | | | 16=18% |

messen — die Erfolge der operativen Behandlung etwas zu übertreffen: $16 = 18\%$ der bestrahlten 88 Patienten überlebten länger als 1 Jahr (!), 2 davon sogar 4 Jahre und einer 9,5 Jahre! Wir erinnern daran, daß von 870 in der Literatur mitgeteilten operierten Patienten nur $88 = 10\%$ (eigenes Krankengut: 16%!) die Einjahresgrenze, davon nur $7 = 1\%$ die Fünfjahresgrenze überlebten (vgl. S. 162 und Tab. 54!). Auch Chao, Phillips und Nickson (1954) berichteten über gute Erfolge der Strahlentherapie, ohne diese allerdings genauer nach Überlebenszeiten zu präzisieren. 63% ihrer 38 bestrahlten Fälle wurden symptomatisch gebessert. Diese Besserung hielt durchschnittlich 3 bis 4 Monate an. Sie war unabhängig von Grad und Dauer der Symptome sowie von der Art des Primärtumors. Weitere Autoren erwähnen die Bestrahlung ebenfalls anerkennend (Huguenin und Liberson 1930, Hare und Schwarz 1939, Jacob 1948, Madaus 1952, Schaltenbrand 1953, Boudin und Barbizet 1955).

Wir selbst können Angaben über die Wirkung einer Strahlenbehandlung nur in 11 unserer 78 nichtoperierten Fälle machen (s. Abb. 20, S. 153; schraffiert gezeichnet). Keiner von diesen überlebte die Einjahresgrenze, 3 verstarben bereits während der Bestrahlung, 6 überlebten die Dreimonatsgrenze, 5 von ihnen sogar die Sechsmonatsgrenze, zum Teil nach sehr eindrucksvoller Besserung (Fälle mit 2 und 3 Punkten). So bildete sich in 3 Fällen eine zum Teil

sehr schwere Hemiparese unter der Strahlenbehandlung weitgehend
wieder zurück, so daß die Patienten wieder gehfähig wurden und
von der Behandlung offenbar großen Nutzen hatten.

Von unseren 62 operierten Patienten wissen wir etwas Genaueres
über eine Röntgennachbestrahlung und ihren Erfolg bei 9 Patienten
(s. Abb. 19, S. 152; schraffiert gezeichnet!). In mindestens 5 dieser
Fälle hat sich die Bestrahlung offensichtlich günstig ausgewirkt und
wahrscheinlich zu der zum Teil erheblich langen Überlebenszeit dieser Fälle beigetragen.

Wenn wir diese eigenen Erfahrungen mit den Mitteilungen aus
der Literatur in Einklang zu bringen versuchen, so dürfte wohl die
Aussage erlaubt sein, daß die Strahlenbehandlung in geeigneten
Fällen eine sehr wirkungsvolle Behandlungsmethode sein dürfte.
Wir wissen nicht, welche Fälle sich hierfür am meisten eignen. Es
ist aber naheliegend, anzunehmen, daß die Indikation zur Strahlenbehandlung eine ähnliche sein dürfte wie die zur Operation. Auch
hier werden es wahrscheinlich die solitären Metastasen sein, die man
gut lokalisieren kann, welche dem Strahlentherapeuten die günstigsten Aussichten versprechen. Vielleicht kann sich die Strahlentherapie aber auch einmal bei disseminierten metastatischen Erkrankungen des Zentralnervensystems, zum Beispiel der Arachnoidalkarzinose, als nützlich erweisen. JANZEN berichtete 1966 über eine
Patientin mit einer derartigen „Meningitis carcinomatosa" bei klinisch nicht erkanntem Bronchialkarzinom, welche durch Bestrahlung längere Zeit erheblich gebessert werden konnte.

Interessant ist die Angabe RÜSKENs, daß er die schlechtesten
Erfahrungen mit der Strahlenbehandlung bei Fällen mit Metastasen im Kleinhirn gemacht hat: Diese seien fast alle schon während
der Bestrahlung verstorben. Hier könnte sich eine wichtige Kontraindikation gegen die Bestrahlungstherapie abzeichnen. Konnten wir
doch feststellen, daß gerade die Kleinhirnmetastasen mit zu den
günstigsten Objekten der operativen Behandlung zählen (S. 172!).

*Einer der größten Nachteile der Strahlentherapie ist es sicher, daß
sie keine exakte histologische Klärung des vorliegenden intrakraniellen
Tumors ermöglicht.* Wie die Gefahr, einen gutartigen operablen
Hirntumor irrtümlich für eine Karzinommetastase zu halten, ein
besonders wichtiges Argument für die Operation darstellt, muß
diese auch als besonders schwerwiegendes Negativum der Strahlentherapie ohne vorangegangene operative Klärung gewertet werden.
Wenn man dies in Rechnung stellt, kommt man zu dem Schluß,
daß das sicherste Vorgehen bei Hirnmetastasen wahrscheinlich ähnlich wie beim Glioblastom die Operation mit angeschlossener Strahlenbehandlung sein dürfte, vorausgesetzt natürlich, daß nicht eine

der oben aufgezählten Gegenindikationen gegen eine Operation vorliegt oder andere schwerwiegende Gründe ein neurochirurgisches Vorgehen nicht ratsam erscheinen lassen.

### b) Sonstige nichtoperative Behandlungsmethoden

Als wichtige therapeutische Waffe gegen den Krebs tritt in den letzten Jahren neben die noch immer nicht erreichte operative und röntgenologische Therapie die Behandlung mit *zytostatischen Medikamenten* in den Vordergrund. Die Erfahrungen mit diesen Mitteln sind auf dem Gebiete der Neurochirurgie noch so klein, daß hierüber bisher kaum Aussagen gemacht werden können. Fall 9 (S. 89) scheint auf zytostatische Behandlungen gut reagiert zu haben.

Schließlich können wir bisher auch noch nichts Sicheres darüber aussagen, ob zum Beispiel bei intrakraniellen Metastasen eines Mammakarzinoms die Anwendung von *Cortison* (KOFMAN 1957) oder die *Hypophysektomie* (STÖRTEBECKER 1954, SACHS 1955) Vorteile bringt.

# E. Zusammenfassung

Es werden zunächst die *Gesetzmäßigkeiten des Krebswachstums* und seiner *Metastasierung* besprochen. Ein besonders wichtiger Faktor für das isolierte Angehen von hämatogenen Metastasen bestimmter Tumoren im Zentralnervensystem dürfte in einer speziellen „Organdisposition" zu erblicken sein.

Es folgt eine Besprechung der verschiedenen *pathologisch-anatomischen Erscheinungsformen* der Tumormetastasen im Zentralnervensystem. Die für den Neurochirurgen wichtigste und zahlenmäßig häufigste Art der Tumormetastasierung ins Zentralnervensystem stellen die knotigen Hirn- und Durametastasen dar.

Mit einer *solitären Hirnmetastase* kann man nach Sektionsstatistiken in etwa 35%, nach klinischen Statistiken in etwa 50% der Fälle rechnen. Von den verschiedenen Tumorarten neigen das Hypernephrom (65%) und das Mammakarzinom (52%) am allermeisten zur Bildung von Solitärmetastasen. Aber auch beim Bronchialkarzinom (41%) und anderen Körperkrebsen sind Solitärmetastasen durchaus nicht so selten, wie man das vielfach glaubt.

Hinsichtlich der *Lokalisation* von Tumormetastasen im Zentralnervensystem und seinen Hüllen lassen sich folgende Regeln aufstellen: Metastasierungen in die Dura mater sind beim Mammakarzinom (48%) am häufigsten, beim Bronchialkarzinom (10%) viel seltener. Bei Melanomen und Karzinomen des Intestinaltraktes scheinen sie überhaupt nie vorzukommen. Durametastasen treten außergewöhnlich oft solitär auf (75%).

Das Kleinhirn ist ein Lieblingssitz von Solitärmetastasen: 21% aller in der Literatur beschriebenen Solitärmetastasen — im eigenen Material sogar 30% — waren im Cerebellum lokalisiert. Von den verschiedenen Lappen des Großhirns scheint der Temporallappen am seltensten von Metastasen befallen zu werden (13% der Fälle).

*Häufigkeit von Hirnmetastasen.* In neurochirurgischen Kliniken sind durchschnittlich 5,6% aller zur Behandlung kommenden „Hirntumoren" Metastasen. In einem unausgelesenen Krankengut einer Großstadtklinik wird man jedoch mit einem wesentlich höheren Prozentsatz rechnen müssen (etwa 63%!).

*Die Herkunft intrakranieller Tumormetastasen.* In Statistiken neurologischer Kliniken steht jetzt das Bronchialkarzinom mit einem

Anteil von 40% bis 50% weit an der Spitze. Es folgen gewöhnlich das Mammakarzinom mit 15% bis 22%, danach die Gruppe der „unbekannten Primärtumoren" mit etwa 20% und dann in absteigender Reihenfolge das Hypernephrom (8%), die Karzinome des Intestinaltraktes (6%), das Melanom (5%), das Karzinom des weiblichen Genitale (3%) und schließlich das der Thyreoidea (2%). Die übrigen Malignome pflegen die 2%-Grenze nur ausnahmsweise zu überschreiten.

Die Tendenz der einzelnen Tumorarten, in das Zentralnervensystem zu metastasieren, ist sehr unterschiedlich. So ist sie bei den Karzinomen des Intestinaltraktes mit nur 1,4% am niedrigsten, bei den Melanomen mit 53% am höchsten. Obwohl Bronchialkarzinom, Mammakarzinom und Schilddrüsenkarzinom mit je 19% eine ziemlich gleichstarke Neigung zur Metastasierung ins Zentralnervensystem haben, stehen diese drei Tumoren entsprechend ihrer unterschiedlichen Häufigkeit in der Bevölkerung in Hirnmetastasenstatistiken an ganz verschiedener Stelle: Das Bronchialkarzinom als der jetzt wahrscheinlich häufigste Krebs an erster, das Mammakarzinom an zweiter, das Schilddrüsenkarzinom, aber erst an achter Stelle! Ein Karzinom mit großer Tendenz in das Zentralnervensystem zu metastasieren (13,5%), ist auch das Hypernephrom.

Das *Durchschnittsalter* von Patienten mit Hirnmetastasen beträgt bei Männern etwa 50, bei Frauen etwa 48 Jahre. Hypernephrome metastasieren gern im höheren Lebensalter (7. Jahrzehnt!), Melanome eher im jüngeren Lebensalter (4. Jahrzehnt!) ins Zentralnervensystem.

Bei den Hirnmetastasenfällen überwiegt, abgesehen vom Mammakarzinom und den weiblichen Genitalkarzinomen, in der Regel das *männliche Geschlecht* im Verhältnis von etwa 60 zu 40.

Das *klinische Bild* von Hirnmetastasen ist äußerst vielfältig. Apoplektiformer Beginn wird in etwa 7% der Fälle beobachtet. Mitunter ist der Beginn der Erkrankung dreiphasisch. Auch im weiteren Verlauf kann es zu akuten Verschlimmerungen ebenso wie zu lang andauernden Remissionen kommen, wenn auch eine relativ rasche Progredienz am häufigsten ist.

Bei fast einem Drittel aller Hirnmetastasenpatienten ist *die Länge der zerebralen Anamnese* kürzer als 1 Monat, bei zwei Drittel kürzer als 3 Monate. Nur 3% haben eine Anamnese von mehr als 1 Jahr! Derartig chronische Verläufe findet man vor allem beim Mammakarzinom (9%) und beim Hypernephrom (17%). Von unseren 13 Patienten mit Anamnesen von mehr als 6 Monaten hatten 10 = 77% Solitärmetastasen.

*Der klinische Aufnahmebefund.* Bei Hirnmetastasenpatienten neurochirurgischer Kliniken stehen gewöhnlich Hirndrucksymptome

(Kopfschmerz 71%, Stauungspapille 60 bis 70%) im Vordergrund.
Bei den Patienten neurologischer und psychiatrischer Kliniken sind
diese Symptome viel seltener (30 bis 50%). Im Gegensatz hierzu
finden sich auffällige psychische Veränderungen im neurochirurgischen Krankengut nur in etwa 30%, im neurologisch-psychiatrischen
dagegen in 50 bis 60% der Fälle. Auffällige psychische Veränderungen im Sinne deliranter und halluzinatorischer Syndrome findet man
vor allem bei Patienten mit multiplen Hirnmetastasen. Solitärmetastasen pflegen leichtere Veränderungen dieser Art nur dann zu verursachen, wenn sie im Kleinhirn lokalisiert sind.

*Das Elektroenzephalogramm* ist sehr wichtig für die Entscheidung
der Frage, ob es sich um eine solitäre oder um multiple Hirnmetastasen handelt: Je schwerer und verbreiteter Allgemeinveränderungen
im Hirnstrombild nachweisbar sind, um so größer wird die Wahrscheinlichkeit, daß multiple Hirnmetastasen vorliegen (Ausnahme:
solitäre Kleinhirnmetastasen!). Auch für die Prognose hat das
Elektroenzephalogramm große Bedeutung: Je weniger Allgemeinveränderungen im Hirnstrombild nachweisbar sind, um so länger ist
die zu erhoffende Lebenserwartung.

Als besonders wertvoll hat sich die *zerebrale Angiographie* erwiesen: Tumoranfärbungen werden in etwa 35% der Fälle beobachtet.
Am häufigsten sind sie bei Hypernephrommetastasen (80% der
Fälle), dann bei „unbekannten Primärtumoren" (58%). Seltener
sind sie beim Bronchialkarzinom (30%) und besonders selten beim
Mammakarzinom (nur 17%). Angiographisch zeichnen sich die Anfärbungen von Hypernephrommetastasen durch ihre außergewöhnliche Intensität und Dauer aus, wodurch sie einem Meningeom täuschend ähneln können. Gewöhnlich sind die Metastasenanfärbungen
durch ihre kreisrunde oder ovaläre Gestalt, ihre scharfe Begrenzung
und ihre geringe Größe charakterisiert. Es kommen aber auch große,
ja sogar sehr große und unscharf begrenzte Anfärbungen vor, die
eine sichere Abgrenzung gegen andere Hirntumoren, insbesondere
Gliome, nicht zulassen. Der Nachweis multipler Metastasenanfärbungen gelingt selten (etwa 9%).

Die *pneumenzephalographische Diagnostik* ist vor allem für mit-
telliniennahe und infratentorielle Prozesse von Wichtigkeit. Das
ventrikulographische Bild eines infratentoriellen Tumors entsprach
auffallend oft (66% unserer Fälle) einer infratentoriellen Solitärmetastase.

Die *Liquorveränderungen* sind bei Hirnmetastasen nicht sehr charakteristisch. Starke Zellvermehrungen über 50/3 Zellen sprechen
mit hoher Wahrscheinlichkeit für multiple Hirnmetastasen. Blutiger
Liquor oder Xanthochromie findet sich hauptsächlich bei Melanom-

metastasen. Der Nachweis von Karzinomzellen im Liquor spricht für Inoperabilität.

Die *Isotopendiagnostik* kam im Untersuchungszeitraum bei uns praktisch noch nicht zur Anwendung.

Der *Nachweis der Primärtumoren.* Bei Patienten, die mit Hirnmetastasen in eine neurochirurgische Klinik eingewiesen werden, ist bei der Aufnahme am häufigsten das Mammakarzinom (94%) bereits bekannt. Es folgt dann in absteigender Reihenfolge das Melanom (77%), das Karzinom der Thyreoidea und der weiblichen Geschlechtsorgane (je 71%), die Karzinome des Intestinaltraktes (53%), das Hypernephrom (49%) und ganz zuletzt das Bronchialkarzinom (12%)!

Das Intervall zwischen Erkennung bzw. Operation des Primärtumors und Auftreten von Hirnmetastasen ist beim Mammakarzinom und beim Hypernephrom oft sehr lang und kann 4 bis 8 und noch viel mehr Jahre betragen.

In 29% unserer Fälle konnte das Vorliegen eines malignen Primärtumors erst bei der klinischen Durchuntersuchung, in weiteren 8% sogar erst nach erfolgter Hirnoperation nachgewiesen werden. Besondere Schwierigkeiten bereitet hierbei das Bronchialkarzinom. Es bleibt gar nicht so selten sogar dann unerkannt, wenn man mit allen verfügbaren Mitteln nach ihm sucht.

Zu den „maskierten", schwer erkennbaren Primärtumoren gehören weiter am häufigsten die Karzinome des Intestinaltraktes (6 Fälle), der Nieren (4 Fälle), der Thyreoidea (2 Fälle) und der Gallengänge (2 Fälle).

*Nachweis anderweitiger Körpermetastasen.* Erstaunlich ist, wie selten bei Hirnmetastasenpatienten neurochirurgischer Kliniken der Nachweis von sekundären Karzinomherden in der Lunge gelingt: Klinisch war dies nur in 26%, autoptisch nur in 30% der Fälle möglich. Das Mammakarzinom metastasiert auffällig häufig ausschließlich in das Zentralnervensystem (38% unserer Fälle!). Beim Bronchialkarzinom finden sich neben Metastasen im Zentralnervensystem auffällig häufig solche in den Nebennieren.

Die *Blutsenkungsreaktion* ist bei Patienten mit Hirnmetastasen in über 50 bis 60% der Fälle stark erhöht. Fälle mit Solitärmetastasen haben wesentlich öfter eine normale Blutsenkungsreaktion (30%) als solche mit multiplen (12%).

Eine *operative Behandlung* kommt nur in einem kleinen, besonders ausgewählten Teil dieser Fälle in Frage. Wenn man hierfür auch eine strenge Indikation fordern muß, sollte man andererseits bei bestimmten Voraussetzungen nicht zu lange zögern. Wenn es sich mit Wahrscheinlichkeit um eine Hirnmetastase handelt, wird man sich im allgemeinen nur dann zu einer Operation entschließen, wenn diese 1. solitär ist, 2. ihre Lokalisation als operabel angesehen werden kann, 3. wenn Sitz und Größe derselben ausreichen, das neurologische Bild zu erklären und 4. wenn das Krebsleiden im übrigen Körper beseitigt oder wenigstens nicht progredient ist.

Auch die Art des jeweiligen Primärtumors ist nicht ohne Bedeutung. Besonders gute Operationsergebnisse kann man bei Hirnmetastasen des Hypernephroms und des Mammakarzinoms erzielen.

Auch Fälle, bei denen ein Primärtumor nicht gefunden werden kann, haben eine gute operative Prognose (durchschnittliche Überlebenszeit: 16 Monate).

Insgesamt betrug die durchschnittliche Überlebenszeit unserer 62 operierten Patienten 7,8 Monate, die der 78 nichtoperierten 2,1 Monate.

Wenn man alle in der Literatur veröffentlichten Ergebnisse nach Operationen intrakranieller Metastasen und die eigenen zusammenfaßt und wenn man jeweils den Prozentsatz der über ein Jahr am Leben gebliebenen Patienten zum Maßstab nimmt, so ergibt sich für die verschiedenen Primärtumoren die folgende Reihenfolge mit absteigender Operationsprognose:

| | | |
|---|---|---|
| 1. | Hypernephrom | 32% |
| 2. | „unbekannte Primärtumoren" | 22% |
| 3. | Mammakarzinom | 20% |
| 4. | Karzinom des Intestinaltraktes | 17% |
| 5. | Bronchialkarzinom | 8% |
| 6. | Melanom | 7% |

Im allgemeinen muß man nach einer Hirnmetastasenoperation mit einer Mortalität von 36% innerhalb des 1. Monats, 41% innerhalb des 2. bis 6. Monats und von 10% innerhalb des 7. bis 12. Monats rechnen. Die Einjahresgrenze überlebten etwa nur 10% aller Operierten (im eigenen Krankengut 16%).

Von unseren 62 operierten Patienten waren 15 = 24% postoperativ gut und 12 = 20% sehr gut gebessert. Weitere 5 = 8% waren sogar wieder voll arbeitsfähig. Der durch die Operation erzielte Gewinn für den Patienten konnte also in 52% der Fälle wenigstens für eine gewisse Zeit als gut bis sehr gut bezeichnet werden.

Eine *absolute Gegenindikation* gegen ein operatives Vorgehen stellt das Vorliegen multipler Hirnmetastasen, eine diffuse Metastasierungsform sowie eine sicher inoperable Lokalisation oder Ausdehnung der intrakraniellen Metastasen dar. Der Nachweis multipler Hirnmetastasen gelingt manchmal durch den neurologischen Be-

fund, das zerebrale Angiogramm, das Elektroenzephalogramm und
das Pneumenzephalogramm. Für multiple Metastasen sprechen ferner hohe Zellzahlen und der Nachweis von Tumorzellen im Liquor,
eine stärkere Beschleunigung der Blutsenkungsreaktion sowie auffällige psychische Veränderungen im Sinne von deliranten und
halluzinatorischen Syndromen (Ausnahme: solitäre Kleinhirnmetastasen!).

Eine wichtige Gegenindikation ist ferner das Bestehen einer diffusen und progredienten Karzinose im übrigen Körper. Solitäre oder
nur vereinzelte, offensichtlich stationäre Karzinomherde im Körper
stellen keine absolute Gegenindikation gegen einen sonst indizierten
neurochirurgischen Eingriff dar.

Auch der Lokalisation der zu operierenden Hirnmetastase im
intrakraniellen Raum kommt eine gewisse prognostische Bedeutung zu. Kleinhirnmetastasen sind besonders oft solitär und prognostisch günstig. Günstig ist auch die Prognose von Durametastasen, wenn man diese auch präoperativ kaum als solche erkennen
kann. Man sollte aber wissen, daß sie beim Mammakarzinom besonders häufig vorkommen. Relativ gute Erfolge hatten wir auch
bei frontalem und parietalem Sitz der Hirnmetastasen.

Wichtig für die Operationsprognose ist ferner der anatomisch-
pathologische Aufbau der Hirnmetastasen: Besonders lange postoperative Überlebenszeiten sahen wir bei den zystischen und bei
den „abszeßartigen" Formen. Ausgesprochen schlecht ist die Prognose bei den hämorrhagischen und bei den melanotischen Hirnmetastasen (Ausnahme: Leukoformen intrakranieller Melanommetastasen!).

Das Lebensalter der Patienten dürfte für die Operationsindikation heute kaum noch eine Rolle spielen. Auch ist nicht mit Sicherheit zu sagen, ob die Prognose derjenigen Fälle besser ist, bei denen
der Primärtumor bereits früher operativ beseitigt wurde. Wie lange
die Operation des Primärtumors zurückliegt, ist für die Prognose
ohne Bedeutung. Eine Beziehung zwischen der Länge der zerebralen
Anamnese und der Operationsprognose besteht nicht.

Eine *absolute Operationsindikation* dürfte immer dann gegeben
sein, wenn auch nur die geringsten Zweifel an der metastatischen
Natur des intrakraniellen Prozesses bestehen und wenn eine ope-
rable intrakranielle Erkrankung, zum Beispiel ein benigner Hirntumor, vorliegen kann.

Hinsichtlich der *Operationstechnik* sollte man auch bei Hirnmetastasen immer die Radikaloperation anstreben. Eine Entlastungstrepanation dürfte für den Patienten nur ganz selten von kurz-
dauerndem Nutzen sein.

Die wichtigste nichtoperative Behandlungsmaßnahme ist die *Strahlentherapie*. Ihre Erfolge dürften bei exakter Indikationsstellung denen der operativen Therapie ähnlich sein. Ein Hauptnachteil dieser Methode ist der Mangel der pathologisch-anatomischen Aufklärung der vorliegenden Erkrankung.

Auch der Einsatz *zytostatischer Mittel* scheint in manchen Fällen sinnvoll zu sein. Wir selbst haben damit noch keine ausreichende Erfahrung.

# Literatur


ABEL, W.: Statistisches zum Krebsproblem. Z. Krebsforsch. **56**, 36—79 (1947).

ADELBERGER, L., und H. WÖRN: Erfahrungen und Aussichten der kombinierten chirurgisch-zytostatischen Behandlung des Bronchialkarzinoms. Mitteilungsdienst der Gesellschaft zur Bekämpfung der Krebskrankheiten Nordrhein-Westfalen. **2**, 521—550 (1962).

ADLER, I.: Primary Malignant Growth of Lungs and Bronchi. New York: Longmans, Green and Co. 1912. Zit. bei PARKER.

ALAJOUANINE, T., R. THUREL et Y.-J. LONGUET: Ablation d'une métastase cérébrale d'un cancer du sein. Guérison depuis plus de deux ans. Rev. neurol. **76**, 267 (1944).

ALBRECHT, P.: Beiträge zur Klinik und pathologischen Anatomie der malignen Hypernephrome. Langenbecks Arch. klin. Chir. **77**, 1073—1170 (1905).

ALPERS, B. J., and O. N. SMITH: Carcinomatosis of the Meninges of the Spinal Cord and Those of the Brain without Involvement of the Parenchyma. Secondary to Carcinoma of the Lung. Amer. J. Cancer **32**, 316 (1938).

ANDERSON, R.: Diodrast Studies of the Vertebral and Cranial Venous System. J. Neurosurg. **4**, 411 (1951).

ARKIN, A., and D. H. WAGNER: Primary Carcinoma of the Lung. A Diagnostic Study of one Hundred and Thirty Five Cases in Four Years. J. Amer. med. Ass. **106**, 587—591 (1936).

ASK-UPMARK, E.: Metastatic Tumours of the Brain and their Localization. Acta med. scand. (Stockholm). **154**, 1—9 (1956).

BABCIN, I. S., and E. M. COLTMAN: On Cerebral Metastases from Malignant Tumours. Vop. Neirokhir. (Problems Neurosurg.) **13**, 48—52 (1949) (russisch).

BAILEY, P.: Intracranial Tumors. Springfield, Illinois (USA): Ch. C. Thomas. Deutsche Übersetzung: Die Hirngeschwülste. 2. Aufl. Stuttgart: Enke. 1951.

BAKAY, L.: Results of Surgical Treatment of Intracranial Metastasis from Pulmonary Cancer. (Report of a case with 5 years survival.) J. Neurosurg. **15**, 338—341 (1958).

BAKER, A. B.: Metastatic Tumors of the Nervous System. Arch. Path. **34**, 495—537 (1942).

BAKER, G. S., J. W. KERNOHAN and E. J. KIEFER: Metastatic Tumors of the Brain. Surg. Clin. N. Amer. **1951**, 1143—1145.

— and R. D. WEYAND: Metastatic Tumor of the Brain Fifteen Years after Resection of Primary Tumor of the Breast. Proc. Mayo Clin. **26**, 250—252 (1951).

BARBIZET, J. et R. LABET: Aspect clinique et pronostique des métastases cérébrales. Etude des 12 cas. Sem. Hôp. Paris. **1956**, 1541—1544.

BARNES, S.: Brain **28**, 30 (1905). Zit. bei A. B. BAKER.

BARRAQUER-BORDAS, L. J., C. DE NADAL et J. MUNNÉ: Metastatische Karzinomatose der Meningen. Med. clin. (Barcelona) **19**, 28—34 (1952).

BARTELHEIMER, H., und H. J. MAURER: Diagnostik der Geschwulstkrankheiten. Stuttgart: Thieme. 1962.

BATSON, O. V.: The Function of the Vertebral Veins and their Role in the Spread of Metastases. Amer. Surg. **112**, 138—149 (1940).

BAUER, K. H.: Das Krebsproblem. 2. Aufl. Berlin-Göttingen-Heidelberg: Springer. 1963.
— und G. OTT: Über die Krebsgefährdung des heutigen Menschen (mit besonderer Berücksichtigung der Bundesrepublik Deutschland). Marteria medica Nordmark **17**, 261—313 (1965).
BECKER, TH.: Lebensalter, Geschwulstwachstum und Operationsindikation beim Rektumkarzinom. Z. Alternsforsch. **11**, 180 (1958).
BEHREND, C. M., und E. SCHILF: Über Hirnmetastasen. Nervenarzt. **11**, 57—62 (1938).
BERGLUND, G. A., and J. RAAF: Metastatic Tumors Involving the Central Nervous System. West. J. Surg. **58**, 395—401 (1950).
DE BIASI, W.: Über Krebsmetastasen in der Milz. Virchows Arch. path. Anat. **261**, 885—918 (1926).
BLUNCK, TH.: Spätrezidive und Spätmetastasen nach erfolgreich beseitigten malignen Tumoren. Diss. Berlin. 1940.
BONNAL, J., J. E. PAILLAS, J. PELLEGRIN, A. ROGER et M. TOGA: Images électroencéphalographiques et angiographiques au cours des métastases cérébrales. Rev. neurol. **90**, 653—656 (1954).
BORCK, W. F., und K. J. ZÜLCH: Über die Erkrankungshäufigkeit der Geschlechter an Hirngeschwülsten. Zbl. Neurochir. **11**, 333—350 (1951).
BOUDIN, G., et J. BARBIZET: Concours méd. **77**, 1593 (1955). Zit. bei LEITHOLF und KUHLENDAHL.
BOYD, W.: Diffuse Tumors of the Meninges. Amer. J. Path. **1**, 583 (1925).
BRIHAYE, J., et PH. MARTIN (I): Analyse de 172 tumeurs métastatiques du système nerveux. Neuro-chirurgie. **7**, No. 2, 147—151 (1961).
BRUNNER, W.: Über die Häufigkeit von Gehirnmetastasen bösartiger Geschwülste, besonders des primären Lungentumors, und ihre Bedeutung für die Klinik. Z. ges. Neurol. Psychiat. **154**, 793—798 (1936).
BUCHHOLZ, H.: Kasuistischer Beitrag zur Kenntnis der Karzinome des Centralnervensystems. Mschr. Psychiat. Neurol. **4**, 183 (1898).
BUCY, P. C.: In BANCROFT-PILCHER: Surgical Treatment of the Nervous System, p. 212. Philadelphia: Lippincott. 1946.
BÜNGELER, W.: Die Metastasenbildung bei bösartigen Geschwülsten. Med. Welt (Stuttgart). **12**, 1587—1590 und 1625—1629 (1938).
BUNTS, A. T.: Intracranial Metastasis as Earliest Evidence of Carcinoma of the Lung. Cleveland Clin. Quart. **3**, 234—241 (1936).
BUSSE, O.: Über Chorioepitheliome, die außerhalb der Placentarstelle entstanden sind. Virchows Arch. path. Anat. **174**, 207—231 (1903).
CAIN, H.: Hämatogene Geschwulstzellenausbreitung in der Lunge unter besonderer Berücksichtigung sogenannter regelwidriger Fälle. Z. Krebsforsch. **62**, 323 bis 336 (1958).
CHAO, J. H., R. PHILLIPS and J. J. NICKSON: Röntgentherapie von Hirnmetastasen. Cancer (Philadelphia). **7**, 682—689 (1954).
CHEMNITIUS, G.: Zur Behandlung solitärer Hirnmetastasen. Diss. Göttingen 1951.
CHRISTENSEN, E.: Intracranial Carcinomatous Metastases in a Neurosurgical Clinic. Acta psychiat. (Kopenhagen). **24**, 353—361 (1949).
CORNWALL, L. H.: Metastatic Meningo-encephalic Carcinomatosis without Tumefaction. Arch. Neurol. Psychiat. (Chicago). **17**, 466—470 (1927).
COURVILLE, C. B.: Pathology of the Central Nervous System. A Study Based upon a Survey of Lesions Found in a Series of Fifteen-thousand Autopsies. Mountain View, Calif.: Pacific Press Publishing Association. **1937**, 344 pp.

CRAIG, W. M., H. W. WOLTMANN and J. W. KERNOHAN: Metastases to the Central Nervous System from Carcinoma of the Lung. Amer. J. Cancer **36**, 12—24 (1939).

CRUDELI, R., L. PERRIA e U. SACCHI: Osservazioni sui tumori metastatici endocranici ed endorachidei. Sist. nerv. **1**, 110 (1955).

CUSHING, H.: Intracranial Tumours. Springfield, Illinois (USA): Ch. C. Thomas. 1932. Übersetzt von F. KESSEL. Berlin: Springer. 1935.

DALSGAARD-NIELSEN, T., und BENT DE FINE OLIVARIUS: Intrakranielle Metastasen. Nord. Med. **58**, 1573—1576 (1957).

DANDY, W. E.: Hirnchirurgie. Übersetzt von H. KÖBCKE. Leipzig: Barth. 1938.

DAUM, S., et J. GRUNER: Valeur diagnostique de la présence de cellules néoplastiques dans le liquide céphalorachidien. Sem. Hôp. Paris **1956**, 1545—1547.

DAVISON, C., and W. A. HORWITZ: Primary Carcinoma of the Lungs with Metastases to the Central Nervous System. Arch. intern. Med. **46**, 680—704 (1930).

DECKER, K., und J. HEINY: Röntgendiagnostik zerebraler Hypernephrommetastasen. Dtsch. Z. Nervenheilk. **174**, 107—122 (1956).

DEREYMAEKER, A., R. VAN DEN BERGH et P. SELOSSE: Faut-il opérer les métastases cancéreuses intracrâniennes? Neuro-chirurgie **1**, 210 (1955).

DICK, W.: Karzinomrezidivoperationen. Vorträge aus der praktischen Chirurgie, 49. Heft. Stuttgart: Enke. 1958.

DICKSON, W. E. C., and C. WORSTER-DROUGHT: Multiple Metastatic Tumours in the Brain Arising from Primary Bronchial Carcinoma. J. Neurol. Psychopath. (Brit.) **16**, 289—320 (1936).

DOCKERTY, M. B., and W. McCRAIG: Chorionepithelioma an Unusual Case in which Cerebral Metastasis Occured Four Years after Hysterectomy. Amer. J. Obstet. Gynec. **44**, 497—501 (1942).

DOMAGK, G.: Hypophysentumor und Diabetes insipidus. Klin. Wschr. **2**, 124—126 (1923).

DOSQUET, H.: Über die Metastasenbildung bei primären Lungen- und Bronchialkrebsen. Virchows Arch. path. Anat. **234**, 481—484 (1921).

EARLE, K. M.: Metastatische Hirntumoren. Dis. Nerv. Syst. **16**, 86—92 (1955).

EISENHARDT, L.: The Operativ Mortality in a Series of Intracranial Tumours. Arch. Surg. **18**, 1927—1935 (1929).

ELKINGTON, J. ST. C.: Metastatic Tumours of the Brain. Proc. roy. Soc. Med. **28**, 1080—1096 (1935).

ELSÄSSER, K. H.: Zur Klinik der metastatischen Hirngeschwülste. Zbl. Neurochir. **9**, 150—183 (1949).

ELVIDGE, A. R., and M. BALDWIN: Clinical Analysis of 88 Cases of Metastatic Carcinoma Involving the Central Nervous System. J. Neurosurg. **6**, 495—502 (1949).

ERNST, M.: Zur Operationsanzeige bei Tochtergeschwülsten im Gehirn. Dtsch. Z. Chirurgie **242**, 337—341 (1934).

ETHELBERG, S., and K. VAERNET: The Angiographic Configuration of Intracerebral Metastatic Tumors. Radiology **61**, 39 (1953).

FELD, M.: Faut-il opérer les métastases cancéreuses du cerveau? Sem. Hôp. Paris **1956**, 1556—1559.

FELTEN, R., H. W. KNIPPING und E. LIESE: Zur Klinik des Bronchialkarzinoms. Med. Klin. **1962**, 1357—1362.

FERGUSON, F. R., and W. E. REES: Cerebrospinal Metastases from Unuspected Pulmonary Carcinoma. Lancet **218**, 738—744 (1930).

FINCHER, E. F.: In BANCROFT-PILCHER: Surgical Treatment of the Nervous System, S. 173. Philadelphia: Lippincott. 1946.

Fischer, C.: Über die Hirnmetastasen maligner Geschwülste unter besonderer Berücksichtigung ihrer therapeutischen Beeinflussung. Diss. München 1951.

Fischer, O.: Jahrb. Psych. Neurol. 25, 125 (1905). Zit. bei A. B. Baker 1942.

Fischer, W.: Die Geschwulstmetastasierung. Zbl. Chir. 77, 1852—1867 und 1881 bis 1885 (1952).

Flavell, G.: Solitary Cerebral Metastases from Bronchial Carcinomata, Their Incidence and a Case of Successful Removal. Brit. med. J. 1949, II, 736—737.

Foerster, O.: Die Diagnostik und Behandlung der Geschwülste des Großhirns. Klin. Wschr. 13, 1737—1742 (1934).

Frenzel, H., und C. H. Schulz: Zur Klinik des Bronchialkarzinoms. Dtsch. med. Wschr. 86, 1600—1606 (1961).

Fried, B. M.: Arch. int. Med. 35, 1 (1925). Zit. bei A. B. Baker 1942.

— and R. C. Buckley: Primary Carcinoma of the Lungs. IV. Intracranial Metastases. Arch. Path. 9, 483—527 (1930).

Fromme, A.: Die Biologie der Metastasenbildung. Zbl. Chir. 77, 1867—1873 (1952).

Gagel, O.: Über Hirngeschwülste. Zschr. Neur. u. Psychiat. 161, 69—113 (1938).

Gallavardin, L., et F. Varay: Le cancer secondaire du cerveau, du cervelet et de la moelle. Rev. de Méd. 23, 441—449 und 561—573 (1903).

Garcin, E., et P. Huguenin: Syndrome métastatique aigu et régressif des tumeurs secondaires du cerveau. Rev. neurol. 63, 183 (1935).

Garlang, H. G., and G. Armitage: Intracranial Tuberculoma. J. Path. a. Bact. 37, 461—471 (1933).

Gärtner, J.: Statistische Untersuchungen an 654 intrakraniellen raumfordernden Prozessen. Ein Beitrag zur Biologie der Hirngeschwülste. Zbl. Neurochir. 15, 333—351 (1955).

Gastaut, H., M. Toga et A. Roger: Les métastases cérébrales des cancers pulmonaires. Arch. de Médecine général et tropicale 31, 306—314 (1954).

Gaza, B. v.: Zur Kenntnis der Geschwulstmetastasen. Z. Krebsforsch. 55, 57—63, (1944).

German, W. J.: Carcinomatous Metastases to the Brain. Amer. Surg. 108, 980 (1938).

Gerstel, G.: Zur Kenntnis der primären Melanosarkomatose der weichen Hirnhaut. Frankf. Zschr. Path. 52, 382 (1938).

Globus, J. H., and Th. Meltzer: Metastatic Tumors of the Brain. Arch. Neurol. Psychiat. (Chicago) 48, 163—226 (1942).

— and H. Selinsky: Metastatic Tumors of the Brain. Arch. Neurol. Psychiat. (Chicago) 17, 481—513 (1927).

Goldmann, E. E.: Anatomische Untersuchungen über die Verbreitungswege bösartiger Geschwülste. Bruns Beitr. klin. Chir. 18, 595—686 (1897).

Grant, F. C.: Concerning Intracranial Metastases. Their Frequency and the Value of Surgery in Their Treatment. Amer. Surg. 84, 635—646 (1926).

— and M. P. Sayers: Notes on a Series of Brain Tumors. J. Neurosurg. 5, 510—514 (1951).

Grassmann, W.: Diabetes insipidus bei Tumormetastasen in der Hypophyse. Frankf. Zschr. Path. 42, 384—393 (1931).

Grenier, E.: Contribution a l'étude du cancer secondaire du cerveau. Thèse des Toulouse 1897/98.

Gros, Cl., et A. Roilgen: Tumeurs mélaniques du système nerveux central (à propos de 5 cas). Sem. Hôp. Paris 32, 1531—1534 (1956).

Gross, R.: Möglichkeiten und Grenzen einer Chemotherapie von Tumorleiden. Ärzt. Mitt. Köln 1962, 2099—2108.

GÜNTHER, A.: Über intrazerebrale Metastasen bösartiger Geschwülste unter besonderer Berücksichtigung ihrer Diagnostik und Therapie. Berl. Med. 7, 579 bis 584 (1956).

GUTMANN, C.: Zur Kenntnis der metastatischen Geschwülste im Gehirn. Fortschr. Med. 22, 141—145 (1904).

GUTTING, J.: Hirnmetastase und Primärtumor. Diss. Düsseldorf 1940.

HALL, A. J., and H. E. HARDING: Four Cases of Metastases in the Brain Secondary to Carcinoma of the Lung. Clin. J. 59, 505—510 (1930).

HANNEMANN, W.: Statistische Angaben über metastatische Hirntumoren. Diss. Düsseldorf 1937.

HARE, C. C., and G. A. SCHWARZ: Intracerebral Carcinomatous Metastases. Arch. intern. Med. Chicago 64, 542—565 (1939).

HASSIN, G. B.: Histopathology of Carcinoma of the Cerebral Meninges. Arch. Neurol. Psychiat. 1, 705 (1919).

—- Diskussionsbemerkungen zum Vortrag von E. OLDBERG: Surgical Considerations of Carcinomatous Metastases to the Brain. J. Amer. med. Ass. 101, 1462 (1933).

— and S. SINGER: A Contribution to the Histopathology of Cerebral Carcinoma. Arch. Neurol. Psychiat. 8, 155—170 (1922).

HEINEMANN, J.: Über die Metastasierung maligner Tumoren ins Zentralnervensystem. Virchows Arch. path. Anat. 205, 418—443 (1911).

HEMMINGSON, H.: Cerebral Angiography. Nord. med. 9, 948—954 (1941).

HENSCHEN, F.: Die Tumoren des Zentralnervensystems und seiner Hüllen. In: Handbuch der speziellen pathologischen Anatomie und Histologie, von LUBARSCH und HENKE. XIII. Band (Nervensystem), 3. Teil, S. 413—1083, Berlin-Göttingen-Heidelberg: Springer. 1955.

HEPPNER, F.: Die Erkennung und Behandlung von neoplastischen Hirnmetastasen. Zbl. Neurochir. 12, 129—145 (1952).

HILPERT, P.: Über das metastatische Karzinom des Zentralnervensystems. Arch. Psychiatr. 77, 93—114 (1926).

HINTZE, A.: Rezidiv- und Metastase-Entstehung und Verhütung — dargetan am Beispiel des Mammakarzinoms. Langenbecks Arch. klin. Chir. 189, 563—570 (1937).

HOMBURGER, F.: Die Behandlung der Endstadien des Krebsleidens. Dtsch. med. Wschr. 86, 1169—1175 (1961).

HUBER, K.: Über bösartige Geschwülste des Gehirns. Wien. klin. Wschr. 65, 16—18 (1953).

HUGUENIN, CL., et M. LIBERSON: Syndrome rolandique d'une Métastase néoplasique. Regression, complète des troubles par la radiothérapie pénétrante. Rev. neurol. 1930, 132.

JAKOB, E.: Metastatische Hirntumoren. Diss. Mainz 1948.

JANZEN, R.: Vorträge und Diskussionsbemerkungen anläßlich des Deutschen Krebskongresses, München, Februar 1966. Selecta Nr. 21, S. 1278—1279.

JOCHIMS, H. G.: Die Blutkörperchensenkungsgeschwindigkeit bei Hirntumoren. Diss. Bonn 1952.

KATZ, K.: Über die Metastasen der bösartigen Geschwülste. Z. Krebsforsch. 57, 288—338 (1951).

KELLNER, B.: Die Fettmorphologien der Karzinome mit besonderer Rücksicht auf die Disjunktion der Geschwulstzellen. Z. Krebsforsch. 49, 633—656 (1940).

KESSEL, F. K.: Über multiple Hirngeschwülste. Nervenarzt 11, 13—19 (1938).

KIEFER, E. J.: Metastatic Brain Tumors. Thesis, University of Minnesota, Graduate School 1949.

KIKUTH, W.: Über Lungenkarzinom. Virchows Arch. path. Anat. **255**, 107—128 (1925).

KING, A. B., and F. R. FORD: A Clinical and Anatomical Study of Neurological Conditions Resulting from Metastases in the Central Nervous System Due to Carcinoma of the Lung. Review of 100 Cases. Bull. Johns Hopk. Hosp. **70**, 124—156 (1942).

KIPFER, M.: La forme méningée des tumeurs cérébrales métastatiques. Sem. Hôp. Paris **1956**, 1551—1554.

KLASS, D. W., and R. G. BICKFORD: The Electroencephalogram in Metastatic Tumors of the Brain. Neurology (Minneapolis) **8**, 333—337 (1958).

KLINE, T. S.: Cytological Examination of the Cerebrospinal Fluid. Cancer (Philadelphia) **15**, 591 (1962).

KLOSS, K.: Hirntumoren höherer Altersstufen. Acta neurochir. **2**, 217—232 (1952).

KNIERIM, G.: Über diffuse Meningealkarzinose mit Amaurose und Taubheit bei Magenkrebs. Beitr. path. Anat. **44**, 409—429 (1908).

KNIGHTS, E. M. JR.: The Increasing Importance of Lung Cancer as Related to Metastatic Brain Tumors. J. Neurosurg. **11**, 306—309 (1954).

KOFMAN, S., J. S. GARVIN, D. NAGAMANI and S. G. TAYLOR III.: Die Behandlung von zerebralen Brustkarzinommetastasen mit Prednisolon. J. Amer. med. Ass. **163**, 1473—1476 (1957).

KÖNIG, F., und E. SEIFFERT: Erkennung und Behandlung der Krebskrankheiten. Stuttgart: Enke. 1937.

KRASTING, K.: Beitrag zur Statistik und Kasuistik metastatischer Tumoren, besonders der Karzinommetastasen im Zentralnervensystem (auf Grund von 12.730 Sektionen der Pathologisch-Anatomischen Anstalt Basel). Z. Krebsforsch. 4, 315—379 (1906).

KRAUSE, F.: Hirnchirurgie. Berlin: Urban und Schwarzenberg. 1911.

KRAUSE, G., und K. J. ZÜLCH: Über die Häufigkeit der Hirntumorarten in den verschiedenen Regionen. Zbl. Neurochir. **11**, 222—230 (1951).

LANGSCH, H. G., und M. UHLIG: Karzinommetastasierung in verschiedenen Lebensaltern. Z. Krebsforsch. **63**, 575—579 (1960).

LASCU, F., C. MINCULESCU et M. SIMIONESCU: La stase papillaire hémorrhagique. L'aspect ophthalmoscopique des métastases cérébrales. Arch. Ophthal. (Paris) **19**, 165—169 (1959).

LEBERT, H.: Über Krebs und die mit Krebs verwechselten Geschwülste im Gehirn und seinen Hüllen. Virchows Arch. path. Anat. 3 (1851). Zit. bei KRASTING.

LEITHOLF, O., und H. KUHLENDAHL: Metastatische Hirngeschwülste. Medizinische **1957**, 1929—1934.

LENSHOEK, C. H.: Solitary Brain-Metastases. Sem. Hôp. Paris **1956**, 1535—1536.

LESSE, ST., und M. G. NETSKY: Metastasis of Neoplasms to the Central Nervous System and Meninges. Arch. Neurol. **72**, 133—153 (1954).

LEVY, A.: L'aspect angiographique des Métastases cérébrales. Presse méd. **1957**, 338—340.

LEWIS, N. D. C.: An Unusual Manifestation of Miliary Carcinomatosis of the Central Nervous System. Amer. J. Psychiat. **5**, 171 (1925).

LILIENFELD, H., und C. BENDA: Über einen Fall von multipler metastatischer Karzinose der Nerven und der Hirnhäute. Klin. Wschr. **88**, 729—730 (1901).

LILL, H.: Über metastatische Hirntumoren. Klinische Erfahrungen an einem Material von 97 Fällen. Wien. med. Wschr. **1952**, 277—278.

LIST, C. F., and F. J. HODGES: Differential Diagnosis of Intracranial Neoplasms by Cerebral Angiography. Radiology **48**, 493—508 (1947).

Livingston, K. E., G. Horrax and E. Sachs jr.: Metastatic Brain Tumors. Surg. Clin. N. Amer. **1948**, 805—810.

Lopašić, R.: Metastatische Hirntumoren. Neuropsihijatrija **1**, 1—18 (1953).

Lorenz, R.: Artdiagnose der Hirnmetastasen durch Angiographie. Zbl. Neurochir. **11**, 171—182 (1951).

— Die Bedeutung der Phlebographie für die Tumordiagnostik des Gehirns. Acta neurochir. **1**, 392—433 (1951).

Lubarsch, O.: Zit. bei A. B. Baker. Z. klin. Med. **31**, 389 (1897).

Maass, S.: Über diffuse Karzinomatose der weichen Hirnhäute. Arch. Psychiatr. **51**, 359—386 (1913).

Madaus, R.: Zum Vorkommen von Hirnmetastasen. Diss. München 1952.

Madow, L., und B. J. Alpers: Enzephalitische Form von Karzinommetastasen. Arch. Neurol. **65**, 161—173 (1951).

McKay, H. W.: Solitary Metastasis from Carcinoma of the Bladder. Brit. J. Urol. **2**, 156—162 (1930).

McLean, A. J.: Intracranial Tumors. Handbuch der Neurologie. Hrsg. v. Bumke und Foerster. Bd. 14, S. 131—241. Berlin: Springer. 1936.

Meagher, R., and L. Eisenhardt: Intracranial Carcinomatous Metastases with Note on Relation of Carcinoma and Tubercle. Amer. Surg. **93**, 132—140 (1931).

Miller, J. W.: Über einen Schleimkrebs des Rückenmarks. Zbl. allg. Path. Anat. **28**, 161—176 (1917).

Milletti, M.: Die Differentialdiagnose der Hirngeschwülste durch die Arteriographie. Acta neurochir., Suppl. I. Wien: Springer. 1950.

Minkowski, M.: Über metastatische Hirngeschwülste. Schweiz. Arch. Neurol. **46**, 41—157 (1941).

Mletzko, J.: Serienangiographischer Nachweis multipler Hirnmetastasen. Fortschr. Röntgenstr. **96**, 163 (1962).

Moersch, F. P., J. G. Lowe and J. W. Kernohan: J. Amer. Med. Ass. **115**, 148 (1940). Zit. bei Woringer.

Moll, A.: Über Hirnmetastasen des Bronchialkrebses. Dtsch. Z. Nervenhk. **161**, 80—97 (1949).

Moniz, E.: Die zerebrale Arteriographie und Phlebographie. Erg. Serie 2. Handbuch der Neurologie. Hrsg. v. Bumke und Foerster. Berlin: Springer. 1940.

Montanini, R.: Die metastatischen Hirngeschwülste. Symptomatische und klinische Beobachtungen. Omnia med. (Pisa), Suppl. **37**, 1—68 (1960).

Müller, E.: Zur funktionellen Pathologie der Sperrarterien und der arteriovenösen Kurzschlüsse der Lunge am Beispiel der Geschwulstzellembolie. Frankf. Zschr. Path. **64**, 459—474 (1953).

Müller, F.: Stoffwechseluntersuchungen bei Krebskranken. Z. klin. Med. **16**, 496—549 (1889).

Müller, H. R., und G. Wochnik: Metastatische Hirntumoren. Beitrag zur Frage ihrer Häufigkeit und zur klinischen Diagnostik. Internist (Berlin) **2**, 212—223 (1961).

Nedelko, B., W. M. Christopherson und J. S. Harter: Spectrum (Pfizer), 5. Band, Heft 5, S. 87 (1962). Kongreßnotizen (Geschwulstkrankheiten).

Nersesyants, S. I.: The Problem of Metastatic Brain Cancer and the Routes for Metastatic Spread. Vop. Neirokhir. (Problems Neurosurg.) **3**, 25—30 (1951) (russisch). Zit. bei Simionescu.

Neubürger, F., und S. Singer: Über reaktive Veränderungen in der Umgebung karzinomatöser und sarkomatöser Hirntumoren. Virchows Arch. path. Anat. **255**, 555 (1925).

NISHII, R.: Zur Frage des Wachstums metastatischer Tumoren des Gehirns. Frankf. Zschr. f. Path. **40**, 1—25 (1930).

NONNE, M.: Über diffuse Sarkomatose der Pia mater des ganzen Zentralnervensystems. Dtsch. Z. Nervenheilk. **21**, 396 (1902).

OLDBERG, E.: Surgical Considerations of Carcinomatous Metastases of the Brain. J. Amer. Med. Assoc. **101**, 1458—1462 (1933).

OLIVECRONA, H.: Die chirurgische Behandlung der Gehirntumoren. Berlin: Springer. 1927.

— Die spezielle Chirurgie der Gehirnkrankheiten, III. Band: Chirurgische Behandlung der Geschwülste. Neue Deutsche Chirurgie, 50. Bd., S. 352, Stuttgart: Enke. 1941.

OPPENHEIM, H.: Über Hirnsymptome bei Karzinomatose ohne nachweisbare Veränderungen im Gehirn. Charité-Ann. Berlin **13**, 335 (1888).

OSTERBERG, D. H.: Metastases of Carcinoma to Meningioma. J. Neurosurg. **14**, 337 (1957).

OSTERTAG, B.: Pathologie der raumfordernden Prozesse des Schädelbinnenraumes. In F. KRAUSE: Spezielle Chirurgie der Gehirnkrankheiten. Neue Deutsche Chirurgie, Bd. 50. Stuttgart: Enke. 1941.

PAILLAS, J. E.: Les tumeurs cérébrales métastatiques. Thèse de Marseille (1933).

— J. BONNAL et R. SOULAYROL: Considérations sur les tumeurs cérébrales métastatiques (à propos de 57 observations). Sem. Hôp. Paris **1956**, 1537—1541.

PAPO, I., ed R. TRITAPEPE: Considerazioni su 162 casi di metastasi endocraniche verificate. Minerva chir. **12**, 269—274 (1957).

PARKER, H. L.: Involvement of Central Nervous System Secondary to Primary Carcinoma of Lung. Arch. Neurol. Psychiat. **17**, 198—213 (1927).

PASS, K. E.: Zur Klinik der zerebralen Karzinommetastasen. Nervenarzt **11**, 385—400 (1938).

PENZHOLZ, H., und W. SCHLUNGBAUM: Indikationen und Komplikationen der Radiogoldimplantation in die Hypophyse. Strahlenbehandlung und Krebsforschung. Sonderbände zur Strahlentherapie **43**, 145—150 (1959). München-Berlin: Urban und Schwarzenberg. 1959.

PERRIA, L., und U. SACCHI: Beobachtungen über die Diagnose und die Indikation zur Operation intrakranieller metastatischer Tumoren. Sist. nerv. (Milano) **3**, 24—29 (1949). Ref. Zbl. ges. Neurol. Psychiat. **110**, 167 (1950).

PETIT-DUTAILLIS, D., R. MESSIMY et H. BERDET: Über intrakranielle Metastasen auf Grund 107 histologisch sichergestellter Fälle. Rev. neurol. **95**, 89—115 (1956).

PETTE, H.: Ausbreitungsweise diffuser meningealer Hirn- und Rückenmarksgeschwülste und ihre Symptomatologie. Z. ges. Neurol. Psychiat. **54**, (1930). Zit. bei MINKOWSKI.

PILCZ, A.: Ein Fall von metastatischem Lymphosarkom des Plexus chorioideus lateralis ventriculi. Zb. allg. Path. Anat. **14**, 50—52 (1903).

PRICK, J. J. G., und A. T. M. BAKKER: Über die Behandlung von Komplikationen seitens des Nervensystems bei Prostatakarzinom mit östrogenen Mitteln. Psychiat. neurol, Bl., Amsterdam **52**, 183—192 (1949).

PRUITT, J. C., A. W. HILBERG, R. P. MOREHEAD and H. F. MENGOLI: Quantitative Study of Malignant Cells in Local and Peripheral Circulating Blood. Surg. Gynec. Obstet. **114**, 179 (1962).

PUTSCHAR, W.: Zur Pathologie und Symptomatologie der Karzinommetastasen des Zentralnervensystems. Z. ges. Neurol. u. Psychiat. **126**, 129 (1930).

QUENSEL, U.: Upsala Läk.-Fören, Förh. **26**, 1457 (1921). Ref.: J. Amer. Med. Ass. **77**, 1613 (1921).

RAU, W.: Zit. bei A. B. BAKER. Z. Krebsforsch. **18**, 141 (1921).

RECKLINGHAUSEN, F. v.: Über die venöse Embolie und den retrograden Transport in den Venen und in den Lymphgefäßen. Virchows Arch. path. Anat. **100**, 503—539 (1885).

REHN, E.: Über echte und falsche Strangdegenerationen bei sekundärer Karzinomatose der Rückenmarkshäute. Virchows Arch. path. Anat. **186**, 307—319 (1906).

REYES, V., and G. HORRAX: Metastatisches Melanom des Gehirns, Bericht über einen Fall mit ungewöhnlich langer Überlebensdauer nach chirurgischem Eingriff. Amer. Surg. **131**, 237—242 (1950).

RIBBERT, P.: Beiträge zur Histogenese des Karzinoms. Virchows Arch. path. Anat. **135**, 433—469 (1894).

RICH, G. J.: The Distribution of Metastatic Tumors in the Cerebrum. Arch. Neurol. Psychiat. **23**, 742—749 (1930).

RICHARDS, P., und W. MCKISSOCK: Intracranial Metastases. Brit. med. J. **1963**, 1—5.

RIECHERT, T.: Die Arteriographie der Hirngefäße, S. 157—167. Berlin-München: Urban und Schwarzenberg. 1949.

RINGERTZ, N.: "Grading" of gliomas. Acta pathol. scand. **27**, 51—64 (1950).

RISER, M., G. LAZORTHES, J. GÉRAUD, H. ANDUZE-ACHER et J. ESPAGNO: Les tumeurs métastatiques du cerveau. Etude statistique sur 45 cas opérés. Sem. Hôp. Paris **1956**, 1549—1551.

ROGER, H., et J. E. PAILLAS: Les tumeurs cérébrales métastatiques. Etude Clinique. Presse méd. **42**, 2039—2096 (1934).

ROGER, H. L., CL. CORNIL et J. E. PAILLAS: Etude anatomique et pathogénique des tumeurs cérébrales métastatiques. Rev. neurol. **72**, 137—148 (1939).

ROMAY, R. S.: Arch. argent. neurol. **20**, 89 (1939). Zit. bei A. B. BAKER.

ROSEDALE, R. S., and D. R. MCKAY: A Study of 57 Cases of Bronchogenic-Carcinoma. Amer. J. Cancer **26**, 493—506 (1936).

ROTENBERG, S., und A. JAKOBSON: Bemerkungen zum Kapitel der metastatischen Hirngeschwülste. Arb. der Ukrain. Psychoneurol. Akad. Z. 1936 (russisch). Zit. bei MINKOWSKI.

RUDERSHAUSEN, V.: Über Häufigkeit und Art der Hirngeschwülste an Hand des Sektionsmaterials der Universität Heidelberg. Virchows Arch. path. Anat. **285**, 318—332 (1932).

RUDZKI, J.: Die metastatischen Tumoren des Zentralnervensystems. Diss. Breslau 1941.

RUPP, CH.: Metastatic Tumors of the Central Nervous System. I. Intracerebral Metastases as the Only Evidence of Dissemination of Visceral Cancer. Arch. Neurol. Psychiat. **59**, 635 (1948).

RÜSKEN-BROSOWSKI, L.: Behandlung nicht operabler Hirntumoren durch Röntgen-Bestrahlung am geschlossenen Schädel. Nervenarzt **13**, 385—392 (1940).

SACHS, E.: Treatment of Metastatic Brain Tumors. J. Internat. Coll. Surgeons **23**, 427 (1955).

SAENGER, A.: Über Hirnsymptome bei Karzinomatose. Neurol. Centralbl. **19**, 187 (1900).

SCHAERER, J. P., and R. L. WHITNEY: Prostatic Metastases Simulating Intracranial Meningioma. A Case report. J. Neurosurg. **10**, 546 (1953).

SCHALTENBRAND, G.: Die Nervenkrankheiten, S. 132—133. Stuttgart: Thieme. 1951.

SCHEINAR, J.: Metastatische Hirngeschwülste vom neurochirurgischen Gesichtspunkt. Acta univ. palackianae domuseusis **11**, 299—304 (1956). Ref.: Zbl. Neurol. **146**, 165 (1958).

Schiefer, W., F. J. Rausch und G. Udvarhelyi: Zur Röntgendiagnostik intrazerebraler Metastasen. Fortschr. Röntgenstr. **82**, 656—667 (1955).

Schmähl, D.: Experimentelle Untersuchungen über den Mechanismus der hämatogenen Metastasierung beim Krebs. Dtsch. med. Wschr. **86**, 607—610 (1961).

Schmidt, G.: Über einige Fälle von Spätmetastasen und Spätrezidiven. Z. Krebsforsch. **60**, 210—215 (1954).

Schmidt, M. B.: Die Verbreitungswege der Karzinome und die Beziehung generalisierter Sarkome zu den leukämischen Neubildungen. Jena: G. Fischer. 1903.

Schnee-Warsar, S.: Zur Kasuistik der Hypernephrome. (Ein Fall von Hypernephrommetastasen im Gehirn unter dem Bilde einer Apoplexie.) Frankf. Z. Path. **34**, 327—336 (1926).

Schoenbauer, L.: Einige eigenartige Beobachtungen bei der Behandlung des Karzinoms. Wien. med. Wschr. **1936**, 62.

— Die ersten hundert und die letzten tausend Hirntumoren der I. Chirurgischen Universitätsklinik in Wien. Wien. med. Wschr. **62**, 601—602 (1950).

Schwarz, E., und A. Bertels: Über Meningitis carcinomatosa. Dtsch. Z. Nervenheilk. **42**, 85—94 (1911).

Seifert, E.: Über multiple Karzinomatose des Zentralnervensystems. Arch. Psychiatr. **36**, 720 (1903).

Seyfarth, C.: Lungenkarzinome in Leipzig. Dtsch. Med. Wschr. **50**, 1497—1499 (1924).

Shelden, W. D.: Secondary Tumors of the Brain. J. Amer. Med. Ass. **87**, 650 bis 654 (1926).

Siefert, E.: Über die multiple Karzinomatose des Zentralnervensystems. Münch. med. Wschr. **49**, 826 (1902).

— Arch. Psychiatr. **38**, 1 (1904). Zit. bei A. B. Baker.

Simionescu, M. D.: Metastatic Tumors of the Brain. A follow-up Study of 195 Patients with Neurosurgical Considerations. J. Neurosurg. **17**, 361 (1960).

Simpson, S. L.: Primary Carcinoma of the Lungs. Quart. J. Med. **87**, 413 (1929).

Spiller, W. G., and T. H. Weisenburg: J. nerv. ment. Dis. **33**, 500 (1906). Zit. bei A. B. Baker.

Stadelmann, F.: Zur Diagnose der Meningitis carcinomatosa. Berl. klin. Wschr. **1908**, 2262.

Stelzner, F.: Die Entstehung der generalisierten Karzinose. Chirurg **19**, 203 (1948).

Stender, A.: Apoplektiformer Krankheitsbeginn bei Hirntumoren (Halbseitenlähmung). Zschr. Neurol. Psychiat. **163**, 123—168 (1938).

Storjohann, K. R.: Frankf. Zschr. Path. **43**, 80 (1932). Zit. bei A. B. Baker.

Störtebecker, T. P.: Metastatic Tumors of the Brain from a Neurosurgical Point of View. A Follow-up Study of 158 Cases. J. Neurosurg. **11**, 84—111 (1954).

Thiébaut, F.: 2 Fälle zerebraler Metastasen eines Naevuskarzinoms der Haut. Sem. Hôp. Paris **1956**, 1547—1548.

Thiersch: Der Epithelkrebs der Haut. Leipzig. 1865. Zit. bei Waldeyer.

Thompson, T., und W. Evans: Quart. J. Med. **23**, 135 (1929). Zit. bei A. B. Baker.

Thurel, R., J. Poujol und F. Contamin: Diagnose eines Lungenkrebses aus der Anwesenheit von Krebszellen im Liquor bei einer Gehirnmetastase. Bemerkenswerter Erfolg der Radiotherapie. Rev. neurol. **81**, 612—613 (1949).

Tönnis, W.: Über Hirngeschwülste. Z. ges. Neurol. Psychiat. **161**, 114—148 (1938).

— In: Kirschner-Nordmann: Die Chirurgie, Band II, S. 681—764. Wien: Urban und Schwarzenberg. 1948.

— Die Behandlung der Hirngeschwülste und ihre Ergebnisse. Medizinische **1953**, 1253—1255.

Tönnis, W.: Anzeigestellung zur Arteriographie und Ventrikulographie bei raumbeengenden intrakraniellen Prozessen. Dtsch. med. Wschr. 65, 246—249 (1939).
— Artdiagnose der Großhirngeschwülste durch Serienangiographie. Langenbecks Arch. klin. Chir. 282, 378—388 (1955).
— Die Differentialdiagnose zwischen Gefäßerkrankungen und Geschwülsten des Gehirns. Acta neurochir. 9, 667—698 (1961).
Torres, F., M. G. Netsky und D. K. Ziegler: Beziehungen elektroenzephalographischer und pathologischer Befunde bei 28 Fällen metastatischer Hirntumoren. Acta neurol. lat.-amer. 1, 156—166 (1955).
Virchow, R.: Die krankhaften Geschwülste. Berlin: Aug. Hirschwald. 1863.
Vogt, U.: Anamnese, Klinik und Katamnese des Glioblastoma multiforme. Bericht über 250 Fälle. Nervenarzt 32, 297—301 (1961).
Vorderwinkler, K.: Zur Histogenese von Krebsmetastasen im Gehirn. Zbl. Neurochir. 11, 116—124 (1951).
Waldeyer, F.: Die Entwicklung der Karzinome. Virchows Arch. path. Anat. 55, 67—159 (1872).
Walshe, F. M. R.: Intracranial Tumours: A Critical Review. Quart. J. Med. 24, 587 (1931).
Walther, H. E.: Krebsmetastasen. Basel: B. Schwabe. 1948.
Weinberg, M. H.: Hirnmetastase des Lungenkarzinoms. Confinia neurol. (Basel) 14, 372—385 (1954).
Weller, C. V.: J. Cancer Res. 7, 313 (1922). Zit. bei A. B. Baker.
Wickbom, J.: Angiographic Determination Tumor Pathology. Acta radiol. (Stockholm) 40, 529—546 (1953).
— Angiography of the Carotid Artery. Acta radiol. (Stockholm) 72, 90—141 (1948).
Widal et Abrami: Cyto-Diagnostik du cancer des centres nerveux. Présence de cellules néoplastiques dans le liquide céphalo rachidien. Endocardites végétantes cancéreuses. Soc. Méd. 25, 335 (1908). Zit. bei Kipfer.
Willis, R. A.: The Spread of Tumors in the Human Body. London: J. and A. Churchill. 1934.
— Pathology of Tumours. 2nd. ed., XIV, 997 plus 54 pp. (see pp. 244—245). London: Butterworth & Co. 1953.
Wojtek, E.: Über Hirnmetastasen maligner Tumoren. Zbl. Neurochir. 9, 294—306 (1949).
Woltmann, H. W.: Malignant Tumors of the Nasopharynx with Involvement of the Nervous System. Arch. Neurol. Psychiatr., Chicago 8, 412—428 (1922).
Woringer, E., et P. Gloor: Existence simultanée de deus tumeurs mélaniques du névraxe, l'une médullaire, l'autre cérébrale. Mschr. Psychiat. Neurol. 120, 424—433 (1950).
Zaaijer, J. H.: Über die Behandlung von metastatischen Gehirntumoren. Zbl. Neurochir. 3, 7—11 (1938).
Zaunbauer, W.: Zur Röntgentherapie der Gehirntumoren. Wien. med. Wschr. 1956, 572—579.
Zülch, K. J.: In: Kirschner-Nordmann: Die Chirurgie, Band III, S. 679. Wien: Urban und Schwarzenberg. 1948.
— Häufigkeit, Vorzugssitz und Erkrankungsalter bei Hirngeschwülsten. Zbl. Neurochir. 9, 115—128 (1949).
— Die Hirngeschwülste. Leipzig: Barth. 1951.
Zylmann, E.: Ein statistischer Beitrag zur Krebshäufigkeit. Z. Krebsforsch. 58, 239—274 (1952).